五

六气论析

苏颖 著

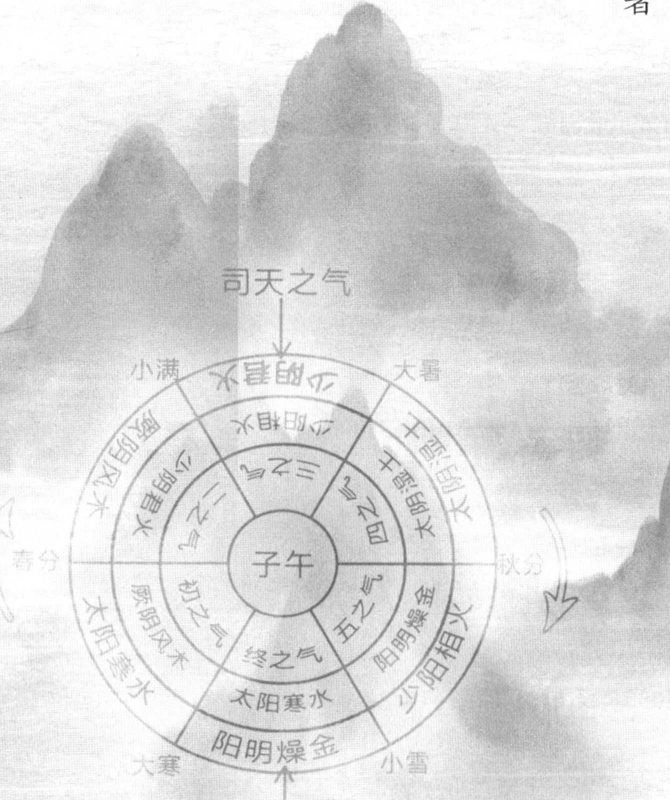

人民卫生出版社

·北 京·

图书在版编目（CIP）数据

五运六气论析 / 苏颖著. — 北京：人民卫生出版社，2022.7

ISBN 978-7-117-33359-7

Ⅰ. ①五… Ⅱ. ①苏… Ⅲ. ①运气（中医）－基本知识 Ⅳ. ①R226

中国版本图书馆 CIP 数据核字（2022）第 126828 号

人卫智网	**www.ipmph.com**	**医学教育、学术、考试、健康，购书智慧智能综合服务平台**
人卫官网	**www.pmph.com**	**人卫官方资讯发布平台**

五运六气论析

Wuyun Liuqi Lunxi

著　　者：苏　颖
出版发行：人民卫生出版社（中继线 010-59780011）
地　　址：北京市朝阳区潘家园南里 19 号
邮　　编：100021
E - mail：pmph @ pmph.com
购书热线：010-59787592　010-59787584　010-65264830
印　　刷：廊坊一二〇六印刷厂
经　　销：新华书店
开　　本：710 × 1000　1/16　　**印张：**16
字　　数：246 千字
版　　次：2022 年 7 月第 1 版
印　　次：2022 年 9 月第 1 次印刷
标准书号：ISBN 978-7-117-33359-7
定　　价：55.00 元
打击盗版举报电话：010-59787491　E-mail：WQ @ pmph.com
质量问题联系电话：010-59787234　E-mail：zhiliang @ pmph.com
数字融合服务电话：4001118166　E-mail：zengzhi @ pmph.com

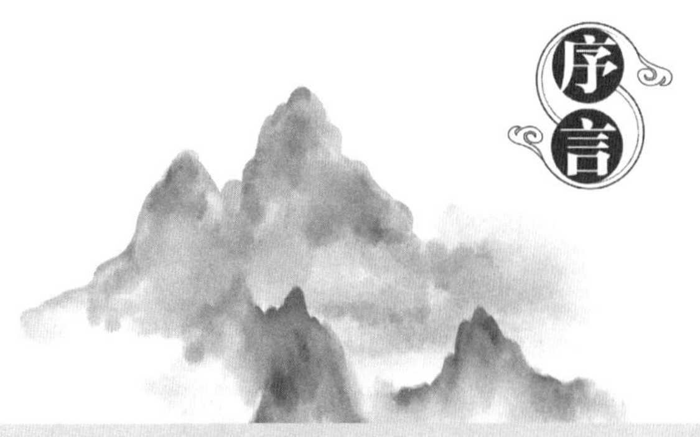

射向氤氲“雾霾”的一枚嚆矢

苏颖著《五运六气论析》一书，试图对《黄帝内经》框架下的五运六气理论加以梳理。草稿摆在我的案头上，不禁百感交集。《素问》七篇大论阐述的五运六气学说，大概要算中医界争议最多的题目了。从它降生以来，有人嫌它太难懂，绕开它；有人说它是遗篇，排斥它。日本明治维新以来，东瀛学者首先把它从《黄帝内经》中驱逐出去，我国也有人寻找借口给它扣上一连串的帽子。20 世纪六七十年代，五运六气被认为是糟粕，教学中避之犹恐不及。所以，拿五运六气做文章，首先就需要勇气。

最早质疑五运六气的是南北朝褚澄的《褚氏遗书》：“疾难人测，推验多舛，拯救易误。”宋朝的黄庭坚认为：“五运六气视其岁而为药石，虽仲景犹病之也。”元朝的王履提出：“王冰以为七篇参入《素问》之中，本非《素问》原文也。”到了清初，缪希雍《神农本草经疏》则全盘否定五运六气学说，理由是其一，五运六气学说起于汉魏之后；其二，无益于治疗，而有误乎来学；其三，认为五运六气是“天运气数之法，而非医家治病之书也”。

我校的陈玉峰、马志、程绍恩等前辈都是研究五运六气的专家。记得 20 世纪 70 年代中期，在一次编写教材时，马志力主把五运六气的内容写进去，他居然拍胸脯说：“出了问题我兜着！”当时有人对中医许多学术理论弃之如敝屣，马老先生则爱之如亲子。

《吕氏春秋·应同》第一段讲到“五运”问题：“凡帝王者之将兴也，天必先见祥乎下民。黄帝之时，天先见大螾大蝼（即蚯蚓和蝼蛄）。黄帝曰：土气胜。土气胜，故其色尚黄，其事则土。”此外，木、水、金分别对应禹、汤、周文王，把自然现象与朝代更迭联系在一起。据学者研究，首先提出这一历史哲学的是战国时代的阴阳家邹衍，但他并没有讲到天象与疾病流行的关系。

疾病流行带有某种周期性。古人将疾病发生的周期性与中原地区自然现象的循环规律联系起来，就形成了《素问》七篇大论里面反复论证的五运六气。而这种规律性的认知，只有经过若干代哲人与医家不懈地努力才能完成。如果从邹衍算起，到唐代的王冰，大约经历了一千多年的过程。古代社会人类的活动对自然环境的影响有限，所以，五运六气阐述的流行性疾病发生规律大体可靠。工业革命以来的地球环境已经发生巨大的变化，五运六气学说也面临挑战。例如现在颇为流行的气象名词“霾”就没有出现在《黄帝内经》里。机械地照搬固然不对，轻率地否定也未必可取。所以，运用现代科学手段对自然环境与疾病发生的关系加以研究就显得十分必要。

苏颖教授在五运六气研究方法上有所创新，她注重查阅气象资料，并建立天文观测基地，结合流行病学数据，验证其在何种程度上是真理，在哪些方面又有待修正，迈出了可喜的一步。尤其是她把五运六气与温病学说联系在一起，开辟了临床研究的新领域，值得肯定。

“不积跬步，无以至千里。”对祖国医学理论遗产，我们应怀着几分敬畏，采取多种手段，加以整理研究。这项任务历史性地摆在现代中医面前，苏颖的论著也许就是一枚射向氤氲“雾霾”的嚆矢。

崔仲平

2020 年 11 月 4 日

长春中医药大学

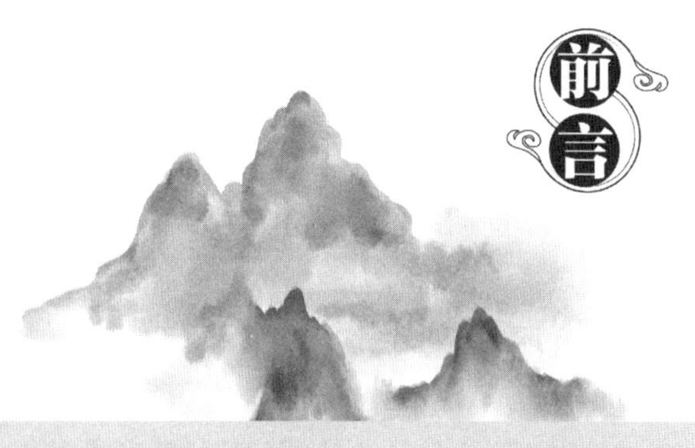

人体生命与自然环境息息相关，并有着千丝万缕的联系，气候是影响人体生命健康和疾病最主要的自然环境因素。《黄帝内经》中蕴含着丰富的医学气象学思想，认为人禀天地之气而生，人是自然生物之一，人体生命受到以气候为主的自然规律的恩惠和制约，因此，只有掌握自然气候变化规律并适应气候变化规律，才能保障人体生命健康。

《黄帝内经》基于自然气候的五运六气理论是客观存在的、多因的、立体的、网络式的大系统，将气象与天文、历法、物候、生物、人体生命及疾病等紧密联系到一起，运用五六相合的协调周期构建了五运六气医学气象历法体系，把动态的人体生命放到大自然背景下，研究气候规律与人体生命健康及疾病规律的关系，进而确立防治规律。

五运六气理论体系采用干支格局推演六十甲子岁中的气运变化规律，揭示了自然界天地运动的周期规律性。据《史记·历书·历术甲子》所载："太初元年，岁名焉逢摄提格，月名毕聚，日得甲子，夜半朔旦冬至，正北，十二。无大余，无小余。"可知，干支纪年始于汉太初历，即公元前 104 年。干支纪年基于"斗建"及二十八宿的视运动周期，源于古人仰观天象、俯察地理、授时纪历，故从古六历即黄帝、颛顼、夏、殷、周、鲁时期的六种历法到清代时宪历，皆用干支纪年法。在古代历法中，干支不仅为记录地球绕日运转的时间和空间的周天刻度度数的标记，它还包含着自然万物由发生至少壮、由少壮至繁盛、由繁盛至衰老、由衰老至死亡、由死亡又更始的生命周期规律，《汉书·律历志》《史记·律书》对此均有阐释。五运六气理论体系，以古天文历法为基础，基于"天以六为节，地以五为制，周天气者，六期为一备，终地纪者，五岁为一周"的天之阴阳动而不息六期而环会、地之阴阳静而守位五岁而右迁的规律，构建了五运六气医学历法体系，以天干化五运确定大运即岁运，以十二地支化气定司天在泉，进而以司天大运定客运初运，以司天定三之气，指出了六十年甲子周期的岁运、主气六步，以及客运五步与客气六步的六十年气运周期规律，自然万物及人体生命活动均在六十气运周期之内并与之同步。

五运六气理论是集古代天文、历法、气象、物候、医学等为一体的人体生命健康及疾病与自然紧密关联的整体医学气象历法体系。在这个体系中，将五运六气理论体系的天文学背景概称"天道""太虚""气位"，五运六气理论体系的天文气象基础是"奉天道""本气位"，虽然五运六气理论整体框架的天文学背景的表述甚少，或所表之处艰深难明，但是，其对于六十甲子周期的运气太过不及规律、气候物候规律、包括疫疠在内的发病规律、四气五味组方用药规律、针刺防治规律均有详明阐述，便于后世掌握和运用。五运六气理论及其结构系统充分揭示了"人与天地相参也，与日月相应也"的规律性，以及人体生命"顺之者昌、逆之者亡"的医学道理，因此，研究这一规律，对于顺应五运六气节律防治包括疫疠在内的各种疾病具有重要的现实意义。

本着五运六气理论体系的整体医学思想，谨遵三因制宜的原则，以及实事求是的科学精神，将近年对五运六气理论、地域气候疾病开展的相关理论研究及流行病调查研究，集为《五运六气论析》，也是《五运六气探微》（苏颖著，人民卫生出版社 2014 年出版）的后续研究，以期对五运六气理论的研究及交流起到抛砖引玉的作用。由于能力水平有限，不当之处还望同仁海涵并提出宝贵意见。

衷心感谢恩师许永贵教授的培养和指导。衷心感谢恩师崔仲平教授不吝为拙作赐序。衷心感谢长春中医药大学及吉林省中医药管理局对五运六气研究工作给予的大力支持。衷心感谢吉林省气象局、吉林省环境监测站、长春市疾病预防控制中心、长春中医药大学附属医院，以及前郭、四平、延边、白山等地方卫生局、疾控中心及医院的热情帮助。衷心感谢研究生们的全力配合及辛苦工作。衷心感谢长春中医药大学李磊、王利锋、徐方易三位老师对本书稿的校对和整理所做的大量工作。

苏颖

2022 年 3 月 2 日长春中医药大学杏林苑

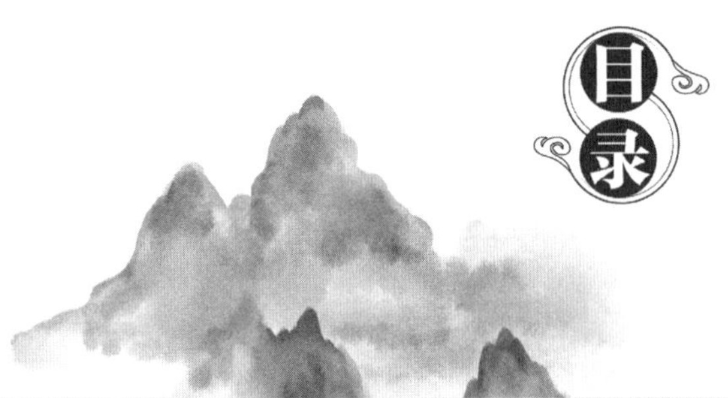

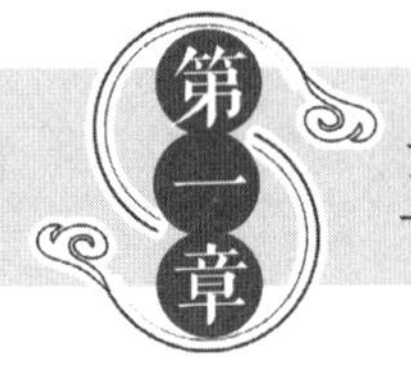

五运六气思想再解读

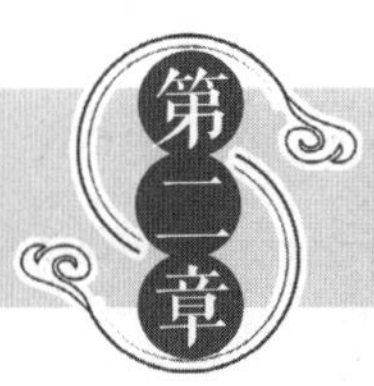

五运六气理论再研究

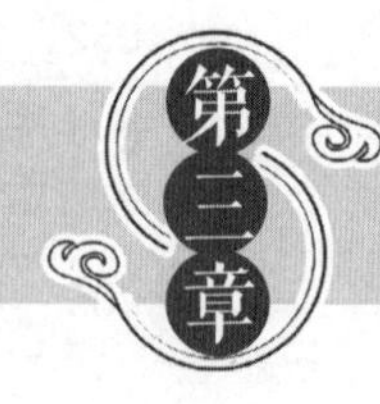

五运六气与温疫再解析

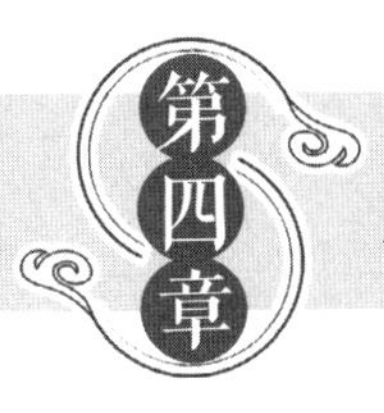

第四章 五运六气与古代医家医学思想再探析

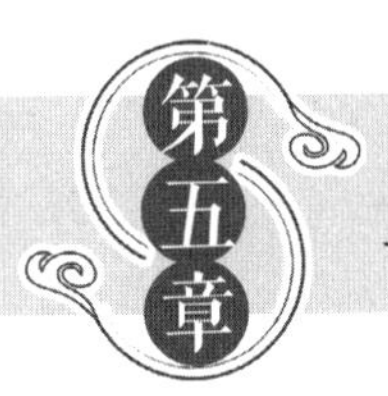
第五章

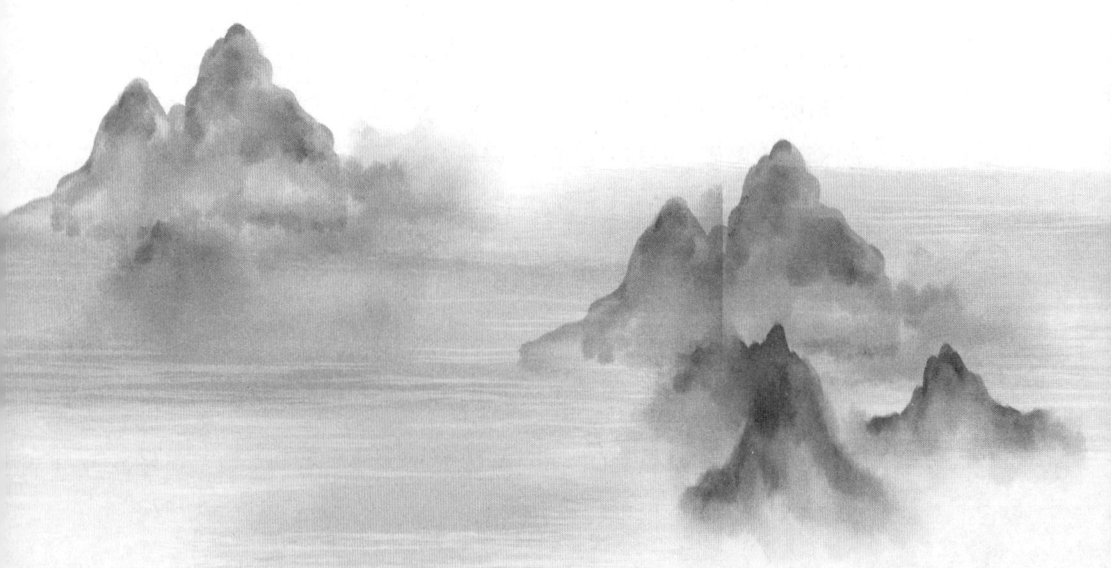

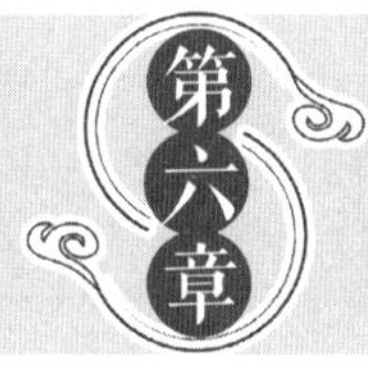

第六章 基于五运六气的地域气候与疾病相关性研究

第一章 五运六气思想再解读

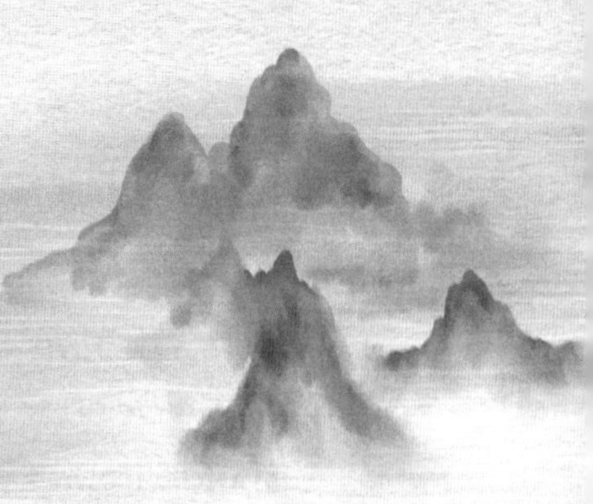

《黄帝内经》五运六气理论是古人长期在自然规律与人体生命规律的观察实践中总结出来的一门独特的医学科学。五运六气理论体系认识人体生命的角度是把活着的动态的整体的人放在大自然背景下，观察人体生命与自然天地阴阳日月周期性变化的密切关系，因此，其内容必然涉及天文、历法、气象、物候及医学等诸多学科。研究五运六气理论中的天文历法、气象、物候内容，不仅对于从“天人观”整体角度研究人体生命活动规律具有重要价值，而且对于揭示五运六气理论形成的自然科学背景和进而阐释中医学理论的科学性具有深远意义。

一、五运六气认识方法特点

五运六气理论在认识自然与生命的关系时，将阴阳五行理论贯穿于六十年气候 - 物候 - 病候变化的始终，将时间与空间密切相连，将人体生命与自然变化密切关联，明显地表现了整体系统恒动观。

1. **阴阳五行贯穿始终**　五运六气理论是以阴阳五行理论为基础，运用阴阳五行理论阐释自然气候物候及疾病的变化规律，可以说，阴阳五行理论贯穿在五运六气理论的每一个方面，这就决定了五运六气理论必然是以整体系统辩证观作为指导思想和认识方法。阴阳五行理论本身就包含着整体系统辩证结构思想。五行理论是普通系统论，用以说明事物的普遍联系与生克乘侮关系；阴阳的对立统一也是自然界事物间最为普遍的整体系统辩证结构模型。五运六气理论的阴阳对立互根和消长平衡正是宇宙间自然万事万物所具有的结构系统的最基本的内容，可以说它是自然界各系统运动的基础；由阴阳关系衍生的三阴三阳理论也是一种可与五行结构相匹配的整体系统模型。

2. **多系统整体恒动**　五运六气理论在研究气象运动规律时，把宇宙的气象变化分为五运和六气两个大系统，这两个系统内部又包含若干子系统，如五运系统中包括岁运、主运和客运，六气系统中包含主气、客气和客主加临等，不论是大系统还是小系统每一系统又都是一个具有维持相对平衡能力的结构整体，每一系统的运动都是周而复始的循环。五运系统由木、火、土、金、水五行之气运动变化而成的五运（木运、火运、土运、金运、水运）组成系统结构整体；六气系统由风、热、火、湿、燥、寒六气按三阴三阳规律也形成一个系统结构整体。

3. **时间空间紧密相联**　五运六气理论在研究气象变化时，将其与时间、空间密切地关联在一起加以研究，这也是系统研究方法的特点之一。在五运六气理论中，无论主运、客运、主气和客气的推导，还是干支纪年与六十年气象变化类型关系的分析，都是把对一定的时间过程的研讨与空间方位的变换联系起来。例如《灵枢·九宫八风》指出："太一常以冬至之日，居叶蛰之宫四十六日，明日居天留四十六日，明日居仓门四十六日，明日居阴洛四十五日，明日居天宫四十六日，明日居玄委四十六日，明日居仓果四十六日，明日居新洛四十五日，明日复居叶蛰之宫，曰冬至矣。"

太一，即北极星。叶蛰、天留、仓门、阴洛、天宫、玄委、仓果、新洛这八宫为与八卦相对应的八个空间方位。北极星居八宫之中央。北斗七星围绕北极星旋转。冬至日，斗杓恰指正北叶蛰之宫，历时冬至、小寒、大寒三节气，共经历四十六日之后，斗杓转移指向天留宫，历时立春、雨水、惊蛰三节气，经历四十六日后，斗杓移指仓门之宫，主春分、清明、谷雨三节气，之后，依次是阴洛之宫主立夏、小满、芒种，天宫主夏至、小暑、大暑，玄委之宫主立秋、处暑、白露，仓果之宫主秋分、寒露、霜降，新洛之宫主立冬、小雪、大雪。斗杓在每一宫停留四十六日，唯阴洛和新洛四十五日，每一宫历时三个节气。《灵枢·九宫八风》太一游宫的论述正说明了五运六气研究气候变化时，是将二十四节气的时间变化与八宫的空间方位变换联系起来进行考察和说明的。

在《素问·天元纪大论》等篇也有相关论述，如“天有五行御五位，以生寒暑、燥湿风”，文中指出五行轮流值事于五方，致使东方生风，时在春；南方生暑，时在夏；中央生湿，时在长夏；西方生燥，时在秋；北方生寒，时在冬，也是将五时与五方及五种气象要素统一起来考察的。

4. **气象因素的多元性**　五运六气理论在研究气象变化因素时，认为构成气象变化的因素是多元的。首先，有风热火湿燥寒六种基本气象要素，各自起着不同的作用，《素问·五运行大论》云：“燥以干之，暑以蒸之，风以动之，湿以润之，寒以坚之，火以温之。”这六种气象要素不是孤立地发挥作用，而是构成了大小不同的相互联系的系统。进而，认为实际出现的气象变化不是单一的气象要素所能完成的。因为所有气象要素之间时刻不停地在发生着有规律的相互作用，所以实际发生的气象变化都是多种气象要素系统交错叠加，经过相互作用自然地综合而形成的。

《素问·五运行大论》云：“上下相遘，寒暑相临，气相得则和，不相得则病。”即实际出现的气象变化，不论是相得之和还是不相得之灾变，都是大气中各个层次的气象要素相互作用的结果。这一思想方法在原则上与现代气象科学相符合，这种多因论和多种系统相结合的方法用来解释复杂的气象现象具有科学内涵及实用价值。

5. **常与变的相对性**　五运六气理论注重气候变化“常”与“变”的相对性。认为在气象要素系统中，既有维持常规的作用因素，如主运、主气，又有促使出现异常的作用因素，如客运、客气，实际的气象变化是由常与变这两类因素相互作用的结果。

五运六气理论认为“常”的大气循环运动是根本的、永恒不变的，而“变”的大气异常运动现象则是表面的、暂时的。气候变化从根本上说来是有规律、有秩序的，因此无论气候怎样变化怎样复杂，它都还是在一个周而复始运行着的大周期当中，五运六气理论肯定了物质运动的规律性、必然性，以及世界万物的有序性。

气象要素系统有其稳定性，同时也有变动性。在五运六气理论中，五运和六气所主的各个时间段都可能出现异常气候变化，从总的长远的运动趋势来看，气象要素系统中稳定性因素的力量超过变动性，并且居于主导地位，而变动性因素是从属地位，从而维持春夏秋冬四季更迭运转。

气候变化的正常与异常是相对的。太过、不及相对于平气是异常现象，如果从其也有规律性、周期性的角度来看，那么太过、不及又是正常的、稳定的、有规律的，相对这个常规来看，则突然出现的预料不到的异常气候变化就又是异常的了，这就是常与变的对立统一关系。可见，五运六气理论在研究气候变化规律时，充分体现了常中有变、变中有常，以及常的方面起决定作用的整体恒动观。

自然界异常气候变化规律的研究及提前预判异常气候，对于医学、生物学、物候学，以及农业生产都很重要，要引起高度重视。因为时病甚至疫病的流行、动植物的生长繁殖、农作物的生长及灾害均与异常气候关系密切。

6. **气象变化与五星相关** 五运六气理论在探求气象变化时，始终将气象变化与五星的运行变化紧密联系，认为五星运行情况直接影响气候。《素问·气交变大论》云："故岁运太过，畏星失色而兼其母，不及，则色兼其所不胜。"文中指出了岁运太过之年和岁运不及之年五星明晦变化规律。《素问·气交变大论》还指出了行星运行的三种轨迹，即"以道留久，逆守而小""以道而去，去而速来，曲而过之""久留而环，或离或附"。根据现代天文学知识可知，行星复杂的视运动是由于行星和地球在围绕太阳运行时各自运动速度不同及相对位置发生变化造成的。

7. **人体生命与气象相关** 五运六气理论在研究气象变化时，始终将其与人体生命活动及疾病变化紧密地联系在一起，强调以人为本，强调自然万物的统一性及天人相应性。《素问·气交变大论》论述了岁运太过年和岁运不及年的自然界气候变化及物候变化特点总结出岁运太过之年气候及疾病规律为本气偏胜，所胜受邪，所不胜来复。例如：岁木太过之年，则风气偏胜，燥气来复则易出现应温不温的异常气候，在自然界则影响万物的正常生长，在人体受病脏腑及其证候性质方面则表现为肝气偏胜，脾土受邪，肺气来复，因而在临床上出现肝、脾、肺三脏的疾病表现。

二、五运六气理论与古代天文学

五运六气理论基于"人与天地相参"的整体恒动观，运用古代先进的天体结构思想及理论，将人体放在大自然的背景下，研究其与自然阴阳、寒暑、四时、昼夜变化的相应关系，并以此研究了自然气候、物候及疾病的六十年变化规律，从天文学角度揭示了《黄帝内经》五运六气理论的科学性。

1. **天文历法源于实际观测** 五运六气理论的天文历法理论及数据，主要记载在《素问》的“运气七篇”中。例如,《素问·五运行大论》云:“天地阴阳者，不以数推以象之谓也。”“夫候之所始，道之所生，不可不通也。”《素问·六微旨大论》也指出:“因天之序，盛衰之时，移光定位，正立而待之。”“天气始于甲，地气治于子，子甲相合，命曰岁立。谨候其时，气可与期。”《素问·八正神明论》又指出:“验于来今者，先知日之寒温，月之虚盛，以候气之浮沉，而调之于身，观其立有验也。”《素问·六元正纪大论》云:“夫六气者，行有次，止有位，故常以正月朔日平旦视之，睹其位而知其所在矣。”均说明了《黄帝内经》的六十甲子周期历及六十年气候变化规律及疾病规律源于实际观察自然天象、物候变化及疾病变化的总结。

2. **天体结构择古之最佳** 我国古代自然科学的发展在世界自然科学发展史上占有重要地位，对《黄帝内经》五运六气理论形成影响较大的主要是古代天文历法成就。《黄帝内经》五运六气理论，充分运用了我国古代先进的天体结构理论。我国古代对宇宙结构的认识主要有三家，即盖天说、浑天说和宣夜说。盖天说是较早时期对于天地观察的一种对天体结构认识的理论，该学说认为“天圆如张盖，地方如棋局”，即“天圆地方”说，此学说具有很大的局限性。浑天说是依靠理性推理，并运用仪器准确度量天体视运动而得出“天包地外，地居于中”理论的一个学派，该学派以张衡《浑天仪注》为代表，由于其数据相对精准，故一直被认为是我国古代关于宇宙结构理论的正统学说。但是它认为天球有天壳存在，天壳之外是无限的宇宙，因此，也具有一定的局限性。宣夜说是我国历史上先进的宇宙结构理论，其理论在浑天说精准的计算数据的基础上，认为天没有边际，宇宙是无限的，日月星辰依靠气的推动运行于寥廓宇宙之中。《黄帝内经》五运六气理论的天文学思想博取了上三说之长，尤其选择了宣夜说作为自己的宇宙理论来研究宇宙结构和天体运行规律，并且在其基础上又指出了自然界万物运动变化的统一性，阐明了宇宙万物生化的原理，尤其指出了自然万物生存在生化不息的宇宙之中。五运六气理论，充分运用了古代关于北斗星的研究成果来研究气候变化规律及其对人体生命活动的影响。《灵枢·九宫八风》中“太一游宫”的记载，就是对北斗星围绕北极星旋转不息，斗柄一年旋指十二辰的具体描述和运用。五运六气理论运用了“太一游宫”确定一年的时节，推知四时气候变化规律及二十四节气，同时又用以研究四时阴阳的变化规律对人体生命活动的影响，它不仅将时间和空间紧密结合，而且又将空间、时间、气候与人体生命活动紧密结合。

3. **运用古代天文成果**　五运六气理论运用了我国古代二十八星宿的研究成果来观察行星运行规律及其对人体生命活动的影响。二十八星宿是天体中二十八个相对不动的恒星群，分阵四方，以拱北斗。按其构成的图形形象地分为东方苍龙星座，包括角、亢、氐、房、心、尾、箕七宿，南方朱雀星座，包括井、鬼、柳、星、张、翼、轸七宿，西方白虎星座，包括奎、娄、胃、昴、毕、觜、参七宿，北方玄武星座，包括斗、牛、女、虚、危、室、壁七宿。二十八星宿共周天 365 度，由于其相对稳定，故成为划分天体星空区域的标志，并以此为标志研究行星运行的规律，其内容在《素问·五运行大论》中有较详尽的记载。五运六气理论运用了古代日月运行规律制定历法的成果，重视日月运行规律对地球及人体生命活动的影响。在日地关系方面，利用浑天仪观测太阳运行在天体的位置变化，使用圭表测量地面日影方位和长短变化，建立了确定日地阴阳盛衰的标准及天地阴阳盛衰消长规律的理论，研究了天地阴阳盛衰的日、年和十二年周期。在研究月地关系时，认为月亮运动对地球的阴阳消长起着极其重要的调节作用，五运六气理论认为月亮运动规律主要有两个，即月相晦朔弦望变化规律和月亮在恒星背景中的运行规律，在此基础上，又强调了朔望月周期对地球及人体生命活动的作用，在《素问·八正神明论》《灵枢·岁露论》等篇均有月廓满虚对人体气血影响的论述。

4. **重视天度气数**　五运六气理论在研究人体生命活动与自然阴阳变化关系时，重视日月之行的天度和气数，重视将天度与气数联系起来考察，体现了我国古代天文学的特点。例如，《素问·六节藏象论》指出：“天度者，所以制日月之行也；气数者所以纪化生之用也。”又指出：“日为阳，月为阴，行有分纪，周有道理，日行一度，月行十三度而有奇焉。”明代医家张介宾也有阐述，曰：“岁之日数，由天之度数而定；天之度数，实由于日之行数而见也。”可见，天度是指日行周天 365.25 度，即“日行”的黄道线上的度数。气数是指一年二十四节气的常数，用以标记天地间万物生长化收藏规律，对此，张介宾解释道：“气者，天地气候，数者，天地之定数。天地之道，一阴一阳而尽之，升降有气而气候行，阴阳有数而次第立。次第既立，则先后因之而定，气候既行，则节序由之而成。节序之所以分者，由寒暑之再更；寒暑之所以更者，由日行之度异。”天气变化影响生物生化，其变化五日就有一个明显的候象表现，三候十五日即为一个节气，六个节气大约九十日即为一个时节、四个时节即构成一岁，正如《素问·六节藏象论》指出：“五日谓之候，三候谓之气，六气谓之时，四时谓之岁。”节令未到气候已来，为太过；节令已到而气候未来，为不及。

5. **创五运六气历法**　五运六气理论运用了古代先进的天文历法理论，来研究日月运行、气之迁移。战国至汉初，普遍实行的历法是四分历。所谓四分历，是以一回归年约等于 365.25 日，一朔望月约为 29.530 59 日，19 个太阴年中插入 7 个闰月的历法。因岁余四分之一日，而被称为四分历。四分历用朔望月来定月，用闰月的办法使年的平均长度接近回归年，兼有阴历月和回归年的双重性质，属于阴阳合历。《黄帝内经》运用的历法也是古四分历，如《素问·六微旨大论》云：“所谓步者，六十度而有奇，故二十四步积盈百刻而成日也。”因一回归年约 365.25 日，运气理论将其以六步分之，则每步为约 60.875 度，故曰“有奇”，每年余 0.25 度，经过四年积盈至百刻而为一日。这里明确提出一个回归年约 365.25 日，因此，古四分历是《黄帝内经》制定五运六气历的历法基础。在五运六气理论中，没有采用闰年或闰月的方法来调整岁差，而是通过一系列的谐调周期来编历，谐调周期的原则是“五六相合”，指出运气有“周天气者，六期为一备；终地纪者，五岁为一周”的五年和六年周期，也有“五六相和而七百二十气，为一纪，凡三十年岁”的三十年周期，还有“千四百四十气，凡六十岁，而为一周，不及太过，斯皆见矣”的六十年周期。五运六气理论以古四分历为基础，据日、月、地三者运行规律，运用天干与地支的谐调编排，创立了独特的五运六气历法，从历法学角度来看，它属于阳历历法系统。五运六气历的全部历谱是运用干支五运阴阳系统推求出来的，它揭示了日、月、地三体运动的最小相似周期为六十年，其中还包含着五年、六年、十年、十二年、三十年多个调制周期；阐明了六十甲子年中的天度、气数、气候、物候、疾病变化规律等，从时空角度研究了天地人的统一性。

五运六气理论基于长期对自然气候、物候及病候的观察，运用了古代先进的天体结构理论及研究成果，研究了六十年气候变化规律、物候规律人体生命活动规律、发病规律及疾病防治规律。五运六气变化规律具有深刻的天体运动背景，从时空角度揭示了自然界的周期运动规律，从天文学角度揭示了中医学天人相应观的科学性，研究五运六气理论对于深入挖掘《黄帝内经》的自然科学内涵及生命规律，对于临床防病治病均具有指导意义。

三、五运六气理论与医学气象学

气象因素是影响人类健康最重要的环境因素，五运六气理论将古气象学内容融汇于医学理论之中，不仅丰富和发展了古气象学内容，而且形成了独特的中医医学气象学。五运六气理论是运用古代气象学研究人体生命活动及疾病变化的理论体系。

1. **气交乃古气象学理念**　“气交”一词，是五运六气理论中重要的古气象学概念。《黄帝内经》认为人体生命生存的空间充满着能够化生万物的气，此气分为阴阳两类，“积阳为天，积阴为地”“清阳为天，浊阴为地”（《素问·阴阳应象大论》），天地阴阳二气升降不息，处于不断的运动状态。天气下降，地气上升，天地之气上下交会之处，即为“气交”。认为人体生命生活的空间即为“气交”之中，正如《素问·六微旨大论》指出“上下之位，气交之中，人之居也”，并对气交形式和作用予以具体说明，认为“气之升降，天地之更用也”“升已而降，降已而升，升者谓地。天气下降，气流于地；地气上升，气腾于天。故高下相召，升降相因，而变作矣”。大气运动是产生各种气象变化的原因，如天气现象中云雨的形成为“地气上为云，天气下为雨；雨出地气，云出天气”（《素问·阴阳应象大论》），故《素问·五运行大论》认为“燥以干之，暑以蒸之，风以动之，湿以润之，寒以坚之，火以温之。故风寒在下，燥热在上，湿气在中，火游行其间，寒暑六入，故令虚而生化也”。这些自然变化影响着万物的生化及人类的健康状态。

2. **气象变化以六气为纲** 《素问·至真要大论》云：“夫百病之生也，皆生于风寒暑湿燥火，以之化之变也。”用风寒暑湿燥火六气概括气象变化的要素，以六气代表气象变化特征，并归纳为三个方面和六种类型。三个方面，即气流（又称气旋）、温度和湿度，是构成气象变化的基本要素；六种类型，即风寒暑湿燥火六气。六气是古人基于气候区划和气候特征研究出来的“气交”规律，也是气象变化规律的体现。“风”是大气对流而产生的气象特征，由于“气交”无处不在，因而风四季皆有；“风”是五运六气理论中是最重要最普遍的大气现象，在六步之气中冬末春初的“初之气”便为厥阴风木主令，气候特征为风；寒暑火（包括热、温）反映了大气温度的高低，而气温高低取决于日照时间和太阳光照角度，以及地势高低和风力大小。五运六气理论之六气，将一年分为六个时段，盛夏五月、六月的“三之气”为少阳相火主令，其气为暑；春末夏初的“二之气”为少阴君火主令，其气为温；“终之气”为太阳寒水主令，其气为寒；燥湿是对气象中湿度的表达，湿是长夏季节（农历六月、七月）和中部地区的气候特征，燥是秋季和西部地区的气候特征，在六步之气中，分别主“四之气”和“五之气”。可见，五运六气理论中的风寒暑湿燥火六气是对气象变化特征最简洁的表述，六气变化体现了气象变化规律，是对气象变化规律的高度提炼。五运六气理论中还有对雾露、霜雪、云雨等气象变化的阐述，如《素问·六元正纪大论》云：“阳明所至为收为雾露。”《素问·气交变大论》云：“则雨冰雪，霜不时降。”《素问·阴阳应象大论》云：“地气上为云，天气下为雨。”

3. **人体生命与气象变化相通应** 五运六气理论认为人体五脏与四时气象变化相通应，例如“在天为风”“在脏为肝”“在天为热”“在脏为心”“在天为湿”“在脏为脾”“在天为燥”“在脏为肺”“在天为寒”“在脏为肾”(《素问·阴阳应象大论》)。“心者……通于夏气”“肺者……通于秋气”“肾者……通于冬气”“肝者……通于春气”“脾胃大肠小肠三焦膀胱者……通于土气”(《素问·六节藏象论》)。因此，五脏之气必然受到四时之气的影响，人体生命活动必需与四季气象相适应。

经络之气受四时气象变化的影响，产生相应盛衰消长及沉浮升降运动，经络气血“春气在经脉，夏气在孙络，长夏气在肌肉，秋气在皮肤，冬气在骨髓中”(《素问·四时刺逆从论》)，“故足之十二经脉，以应十二月”(《灵枢·阴阳系日月》)，十二经脉之气的消长变化与一年十二月相联系，用以阐述经络之气与四时之气寒热变化同步运行和消长的状态。

脉象随着四时气象变化而出现相应的变化，正如《素问·脉要精微论》所云：“四变之动，脉与之上下，以春应中规，夏应中矩，秋应中衡，冬应中权。”《素问·八正神明论》《灵枢·五癃津液别》等篇均明确地解释了人体气血津液在不同季节气象的寒热变化条件下，其分布部位、分布状态、运行及代谢状况会有明显的差异，呈现规律性的生理节律。

4. **气象变化异常则致病**　五运六气理论认为气象变化是疾病发生的重要外在因素，《素问·五运行大论》云：“五气更立，各有所先，非其位则邪，当其位则正。”《素问·六微旨大论》亦云：“其有至而至，有至而不至，有至而太过……至而至者和，至而不至，来气不及也；未至而至，来气有余也。”风寒暑湿燥火六种气象因素在正常情况下能够滋生、长养万物，称之为六气，六气太过不及或非时而至，成为致病因素，则为六淫，即所谓“气相得则微，不相得则甚”(《素问·五运行大论》)。

气象致病要素为六淫。《素问·至真要大论》指出：“夫百病之生也，皆生于风寒暑湿燥火，以之化之变也。”不同的异常气候，具有不同的致病特点，即所谓“寒热燥湿，不同其化也”(《素问·五常政大论》)，“燥以干之，暑以蒸之，风以动之，湿以润之，寒以坚之，火以温之……故燥胜则地干，暑胜则地热，风胜则地动，湿胜则地泥，寒胜则地裂，火胜则地固矣”(《素问·五运行大论》)。因此，当六淫侵犯人体而致病，可表现为不同的病证特点，如《素问·至真要大论》云：“诸热瞀瘛，皆属于火”“诸胀腹大，皆属于热”“诸暴强直，皆属于风”“诸病水液，澄彻清冷，皆属于寒”“诸痉项强，皆属于湿”等。

5. **四时地域气象用药有别** 五运六气理论认为诊治疾病，一是要结合四时气象因素对人体的影响。《素问·六元正纪大论》提出：“用寒远寒，用凉远凉，用温远温，用热远热，食宜同法。”即冬季阴盛阳衰，病易寒化伤阳，当慎用寒药，以免更伤其阳；夏季阳盛阴弱，病易化热伤阴，当慎用热药，以免助邪热燔灼之势。否则必然会加重病情，产生严重后果，正如该篇所说：“不远热则热至，不远寒则寒至，寒至则坚否腹满，痛急下利之病生矣，热至则身热，吐下霍乱，痈疽疮疡，瞀郁注下，瞤瘛肿胀，呕鼽衄头痛，骨节变肉痛，血溢血泄，淋闷之病生矣。”

二是要辨别东西南北气候寒热。东西南北方位不同，地势高低寒凉有别，故气候、物候、病候变化亦各有特点和差异。《素问·五常政大论》云：“是以地有高下，气有温凉，高者气寒，下者气热。”因此，治疗也要因地制宜，《素问·五常政大论》云：“东南方，阳也，阳者其精降于下，故右热而左温。西北方，阴也，阴者其精奉于上，故左寒而右凉。”东南地区气候温热，人体阳气偏盛，肌表发泄太甚，汗出过多，加之贪凉饮冷，易形成表虚里寒的病机表现，所以在治疗上宜采取收敛固涩、固表止汗、温中祛寒的治疗方法，即“东南之气收而温之”。西北地区气候寒凉人体肌表易被寒邪束闭，阳气不得发散，郁结在里，故易形成表寒里热的病变，所以在治疗上宜采取辛温发散解表、苦寒清热清里的方法，即“西北之气散而寒之”。东南方气候温热，西北方气候寒凉，就有“适寒凉者胀，之温热者疮”的差别，治疗时“西北之气散而寒之，东南之气收而温之”，方有疗效。

三是根据六气所主时段气候之“淫胜”组方用药。六气所主时段不同，气候有寒暑燥湿之别，组方药物性味有别，这是五运六气理论运用气象学知识制定其临床用药的基本依据。如“太阳司天”之岁寒气偏胜，全年气温偏低，所用药物宜以“苦以燥之温之”；若在“阳明司天”之年，全年雨水偏少，气候干燥，所用药物宜以咸、以苦、以辛，“汗之、清之、散之”（《素问·六元正纪大论》）等。结合偏盛邪气的性质组方用药，如用“风淫所胜，平以辛凉，佐以苦甘，以甘缓之，以酸泻之。热淫所胜，平以咸寒，佐以苦甘，以酸收之。湿淫所胜，平以苦热，佐以酸辛，以苦燥之，以淡泄之。湿上甚而热，治以苦温，佐以甘辛，以汗为故而止。火淫所胜，平以酸冷，佐以苦甘，以酸收之，以苦发之，以酸复之，热淫同。燥淫所胜，平以苦湿，佐以酸辛，以苦下之。寒淫所胜，平以辛热，佐以甘苦，以咸泻之”（《素问·至真要大论》）的组方原则进行用药。

四、五运六气理论与医学物候学

五运六气理论在“天人相应”的整体恒动观思想指导下，以古代自然科学知识及临床实践为基础，较系统地描述了时令气候与物候病候变化的相关性及变化规律。认为人体脏腑功能活动有着与物候现象一致的生物特性，认为病候表现与物候现象同步，两者均受气候变化影响，将中医病候与物候及自然现象紧密地联系在一起，形成了比较完整的独特的医学物候学理论。认为物候变化与气候变化密切相关，人体生命活动变化与物候变化同步，亦受气候变化的影响，人体脏腑功能活动有着与物候现象一致的生物特性。五运六气理论较完整地体现了物候学定律，认为地势有高低，物候有异；地域有南北东西，物候亦有别，并用阴阳之气盛衰的理论来论述。

1. **物候规律源于观察**　《素问·五运行大论》云：“候之所始，道之所生。”文中指出万物象变是自然规律所致。五运六气理论中，关于自然物候规律的阐述是在长期的自然物候观察中总结出来的。五运六气理论认为物候现象是年度循环的，如《素问·六节藏象论》云：“终期之日，周而复始，时立气布，如环无端，候亦同法。”候，指物候。即物候变化受气候年度变化影响，亦是年度循环的，并进一步指出计算年度循环用圭表来观测并计算，如《素问·六节藏象论》云：“立端于始，表正于中，推余于终，而天度毕矣。”《素问·六微旨大论》亦云：“移光定位，正立而待之。”即要使用圭表来进行精确计算，并指出年度循环是建立在四时二十四节气和七十二候的基础之上的，如《素问·六节藏象论》云：“五日谓之候，三候谓之气，六气谓之时，四时谓之岁，而各从其主治焉。”认为一年当中阴阳相互盛衰变化，使自然界产生四时、二十四节气和七十二候的物候现象，这种物候观察以年为单位周而复始。

2. **物候观察基于整体恒动** 五运六气理论在论述各岁气运物候变化时，始终以整体恒动观为指导思想。认为物候变化是以气候变化为前提的，气候变化是以天地阴阳之气的相互盛衰为基础的，即天地、四时、六气、天人、万物是一个整体连动的统一体，并且这个整体是处在不断的运动变化之中的，它们之间都是相互影响、相互作用、密切关联的。不同年份，其运、气、物候、病候均不同，突出了气候-物候-病候一体观，从时间和空间的统一整体角度来考察和研究三者所遵循的同一自然规律，即天地阴阳盛衰使气候发生春夏秋冬四时及寒热温凉的四气变化，四时气候变化则又使物候如植物的生长枯荣、动物的生息往来随之发生变化。人亦是自然界生物之一，四时气候变化同样对人体健康和疾病都有相应的影响。即气运有太过、不及、胜复、郁发等变化，气候、物候、病候也会随之发生相应变化。如《素问·天元纪大论》云："天有五行，御五位，以生寒暑燥湿风，人有五脏，化五气，以生喜怒思忧恐……夫变化之为用也，在天为玄，在人为道，在地为化，化生五味……故在天为气，在地成形，形气相感而化生万物矣。"即人与天地有着统一的本原和属性，人的生命活动与自然界遵循着同一变化规律。《素问·天元纪大论》又进一步指出："太虚寥廓，肇基化元……生生化化，品物咸章。"《素问·五运行大论》亦云："寒暑燥湿风火，在人合之奈何……酸伤筋，辛胜酸。"认为"太虚元气"是自然界万物生长变化的根本，运与气的正常、异常变化，直接影响着物候与人体五脏。在《素问·气交变大论》《素问·六元正纪大论》中也详细论述了各太过不及之年六气司天在泉的气候物候变化以及人体因气候物候异常变化所致的病变。这些均体现了五运六气的整体观及恒动观思想，如《素问·气交变大论》云："岁土不及，风乃大行……民病飧泄霍乱，体重腹痛……复则收政严峻，名木苍雕，胸胁暴痛，下引少腹，善大息。"

3. **运气不同，物候各异** 岁运不同，物候表现各异。如《素问·气交变大论》详细地论述了五运太过不及、淫郁胜复、六气司天在泉、运气相合而出现的复杂的气候变化特点、物候变化现象，指出通过物候现象可以了解气运的太过与不及程度。该篇描述了五运太过之年的物候现象，云：

“岁木太过，风气流行……岁火太过，炎暑流行……岁土太过，雨湿流行……岁金太过，燥气流行……岁水太过，寒气流行。”文中指出了木运太过之岁，风气流行，故天下云物飞动，地上草木摇动不宁，甚至草木倒偃摇落；火运太过之岁，水气来复，雨水寒霜降临，少阴君火，少阳相火司天，炎热如大火燔灼，出现水泉涸枯，万物干焦枯槁；土运太过之岁，又遇土旺之时，则可见泉水涌出，河水泛滥，干涸的沼泽之中长出鱼类，若木气来复，则风雨大作，堤防崩溃；金运太过之岁，燥气流行，金气峻急，生发之气被削弱，草木生气收敛，苍干凋谢；水运太过之岁，水胜土复则大雨骤降，湿气郁蒸，而天空中雾露迷蒙，若遇太阳寒水司天则雨雪冰霜不时降下。

六气敷布，万物象变。《素问》在论述一年六气六步主时时，明确指出六气敷布能促进万物在六气所主的不同时段出现不同的生化现象，如《素问·六元正纪大论》云：“厥阴所至为生化，少阴所至为荣化，太阴所至为濡化，少阳所至为茂化，阳明所至为坚化，太阳所至为脏化，布政之常也。”意为当厥阴之气所临时促进万物生发，少阴之气所临时促进万物荣华，太阴之气所临时促进万物滋润，少阳之气所临时促进万物茂盛，阳明之气所临时促进万物坚实、成熟，太阳之气所临则促使万物蛰藏。

4. **物象与星象相关** 五运六气认为气候物候变化与五行星运行之变化有密切关系，如在《素问·气交变大论》中，在论述五运太过不及年份的气候变化和物候表现时，必注明各年份木火土金水五星亮度的晦明及色泽的变化，专门论述了五星运动的特点，即“徐”“疾”“顺”“留”“守”，指明了五星复杂的运行轨迹等情况。许多年来，对这个问题一直有争议。有人认为有些牵强，但实际上，这是古人通过长期大量的观测得出的结论，是有一定古代天文学基础的。近年来，有关学者从天文学角度研究五运六气中的这些问题，结论是肯定的，认为这是古代天文史料的一部分。《黄帝内经》时期已经认识到行星的视运动有“徐”“疾”“顺”“留”“守”的运动变化规律和“以道留久，逆守而小”，“以道而去，去而速来，曲而过之”，以及“久留而环，或离或附”三种运行轨迹。这些古天文学知识在《汉书·天文志》《隋书·天文志》上也有类似记载，但均是指出了行星有这样的视运动的现象，还不能在理论上给予详细解释与说明。现代天文学认为行星的这些复杂的视运动，以及“高而远则小，下而近则大，故大则喜怒迩，小则祸福远”，是由于行星、地球在围绕太阳运行时各自运动速度不同以及相对位置发生变化造成的。行星运行的速度快慢、位置的变化，尤其是其运行与地球距离的远近，都会对地球的引力有很大影响，都会使地球气候发生不同程度的异常变化，从而使自然物候发生相应变化，是地球发生异常气候变化的因素之一。

5. **岁运物候与病候** 平气之纪的物候与病候。平气，即平和之气，它出现在“运太过而被抑”或“运不及而得助”的年份。平气之岁，气候较平和而少偏颇，物候变化也基本正常，疾病流行较少，疾病病情也较单纯，如《素问·五常政大论》首先指出了五运平气之岁的名称，云：“木曰敷和，火曰升明，土曰备化，金曰审平，水曰静顺。”即木气敷布调柔，火气上升光明，土气备具生化，金气平顺无妄，水气清静顺流，这即是五运各守其平的征象。继而详细归纳了这五个平气之岁的气候、物候、病候特点，以及其与自然界植物生长、人体脏器的相应关系，如文中云：“敷和之纪，木德周行，阳舒阴布，五化宣平，其气端，其性随，其用曲直，其化生荣，其类草木，其政发散，其候温和，其令风，其脏肝……肝其畏清，其主目……其养筋，其病里急支满……”指出木运平气之年，气化平正，阴阳敷布正常，运气调和，自然界气候较正常，生物生长变化也较正常，植物草木生长茂盛，气候温和，在脏腑中与肝相通应，其易病里急支满。

太过之纪的物候与病候。五运太过之纪，气化有余，本运之气偏盛，本气流行。《素问·五常政大论》不仅指出了五运太过之纪的名称是“木曰发生，火曰赫曦，土曰敦阜，金曰坚成，水曰流衍”，还对这五个太过之岁的气候、物候及人体疾病的变化规律进行了详细论述。认为太过之岁，气候、物候变化较相应的时令来得早，本气偏盛，表现在人体脏腑疾病方面是由于气候、物候变化致使相应脏气受损，且发病较急暴，如《素问·六元正纪大论》云：“太过者暴，不及者除，暴者为病甚，徐者为病持。”即是此意。再如《素问·五常政大论》云：“发生之纪，是谓启陈，土疏泄，苍气达，阳和布化，阴气乃随，生气淳化，万物以荣，其化生，其气美，其政散，其令条舒，其动掉眩巅疾，其德鸣靡启坼，其变振拉摧拔……其经足厥阴少阳，其脏肝脾……其病怒……其病吐利，不务其德则收气复，秋气劲切，甚则肃杀，清气大至，草木雕零，邪乃伤肝。”在《素问·气交变大论》中不仅论述了岁运太过之年的自然界气候、物候变化特点、人体受病脏腑及临床表现，而且还总结出了气候、物候、病候的胜复变化规律，即木气偏胜，所胜受邪，所不胜来复（即所胜之子来复）。胜，指胜气，复指复气。复气的轻重，由胜气的轻重情况来决定，胜气表现轻，复气亦轻，胜气表现明显，复气亦甚，即“微者复微，甚者复甚”（《素问·五常政大论》）。例如，岁木太过，气候物候变化是风气偏胜，湿气受邪而失常，燥气来复，因而出现应温不温的异常气候，这种异常的气候随即影响万物的生长，因而出现异常的物候变化，人体脏腑病变亦因之而发生肝木之气偏胜，脾土受邪，肺金之气来复，往往出现肝脾肺三脏的疾病表现，正如《素问·气交变大论》云：“岁木太过，风气流行，脾土受邪，民病飧泄食减，体重烦冤，肠鸣腹支满，上应岁星。甚则忽忽善怒，眩冒巅疾。化气不政，生气独治，云物飞动，草木不宁，甚则摇落，反胁痛而吐甚，冲阳绝者死不治，上应太白星。”

不及之纪的物候与病候。五运不及之纪，本运气化不足，气候物候变化较相应的时令来得较晚，物候表现不能与季节相应。《素问·五常政大论》不仅指出了五运不及之纪的名称是“土曰委和，火曰伏明，土曰卑监，金曰从革，水曰涸流”，而且还详述了岁运不及之年的气候物候变化及人体疾病的相应变化规律。如《素问·五常政大论》云：“委和之纪，是谓胜生，生气不政，化气乃扬，长气自平，收令乃早，凉雨时降，风云并兴，草木晚荣，苍干雕落……其动软戾拘缓，其发惊骇，其脏肝……其病摇动注恐。”文中指出木运不及之年气候物候现象均不正常，春行秋令，气化作用反常，应温反凉，应生反杀，植物未秀而早实，影响到人体则表现出惊挛拘急等肝病的症状。在《素问·气交变大论》中也讨论了岁运不及的气候、物候及人体发病规律和特点，与《素问·五常政大论》所不同的是，本篇还论及了不及之年气候、物候及病候的胜复变化规律，即本气不及，所不胜来乘，所胜反侮（即不及之子来复）。例如，岁木不及，风气偏衰（本气不及），燥气偏胜（所不胜来乘），风少，气温低，春行秋令，应温反凉，至夏季，由于火气来复则可能出现酷热的异常气候物候变化，这些变化相应地影响农作物的正常生长，同时也影响人体相应脏腑，使其功能发生异常改变。正如《素问·气交变大论》云："岁木不及，燥乃大行，生气失应，草木晚荣，肃杀而甚，则刚木辟著，柔萎苍干，上应太白星，民病中清，胠胁痛，少腹痛，肠鸣溏泄，凉雨时至……复则炎暑流火……病寒热疮疡痱疹痈痤。"

郁发的物候与病候。郁发，即五运之气克制所胜之气，使所胜之气被郁，郁抑到了极点就会发作出来，就会出现被郁之气气化亢盛的气候、物候及病候表现。如木运太过之年，风气偏胜就会出现土郁的气候物候表现，土被郁至极，就会郁极而发，出现土郁之发的气候、物候及病候表现。《素问·六元正纪大论》专门讨论了郁发问题，认为郁发是自然界气候变化中的一种自我调节现象。郁发的规律是郁积之极就要暴发，即该篇云："郁极乃发，待时而作也。"同时又指出自然气候变化很复杂，不能机械对待，即原文云："政无恒也。"指出郁发没有定时。郁发虽无定时，但郁发有先兆，《素问·六元政纪大论》的"有怫之应而后报也，皆观其极而乃发也"即是此意。该篇还详细描述了五运郁发之兆，若见"长川草偃，柔叶呈阴，松吟高山，虎啸岩岫"则是木郁将发的先兆；若见"华发水凝，山川冰雪，焰阳午泽"的物候现象，则是火郁将发的先兆；若见"云横天山，浮游生灭"则是土郁将发的先兆；若见"夜零白露，林莽声悽"则是金郁将发的先兆；若见"太虚深玄，气犹麻散，微见而隐，色黑微黄"则是水郁将发的先兆，这些郁发先兆的描述均说明自然气化异常，在自然物候有先兆现象出现。《素问·六元政纪大论》详细地描述了五郁之发时的气候、物候及人体疾病的表现，并指出人体疾病的性质与郁发之气的性质基本一致，如描述土郁之发时，云："土郁之发，岩谷震惊，雷殷气交……洪水乃从，川流漫衍……故民病心腹胀，肠鸣而为数后，甚则心痛胁痛，呕吐霍乱，饮发注下，胕肿身重……以其四气。"文中指出土郁之发，雷雨大作，山谷震动，阴云密布，天昏地暗，山洪暴发，田地被淹，暴发过后气候正常，生物恢复正常生长。土郁之际，人体脾胃运化功能失常，因而出现脾胃运化功能失常的临床表现，如腹痛，胁肋胀满，恶心呕吐，上吐下泻，浮肿，身重等脾虚湿胜的表现。郁发的时间大约在四之气，即大暑以后、秋分以前的农历六月至八月这段时间。

6. **六气物候与病候** 六气司天的物候与病候。《素问·至真要大论》指出了六气司天，司化之常的物候与病候，云："厥阴司天，其化以风；少阴司天，其化以热；太阴司天，其化以湿；少阳司天，其化以火；阳明司天，其化以燥；太阳司天，其化以寒……地化奈何？岐伯曰：司天同候，间气皆然。"文中指出六气不论是司天在泉还是间气，其气化作用是一致的，如厥阴司天，上半年风化主令，气候表现多风，在人体以足厥阴肝经与足少阳胆经气血活动为主，若病则亦以风病、肝病、胆病实证为主。《素问·至真要大论》《素问·六元正纪大论》又对六气司天及其气淫胜的各年份气候、物候变化及人体疾病表现进行了归纳总结。认为司天之气代表着上半年气候、物候变化趋势，在泉之气代表着下半年气候、物候变化趋势，人体脏腑发病与其气候、物候变化相应。比较上两篇所不同的是《素问·六元正纪大论》更具体更详细，如每个司天之岁都指出了其具体年份岁运、司天在泉之气、客运五步之序及六气六步每一步的气候、物候、病候变化，如文中云："太阳，太角，太阴，壬辰，壬戌，其运风，其化鸣紊启拆，其变振拉摧拔，其病眩掉目瞑。"指出太阳寒水司天的壬辰、壬戌两年，在泉之气是太阴湿土，岁运是木运太过，木运主风，故若其运正常则天地之气温和，微风吹拂草木的枝条发出微鸣，自然界植物破土萌芽，生长正常；若风木之气太过，则狂风大作，万物被振动，摧折，甚至草偃树拔，风邪伤人，则易病眩晕，头面肢体动摇不定，目闭不欲开，视物不清等。

六气在泉的物候与病候。六气在泉的气候、物候及病候变化与司天相似，只不过是出现在下半年。《素问·至真要大论》将六气轮流在泉的物候及病候分别予以详述，如"岁厥阴在泉，风淫所胜，则地气不明，平野昧，草乃早秀。民病洒洒振寒，善伸数欠，心痛支满，两胁里急，饮食不下，膈咽不通，食则呕，腹胀善噫，得后与气，则快然如衰，身体皆重"，文中指出厥阴在泉之年气候、物候特点及人体脏腑病变规律，即厥阴在泉之年，下半年气候偏温，风气偏胜，由于风大则尘土飞扬，天昏地暗，气候偏温，冬行春令，民易患心痛支满，饮食不下等病。

六气所至的物候与病候。《素问·六元正纪大论》指出六气所至，物候病候各不相同，云："有化有变，有胜有复，有用有病，不同其候。"

并指出了六气常变的具体气候、物候及病变规律。如《素问·六元正纪大论》云："厥阴所至为和平，少阴所至为暄，太阴所至为埃溽，少阳所至为炎暑，阳明所至为清劲，太阳所至为寒雰，时化之常也……厥阴所至为生化，少阴所至为荣化，太阴所至为濡化，少阳所至为茂化，阳明所至为坚化，太阳所至为脏化，布政之常也……厥阴所至为支痛，少阴所至为惊惑恶寒战栗谵妄，太阴所至为稸满，少阳所至为惊躁瞀昧暴病，阳明所至为鼽尻阴股膝髀腨胻足病，太阳所至为腰痛，病之常也。"指出了六气当令的气候特点是厥阴之气所临则阳气生发，少阴之气所临则生热，太阴之气所临则生湿，少阳之气所临则炎热，阳明之气所临则清凉气生，太阳之气所临则生寒；六气正常的气化特点分别是生化、荣化、濡化、茂化、坚化及常化；六气所致的常见病证是胁肋支痛、惊骇、胀满、烦躁、腰痛等。

六气胜复的物候与病候。六气亦有胜复。六气胜复当属六气的异常变化。《素问·至真要大论》专门讨论了由于六气胜复的异常变化导致的相应物候病候变化。云："厥阴之胜，耳鸣头眩，愦愦欲吐，胃膈如寒，大风数举，倮虫不滋，胠胁气并，化而为热，小便黄赤，胃脘当心而痛，上支两胁，肠鸣飧泄，少腹痛，注下赤白，甚则呕吐，膈咽不通。""厥阴之复，少腹坚满，里急暴痛，偃木飞沙，倮虫不荣，厥心痛，汗发呕吐，饮食不入，入而复出，筋骨掉眩清厥，甚则入脾，食痹而吐。"《黄帝内经》认为胜气太过至极，则必有复气来制约，即《素问·六微旨大论》的"亢则害，承乃制，制则生化"。复气至，不仅气候、物候、病候均有相应变化，在人体脉象上也能反映出来，如《素问·至真要大论》云："厥阴之至其脉弦，少阴之至其脉钩，太阴之至其脉沉，少阳之至大而浮，阳明之至短而涩，太阳之至大而长。"

7. **六气司天与五虫化育** 五运六气理论认为生物生化也是物候变化之一，气候变化直接影响着生物的生化。六气司天的不同气候物候变化，直接影响着各类动物的生长繁殖，提出了六气司天关系着毛虫、羽虫、介虫、倮虫、鳞虫这五虫的化育，《素问·五常政大论》云："厥阴司天，毛虫静，羽虫育，介虫不成；在泉，毛虫育，倮虫耗，羽虫不育……太阳司天，鳞虫静，倮虫育；在泉，鳞虫耗，倮虫不育。"从六气司天来看，与司天之气五行属性同类之物动生长正常，曰静；与在泉之气五行属性同类之动物繁殖生长，曰育；与在泉所胜之气同类之动物，则因与其生长繁殖的气候条件不符，与气候不适应而生长繁殖少或不育，故曰不成。这是古人长期观察气候物候与生物生化及胎孕之间的关系而总结出来的，说明了生物的生长繁殖与气候物候关系密切，即：六气司天，天虫静，泉虫育，在泉之所胜之虫不成；六气在泉则泉虫育，泉之所胜之虫不成。

六气所至性质不同，五虫繁殖状况亦异，如《素问·六元正纪大论》云："厥阴所至为毛化，少阴所至为羽化，太阴所至为倮化，少阳所至为羽化，阴明所至为介化，太阳所至为鳞化，德化之常也。"即厥阴之气所临则较适合毛虫化育，少阴之气所临则较适合羽虫化育，太阴之气所临则较适合倮虫化育，少阳之气所临则较适合羽虫化育，阴明之气所临则较适合介虫化育，太阳之气所临则较适合鳞虫化育。

第二章 五运六气理论再研究

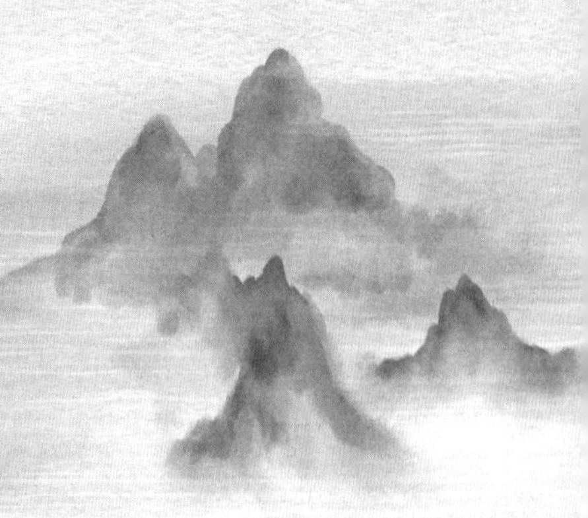

在五运六气理论的研究及运用中，客运太少相生、运气相合、运气起始时间等问题的明晰是五运六气理论研究及运用的关键环节。

一、客运太少相生

客运五步太少相生的基本规律记载在《素问·六元正纪大论》。客运五步太少相生是学习和研究五运六气基本内容的重点和难点。正确地掌握客运五步太少相生规律关系到准确判断气候规律及发病规律，进而关系到疾病预防的准确性和临床治疗的针对性。

1. **客运有太少**　客运是指一年五季中气候的特殊变化规律。因为客运是以每年的岁运为客运的初运，之后循五行相生的顺序，分五步运行，所以十年之内客运五步均有不同变更，如客之往来，故称“客运”。客运与主运相对而言，也是主时之运，也分五步，分主五时，每运各主七十三日零五刻，以五行相生之序分五时，每一步的太过与不及按五音的太少相生即可求出。太，指太过。少，指不及。

2. **岁运太少定客运初运**　客运太少五步及其太过不及推求方法的关键步骤：①先以年干确定该年的岁运。②再以该年的岁运及岁运的太过与不及来确定客运的初运及其太少。例如，甲岁为土运太过之年，那么该年客运的初运便是太宫。③客运初运定为太宫之后，按五行相生之序，推出其后的二、三、四、终四步的太或少。例如求出甲年客运五步的太少，甲年岁运为土运太过，故甲年客运的初运为太宫，之后以五音太少相生求出其余四步，即二运为少商，三运为太羽，四运为太角，终运为少徵。

3. **客运羽角太少相同**　接前段继续分析，为什么四运是太角而不是少角，终运是少徵而不是太徵呢？为什么太羽之后是太角？因为客运太少相生不是无止境数下去的，而是有界限的，只限于客运初运的这一个五行周之内的从角至羽。如上面举例中的甲年，可知客运的初运是太宫，那么就以太宫为基准，以太少相生向后推求，便可知太宫（初运）→少商（二运）→太羽（三运）。关键是四运、终运的太少怎么求，前边讲过只限于一个五行周之内，那么，方法是从太宫往前推求至角，生太宫的是少徵，生少徵的是太角，即太角→少徵→太宫（初运）→少商（二运）→太羽（三运），之后将太角、少徵按五行相生之序移至太羽之后。这样甲年客运五步的太少便是：

初运　二运　三运　四运　终运

太宫→少商→太羽→太角→少徵

关键是太羽之后不能继续往后生少角，应从太宫往前推至角，一定要在羽所在的这一个五行周之内，否则不仅客运太少混乱无章，更主要的是还会扰乱主运五步的太少。因为甲年主运五步的太少是太角→少徵→太宫→少商→太羽，主运初运的第一步是太角，而不是少角。掌握了客运太少相生仅限于一个五行周之内，这样推求时就不会混乱了。

由此可知，甲年，土运太过之岁的主运五步和客运五步的太少是：

初运　二运　三运　四运　终运

主运五步：太角→少徵→太宫→少商→太羽

客运五步：太宫→少商→太羽→太角→少徵

将上述主运五步与客运五步的五行属性加临比较，就能够分析出该年五运各时段的气候变化趋势。

再如：年干是丙的年份。丙岁岁运是水运太过，故该年客运的初运为太羽，因为太少相生仅限于一个五行周之内，所以不能“太羽生少角”往后数，而应从太羽往前求至角，即生太羽的是少商，生少商的是太宫，生太宫的是少徵，生少徵的是太角。即：

初运

太角→少徵→太宫→少商	→羽

将框内的内容以五行相生之序依次排列于太羽之后，便是客运的二

运、三运、四运和终运。即：

初运　二运　三运　四运　终运

主运五步：太角→少徵→太宫→少商→太羽

客运五步：太羽→太角→少徵→太宫→少商

这就是为什么在《素问·六元正纪大论》原文中，客运羽和角两个“少”或两个“太”相邻的原因。摘《素问·六元正纪大论》各年干客运和主运五步太少部分内容如下：

壬年：“太角初正　少徵　太宫　少商　太羽终”

戊年：“太徵　少宫　太商　少羽终　少角初”

甲年：“太宫　少商　太羽终　太角初　少徵”

庚年：“太商　少羽终　少角初　太徵　少宫”

丙年：“太羽终　太角初　少徵　太宫　少商”

丁年：“少角初正　太徵　少宫　太商　少羽终”

癸年：“少徵　太宫　少商　太羽终　太角初”

己年：“少宫　太商　少羽终　少角初　太徵”

乙年：“少商　太羽终　太角初　少徵　太宫”

辛年：“少羽终　少角初　太徵　少宫　太商”

原文中第三行，明确指出了甲年主运和客运五步的太少。即甲年客运五步的太少是太宫（初运）→少商（二运）→太羽（三运）→太角（四运）→少徵（终运）。

从第三行原文中还可知，该年主运五步的太少（右下角小字）是太角→少徵→太宫→少商→太羽。

由此可知，上述这段原文，实际上是论述十干年客运五步和主运五步太过与不及的表格。每一横行代表两个意思，大字为该年客运五步的运行次序及其太过与不及，右下角小字为主运五步的运行次序及其太过与不及。“初”字代表主运中的初运，“终”字代表主运中的终运。可见，每一行都代表该年客运五步和主运五步两层意思，实际上是两行字用一行来表示。从上述原文可以发现各年主运和客运的规律是各年主运五步的顺序均是起于角，终于羽，年年如此，固定不变，只是太少不同。而客运五步五行顺序则因各年年干不同而随之变化，即以岁运的五行属性及其太少，作为客运的初运及其太少；客运均具有一个共同点，即羽、角的太少属性相同。羽生角，如果羽是少羽，那么其后的角则是少角；如果羽是太羽，那么，其后的角就是太角。如上原文中的第四行庚年，即表示该年客运五步的太少是：

初运　二运　三运　四运　终运

客运五步：太商→少羽→少角→太徵→少宫

又表示该年主运五步的太少是：

初运　二运　三运　四运　终运

主运五步：少角→太徵→少宫→太商→少羽

掌握各年客运五步主五时的太过与不及的推求方法，有助于正确判断该时段的气候变化规律及其发病规律。

二、运气相合

五运六气理论认为气候变化因素是多元的，实际的气候变化是五运（岁运、主运、客运）、六气（主气、客气、客主加临）合治的结果。因此，研究气候变化规律时，要将五运与六气的各种因素综合在一起来分析，才能相对客观地分析各年气候的总体变化及五运六气所主的各时段可能出现的异常气候变化。《黄帝内经》指出将五运与六气的诸种因素综合分析时，主要会出现三种情况，即运气同化、运气异化、平气。

1. **运气同化**　运气同化，指五运与六气同类化合。在六十年的运与气的变化中，有二十六年是同化关系，即该年的岁运与六气出现了五行属性相同的情况，构成了比较特殊的年份，可能出现比较典型的同一性质的气候变化，这是由于岁运与六气五行性质相同造成的结果，这便叫做同化。如木同风化，火同暑化，土同湿化，金同燥化，水同寒化。岁运有太过不及，岁气（客气）有司天在泉，因此，就有同天化、同地化的区别。运气同化，主要包含天符、岁会、同天符、同岁会、太乙天符五种情况。

天符

天符，指该年岁运的五行属性与司天之气的五行属性相同，这样的年份叫天符年。符，合的意思。如《素问·六微旨大论》云："帝曰：土运之岁，上见太阴；火运之岁，上见少阳、少阴；金运之岁，上见阳明；木运之岁，上见厥阴；水运之岁，上见太阳，奈何？岐伯曰：天之与会也。故《天元册》曰天符。"土运、火运等指岁运，上，即当年的司天之气。"土运之岁，上见太阴"，即己丑、己未年，岁运土运与司天的太阴湿土之气同化，故此二年称为天符年。天符年，在六十年中有十二年。即己丑、己未，岁运是土运，司天是太阴湿土；戊寅、戊申、戊子、戊午，岁运是火运，司天是少阳相火、少阴君火；丁巳、丁亥，岁运是木运，司天是厥阴风木；丙辰、丙戌，岁运是水运，司天是太阳寒水；乙卯、乙酉，岁运是金运，司天是阳明燥金。上述十二年岁运的五行属性与客气司天之气的五行属性相同，故称为"天符年"，因而《素问·天元纪大论》云："应天为天符。"

岁会

岁会，指该年岁运的五行属性与该年年支的五行方位属性相同，这样的年份，叫做岁会年。《素问·六微旨大论》云："木运临卯，火运临午，土运临四季，金运临酉，水运临子，所谓岁会，气之平也。"所谓"临"，就是本运加临本气。例如，丁卯年，丁年的岁运为木运，卯的五行方位属性是东方属木的正位，故称"木运临卯"。岁会年，在六十年中有八年，甲辰、甲戌、己丑、己未、乙酉、丁卯、戊午、丙子。其中，己丑、己未、乙酉、戊午四年即属岁会年，又属天符年，因此，单纯是岁会的年份，实际上只有四年。岁会之年气候变化较小，其原因与方位有关，如木运遇年支卯，寅、卯属木而卯居正东方，大运与年支五行同属，恰当五方正位的年岁，故称之谓岁会年。

同天符

凡逢阳干之年，太过岁运的五行属性与客气在泉之气的五行属性相同，为同天符年。《素问·六元正纪大论》云："太过而同天化者三……甲辰甲戌太宫下加太阴，壬寅壬申太角下加厥阴，庚子庚午太商下加阳明，如是者三。”又说：“加者何谓？岐伯曰：太过而加同天符。”就是说，在六十年中，太过之岁的五行属性与客气在泉的五行属性相合的年份有甲辰、甲戌、壬寅、壬申、庚子、庚午六年；在这六年当中，甲辰、甲戌年，既属同天符，又属岁会，因此，单纯属于同天符年的年份只有四年。例如：甲辰、甲戌，甲为太宫用事，岁运属土运太过，而客气的在泉之气又是太阴湿土，于是，太过的土运与在泉之湿气相同，二者同类化合，构成同天符年，即气候变化剧烈程度与天符年相同。年支辰、戌的五行方位属性属于中央土，故甲辰、甲戌之岁，又是岁会年。

同岁会

凡逢阴干之年，不及的岁运与客气的在泉之气相合而同化的年份，为同岁会年。如《素问·六元正纪大论》云：“不及而同地化者亦三……癸巳癸亥少徵下加少阳，辛丑辛未少羽下加太阳，癸卯癸酉少徵下加少阴，如是者三。”又云：“不及而加同岁会也。”可见，在六十年中，同岁会年有癸巳、癸亥、辛丑、辛未、癸卯、癸酉六年。其中，癸卯、癸酉、癸巳、癸亥为火运不及的是阴干之年，岁运为火运不及，而客气的在泉之气分别是少阴君火和少阳相火，不及岁运的五行属性（火）与在泉之气的五行属性相同，同类化合。辛丑、辛未年，岁运为水运不及，丑、未年是太阳寒水在泉，不及的岁运（水）与在泉之气（寒水）的五行属性相同而同化。上述六年均是不及的岁运与客气的在泉之气相合而同化，故是同岁会之年。自然界实际的气候变化当是它们共同作用的结果和表现。

太乙天符

太乙天符，又称太一天符。太乙天符，指既是天符年、又是岁会年的年份。即该年岁运的五行属性与司天之气的五行属性相同，又与年支的五行方位属性也相同的年份。《素问·六微旨大论》云：“天符岁会何如？岐伯曰：太一天符之会也。”在六十年中，太乙天符年有四年，即戊午、乙酉、己丑、己未年。由于太乙天符是指岁运与司天之气、岁支之气的五行属性三者会合主令，故《素问·天元纪大论》将其称作“三合为治”。例如，戊午年，戊为火运，午为少阴君火司天，年支午的五行方位属性为火，这既是岁运（火）与司天之气（君火）同气的天符年，又是岁运戊（火）与岁支午（火）同气居于南方正位的岁会年。乙酉年，乙为金运，酉为阳明燥金司天，既是岁运与司天之气同气的天符，又是岁运与岁支同居西方正位的岁会。己丑、己未年，己为土运，丑未为太阴湿土司天，丑未又为土居之正位，故此二年，岁运少宫与司天之气及岁支土位相合。以上四年均是司天、岁运、岁支三者的五行属性同类会合，故均为太乙天符年。

在运气同化关系中，虽有天符、岁会、同天符、同岁会、太乙天符的区别，但是，均是用以说明运与气同类化合、同气相会的年份，彼此由于属性相同，而没有胜复之气之间的相互制约关系，故失去了相互之间的制约，致使气候变化比较单一，因此，可能会造成一气偏胜独治的异常气候现象，容易给人体及自然界生物造成危害，正如《素问·六微旨大论》指出：“岐伯曰：天符为执法，岁位为行令，太一天符为贵人。帝曰：邪之中也奈何？岐伯曰：中执法者，其病速而危；中行令者，其病徐而持；中贵人者，其病暴而死。”一年之中，岁运、司天、在泉各行其令，一旦自然会合即五行属性相同，偏胜之气贯通在岁气之中，就会形成较强大而单纯的气候变化，所以《素问·六微旨大论》分别以“执法”“行令”“贵人”形容其力量和作用。“执法”位于上，故为“天符”之邪所伤，则发病迅速而严重；“行令”位于下，故为“岁会”之邪所伤，则病势徐缓而持久；“贵人”统乎上下，故为“太乙天符”之邪所伤，则病势急剧而有死亡的危险。见表1。

表1　六十甲子运气同化表

甲子	乙丑	丙寅	丁卯 岁会	戊辰	己巳	庚午 同天符	辛未 同岁会	壬申 同天符	癸酉 同岁会
甲戌 岁会 同天符	乙亥	丙子 岁会	丁丑	戊寅 天符	己卯	庚辰	辛巳	壬午	癸未
甲申	乙酉 太乙 天符	丙戌 天符	丁亥 天符	戊子 天符	己丑 太乙 天符	庚寅	辛卯	壬辰	癸巳 同岁会
甲午	乙未	丙申	丁酉	戊戌	己亥	庚子 同天符	辛丑 同岁会	壬寅 同天符	癸卯 同岁会

续表

甲子	乙丑	丙寅	丁卯 岁会	戊辰	己巳	庚午 同天符	辛未 同岁会	壬申 同天符	癸酉 同岁会
甲辰 岁会 同天符	乙巳	丙午	丁未	戊申 天符	己酉	庚戌	辛亥	壬子	癸丑
甲寅	乙卯 天符	丙辰 天符	丁巳 天符	戊午 太乙 天符	己未 太乙 天符	庚申	辛酉	壬戌	癸亥 同岁会

2. **运气异化**　五运与六气结合，除上述运气同化形式的年份以外，还有三十四年属运与气异化的年份，这就需要根据运和气的五行生克关系来测定运与气的偏盛偏衰，综合分析气候变化。

运盛气衰。运生气或运克气，均为运盛气衰。运生气，为小逆；运克气，为不和。例如：辛亥年，年干是辛，岁运是水运，年支是亥，故司天是厥阴风木，水与木的关系是水生木，运生气，因此，这一年是运盛气衰的小逆年。再如甲辰年，甲年土运，辰年是太阳寒水司天，土与水的关系是土克水，运克气，因此，这一年是运盛气衰的不和年。

气盛运衰。气生运或气克运，便为气盛运衰。岁运不及之年，气克运，为天刑；岁运太过之年，气生运，为顺化。例如己亥年，岁运是土运不及，年支是亥，故司天是风木，木与土的关系是木克土，即气克运，因此，这一年便是气盛运衰的天刑年。再如甲子年岁运是土运太过，年支是子，故司天是少阴君火，火与土的关系是火生土，即气生运，因此，甲子年也是气盛运衰的顺化年。

推求运气异化的意义有二：其一，根据气运的盛衰，可以推求各年气候变化的主次。如运盛气衰的年份，在分析气候变化时，便以运为主，以气为次；反之，气盛运衰的年份，在分析气候变化时，便以气为主，以运为次。其二，根据运气盛衰可以进一步推求各年复杂的气候变化，根据生克的关系，气生运为顺化，气克运为天刑，运生气为小逆，运克气为不和。顺化之年气候变化较平和，小逆及不和之年气候变化较大，天刑之年气候变化较剧烈。

3. **平气**　平，平和之意。平气之岁，指该年气运既非太过，又非不及的年份。平气与太过、不及并称为“五运三纪”。一般来看，平气之年气候平和，疾病流行较少，即使发病，其病情也较单纯。

按《类经图翼·五运太少齐兼化逆顺图解》云："平气，如运太过而被抑，运不及而得助也。"可知，平气之岁可由岁运和岁气之间的相互关系来确定。具体有两种：

岁运太过而被司天所抑。凡太过之岁，如果当年的司天之气的五行属性与岁运的五行属性构成相克关系者（即司天之气克岁运之气），那么，该年的运虽为太过，但因受司天之气的制约，则构成平气之年。如1988年（戊辰），岁运是火运太过，司天之气为太阳寒水，水克火，即构成平气之年。又戊戌、庚寅、庚申、庚午、庚子年亦是如此情况。

岁运不及而得司天之助。岁运不及得司天之助的平气之年有两种情况：一是不及之岁，恰遇司天之气五行属性与之相同，例如，乙卯、乙酉年，金运不及，但又恰逢阳明燥金司天，金得金助，故构成平气之年。二是该年的司天之气与不及的岁运是五行相生关系，即气生运。如辛卯、辛酉年，虽为水运不及，但得卯酉阳明燥金司天，又得卯酉西方金位，金能生水，故亦构成平气之年。

三、万物象变，气化使然

《黄帝内经》五运六气理论在认识自然界及人体生命活动规律时，始终强调"气化"，提出"万物象变，气化使然"，认为自然界各种生命现象以及自然景象均是太虚之气气化的结果。正如《素问·五常政大论》中云："气始而生化，气散而有形，气布而蕃育，气终而象变，其致一也。"自然之气在运动变化过程中，施化成纷纭万物的过程，可以称为"气化"过程。气化，其含义包括气的运动变化，以及化育万物的作用。气化为一切自然现象产生的根本，即有了气化才有自然万物的产生。人体也是自然气化所产生的生物之一，人体生命受到自然气化的影响，并随着自然气化规律发生相应变化。

1. **太虚元气化育万物**　太虚元气之气化能化育万物。《素问·天元纪大论》指出："太虚寥廓，肇基化元，万物资始，五运终天，布气真灵，总统坤元，九星悬朗，七曜周旋，曰阴曰阳，曰柔曰刚，幽显既位，寒暑弛张，生生化化，品物咸章。”认为天地宇宙的运动是产生气化的根本，自然万物的产生是太虚元气之气化所致，自然万物本身也均存在气化活动。《素问》运气七篇大论详细阐述了以五运六气为核心系统的气化活动规律，阐述了自然气候、物候及万物的气化规律，并以此为基础，研究了人体生命与疾病的气化规律。

自然界气化正常与否取决于气机升降出入是否正常。气化活动是在气的升降出入运动中进行，升降出入是气化产生的前提。如果气机的升降出入活动失常，那么，生命的气化活动将受到严重影响。若气机升降出入活动停止，则自然界的生长化收藏现象及人体生命的生长壮老已现象将不复存在。也就是说，升降出入的气化活动是自然万物生命活动的共性，无论这个生命活动是大是小，只要是生命活动，就一定有气机的升降出入运动，气机的升降出入运动停止，生命活动也就终止。正如《素问·六微旨大论》所云：“出入废则神机化灭，升降息则气立孤危。故非出入，则无以生长壮老已；非升降，则无以生长化收藏。是以升降出入，无器不有。故器者生化之宇，器散则分之，生化息矣。故无不出入，无不升降。化有小大，期有近远，四者之有，而贵常守，反常则灾害至矣。”由此可见，气机的升降出入对于生命活动的重要性。

《黄帝内经》将自然之气化分为五运之化和六气之化。由于五运六气的特性不同，其施化于自然，对自然气化、自然气象及生物的生化活动均会产生不同的影响。

2. **气化具有运气规律**　太虚元气之气化具有五运规律和六气规律。

五运之气化有平气、太过、不及的规律。平气、太过、不及在五运六气理论中被称作“三气之纪”或“三纪”。五运之化有太过不及之分，在自然界就会产生不同的气化结果。在《素问·五常政大论》中，将五运气化之常概括为“木曰敷和，火曰升明，土曰备化，金曰审平，水曰静顺”，将五运气化不及概括为“木曰委和，火曰伏明，土曰卑监，金曰从革，水曰涸流”，将五运气化太过概括为“木曰发生，火曰赫曦，土曰敦阜，金曰坚成，水曰流衍”，即五运气化之常在自然界的表现是木运主春，敷布阳和之气，万物萌芽生发；火运主夏季，气候炎热，万物生长茂盛；土运主长夏，土化万物，植物生化完备；金运主秋季，秋风凉燥，万物收成；水运主冬季，气候寒冷，万物静止闭藏。五运气化不及在自然界的表现是木运不及，春季阳和之气萎弱，应温不温，万物应生而不生；火运不及，阳热之气不能显现，夏季应热不热，植物应长不长；土运不及，土湿之气不能发挥作用，湿气不及而干燥，植物应化不化；金运不及，秋季应凉不凉，植物不成应收不收；水运不及，冬季应冷不冷，流水不冰，致使万物不能闭藏。五运气化太过在自然界的表现是木运太过，春季早至，万物生发提前；火运太过，夏季过热，炎暑气盛；土运太过，雨水过多，潮湿气盛；金运太过，秋令早至，肃杀气盛；水运太过，冬令早至，水冰地坼，严寒气盛。

六气之气化亦有规律可循。《素问·至真要大论》指出了六气气化之常是“厥阴司天为风化，在泉为酸化，司气为苍化，间气为动化。少阴司天为热化，在泉为苦化，不司气化，居气为灼化。太阴司天为湿化，在泉为甘化，司气为黅化，间气为柔化。少阳司天为火化，在泉为苦化，司气为丹化，间气为明化。阳明司天为燥化，在泉为辛化，司气为素化，间气为清化。太阳司天为寒化，在泉为咸化，司气为玄化，间气为脏化”。文中含义为厥阴之气气化特点是司天则风气偏胜，在泉则酸味谷物生长良好，在大自然主青色之气的变化，居于间气之位则风化明显，枝叶摇动云物飘动。少阴之气气化特点是司天则炎暑之气偏胜，在泉则苦味谷物生长良好，居间气之位则灼化过盛，气候偏热。太阴之气气化特点是司天则雨湿偏胜，在泉则甘味谷物生长良好，在大自然主黄色之气的变化，居于间气之位则湿气偏胜，万物湿润柔美。少阳之气气化特点是司天则气候炎烈焦灼，在泉则苦味谷物生长良好，在大自然主红色之气的变化，居于间气之位则火化明显，气候过热。阳明之气气化特点是司天则燥气偏胜，在泉则辛味谷物生长良好，在大自然主白色之气变化，居于间气之位则清化明显，气候偏凉。太阳寒水之气气化特点是司天则寒气偏胜，在泉则咸味谷物生长良好，在大自然则主黑色之气变化，居于间气之位则气候、物候表现为寒化甚或闭藏。

《素问·六元正纪大论》将六气气化的正常和异常变化归纳为十二种，即六气“十二变”。该篇详细阐述了六气气化太过和不及所致的气候、物候表现，以及病候的变化，指出自然之六化六变乃“天地之纲纪，变化之渊源”。

自然事物变化是从无到有，事物发展到极点就会发生质的变化，由一个事物演变成另一个事物，称作“化”；事物由小至大、由少至多的量的渐变过程，称作“变”；事物性质的“化”是以数量的“变”为基础的；量变的最后结果达到了质变。“化”与“变”相辅相成，变与化是自然万物成败的根源，万物的变与化是自然气化的结果，正如《素问·天元纪大论》所说：“故物生谓之化，物极谓之变。”《素问·六微旨大论》亦云：“夫物之生从于化，物之极由乎变，变化之相薄，成败之所由也。”

3. **自然之气化影响人体之气化**　自然界五运六气的气化活动是自然气象、万物物象产生的基础，其气化活动正常与否自然会对人体生命产生影响。《素问·至真要大论》指出：“百病之生也，皆生于风寒暑湿燥火，以之化之变也。”意指疾病的发生大都由于风寒暑湿燥火六气的变化所致。此处的“化”“变”指六气的正常与异常，正常气化称为“化”，异常气化称为“变”。

人体气化现象具有升降出入规律。人体气化与自然界气化一样，也具有阳升阴降的规律，在《素问·阴阳应象大论》指出了人体阳升阴降的规律，云：“清阳出上窍，浊阴出下窍；清阳发腠理，浊阴走五脏；清阳实四肢，浊阴归六腑。”清阳之气气化规律是向上向外走体表，浊阴之气气化规律是向下向内入脏腑。如果气机当升不升，或当降不降，或气机开合失常、或升降太过，均为气机升降出入失常，均可引发相应疾病。如清阳之气不升所致飧泄、无力、失聪、目盲、言微等，可运用升阳之法以调治；浊阴之气当降不降所致的胸膈胀满、气喘、恶心、呕吐、呃逆、噎膈、咳嗽气喘等，可运用降逆之法以调治；对于卫表不固，腠理开张之自汗，可采取收敛固表之法；对于腠理闭塞之无汗，可采取发散解表，调和营卫之法，以调整气机之出入失常。人体气机升降出入活动还表现在各脏之间相互配合上，如脾主升清，胃主降浊；肝主生发，肺主肃降；心火下达，肾水上奉等，脏腑升降气机协调，以维持正常的生命活动。卫气白昼行于阳分，黑夜行于阴分的出入过程，也属人体气机出入运动的内容。

人体气化现象具有整体恒动特点。人体是一个以五脏功能活动为核心的有机整体，其气机的升降出入运动依赖于各脏腑功能之间的协调配合。

《素问·经脉别论》中认为饮食物在体内的代谢过程就是多个脏腑相互配合的一个整体气化过程，云："食气入胃，散精于肝，淫气于筋……水精四布，五经并行。合于四时五脏阴阳，揆度以为常也。"

气化现象在人体的表现复杂多样。人体气血津液化生过程、饮食糟粕的形成与代谢等均是依赖于气化完成的，人体生命活动过程就是气化活动的过程。《素问·阴阳应象大论》中载："味归形，形归气，气归精，精归化，精食气，形食味，化生精，气生形，味伤形，气伤精，精化为气，气伤于味。"其中，"精归化"及"化生精"指的就是药食物进入人体后，经过气化作用转化为精气滋养人体的气化活动；再如，同篇的"阴味出下窍，阳气出上窍""气味，辛甘发散为阳，酸苦涌泄为阴"即是药食五味在体内的气化规律，属于阴的向下作用于下窍，属于阳的向上作用于上窍；气味辛甘的具有发散作用属阳，气味酸苦的具有涌吐泻下作用属阴。

脏腑组织均有气化活动。在人体生命活动中，五脏六腑的功能活动正常与否依赖于气机是否正常。五脏藏精，精能化气，气能生神，依赖于气机升降出入；六腑受盛水谷，吸收精微，传导化物，通调水道等功能依赖于气机升降出入，正如《素问·灵兰秘典论》所说："心者，君主之官也，神明出焉……膀胱者，州都之官，津液藏焉，气化则能出矣。"《灵枢·卫气》也指出了脏腑功能与气化的密切关系，云："五脏者，所以藏精神魂魄者也。六腑者，所以受水谷而行化物者也。"五脏合于五体及组织官窍，故五脏精气充足，其精气经过气化作用上奉于相应组织官窍，使其发挥作用。再如，《素问·五脏生成》的"心之合脉也，其荣色也，其主肾也。肺之合皮也，其荣毛也，其主心也。肝之合筋也，其荣爪也，其主肺也。脾之合肉也，其荣唇也，其主肝也。肾之合骨也，其荣发也，其主脾也"，《素问·六节藏象论》的"天食人以五气，地食人以五味……气和而生，津液相成，神乃自生"，以及《素问·五脏生成》的"肝受血而能视，足受血而能步，掌受血而能握，指受血而能摄"，均讲述了五脏之精气经过气化营养于组织官窍的过程。

人体气化现象与自然气化同步。人体生命秉承天地之气而生，依赖于大自然而存在，故自然之气化的常与变直接影响人体气机，即人体气化现象受自然气化影响，并与自然气化同步，正如《素问·气交变大论》所说："故太过者先天，不及者后天，所谓治化而人应之也。"五运六气之气化太过与不及会致使人体脏腑气机异常，如《素问·气交变大论》指出的五运太过不及的气候、物候与病候变化，均是自然气化太过不及所导致的，云："岁木太过，风气流行，脾土受邪。民病飧泄食减……草木不宁，甚而摇落，反胁痛而吐甚，冲阳绝者死不治"。在五运六气同化的年份中，岁运、司天之气、在泉之气的属性一旦相同相会，则会造成比较严重的一气偏亢独胜的自然气化现象，影响于人体则发病迅速而严重，正如《素问·六微旨大论》所说的"中执法者，其病速而危；中行令者，其病徐而持；中贵人者，其病暴而死"。执法，指天符年；行令，指岁会年；贵人，指太乙天符年。

4. **气化理论运用与发展**　《黄帝内经》气化理论得到了后世医家的高度重视，并运用于临床实践中。医学家们在实践中发现，人体所有脏腑、经络、精气的功能活动均是以气化的形式呈现的，并提出了颇有价值的观点。刘完素认为"玄府"为人体与自然气化之通道，不单指汗孔，指出："然玄府者，无物不有，人之脏腑、皮毛、肌肉、筋膜、骨髓、爪牙，至于世之万物，尽皆有之，乃气出入升降之道路门户也。"玄府畅通气化无阻，脏腑、四肢、耳目、肌肤、骨髓、毛发都能得其营养而维持正常功能；刘完素还认为玄府与"神机出入"有密切关系，玄府也是神机出入通利之处，神机不遂则出现"目郁则不能视色，耳郁则不能听声，鼻郁则不能闻香臭，舌郁则不能知味"等现象，神机不通，还会出现筋痿、齿痛、皮肤不仁、肠不渗泄等，人体脏腑组织官窍的功能均与玄府气机以及神机的作用密切相关；刘完素还运用气化理论阐释五运主病与六气主病，提出了六气皆从火化、五志过极皆为热甚等观点。

张元素根据《素问·阴阳应象大论》气味厚薄、阴阳升降理论，运用气化之理，对药物气味厚薄、升降沉浮、苦欲补泻、药物归经、制方法则等进行了深入研究与探讨；张元素认为药物升降浮沉与气味厚薄及炮制有密切关系，指出："味为阴，味厚为纯阴，味薄为阴中之阳；气为阳，气厚为纯阳，气薄为阳中之阴。又曰：味厚则泄，味薄则通；气厚则发热，气薄则发泄。又曰：辛甘发散为阳，酸苦涌泄为阴；咸味通泄为阴，淡味渗泄为阳。""苦药平生，微寒平亦升；甘辛药平降，甘寒泻火，苦寒泻湿热，甘苦寒泻血热。”张元素还根据气味厚薄升降沉浮的异同，制定了药类法象，把一百多味药物分成风升生、热浮长、湿化成中央、燥降收、寒沉藏五类，根据药物升降沉浮之性及其与脏腑的关系，创药物归经和引经报使理论，并创制了至今仍被广泛运用的九味羌活汤、天麻丸等重要方剂。

李杲则认为脾胃输布精微，化生元气，是脏腑气化的枢纽，人体精气升降的枢纽，脾胃升降转输功能在脏腑精气升降运动中起着重要的作用，指出："盖胃为水谷之海，饮食入胃，而精气先输脾归肺，上行春夏之令，以滋养周身，乃清气为天者也；升已而下输膀胱，行秋冬之令，为传化糟粕，转味而出，乃浊阴为地者也。”脾胃升降功能将水谷精气转输营养四脏及周身，而且还能推动脏腑精气气化；脾胃升降功能失常，水谷之精气则无从化生气血。

四、运气组方原则

《素问》运气七篇以“天人相应”整体观为指导，根据岁运太少、六气司天在泉及其胜复、地域东西南北的不同气候、物候及病候，提出了五运六气之四气五味组方原则，充分体现了《黄帝内经》三因制宜辨证论治医学思想的科学性，体现了五运六气理论组方的原则性和灵活性。

1. **岁运太过不及的组方**　《素问·六元正纪大论》详述了一个甲子周六十年的岁运、司天在泉气化物化现象、疾病表现，以及各岁运药食气味之所宜，如该篇原文云："甲子、甲午岁，上少阴火，中太宫土运，下阳明金……其化上咸寒，中苦热，下酸热，所谓药食宜也。”即甲子、甲午之岁，岁运是土运太过，少阴君火司天，阳明燥金在泉，这两年的气候特点是上半年气候偏热，故在疾病治疗及饮食调理上以咸味性寒的药物为宜；下半年气候偏凉偏燥，所以在治疗及饮食调理方面当以味酸性热的药物和食物为宜，酸甘化阴可润燥，热能胜凉；由于这两年岁运是土运太过，较往年相比，湿气较胜，尤其是与岁运相应的长夏季节，湿胜表现可能更为明显，湿热交蒸，雨湿流行，故在治疗及饮食调理上当以苦味性热的药食为宜，用苦以泻热，用热以燥湿。在《素问·六元正纪大论》中还论述了五郁之岁的治则，即“木郁达之，火郁发之，土郁夺之，金郁泄之，水郁折之”。现将《素问·六元正纪大论》六十年岁运司天在泉的药食气味之所宜，归纳如下。见表2。

表2 《素问·六元正纪大论》六十年岁运司天在泉的药食气味之所宜

年份	司天(上)	在泉(下)	岁运(中)
甲子　甲午	咸寒	酸热	苦热
乙丑　乙未	苦热	甘热	酸和
丙寅　丙申	咸寒	辛温	咸温
丁卯　丁酉	苦小温	咸寒	辛和
戊辰　戊戌	苦温	甘温	甘和
己巳　己亥	辛凉	咸寒	甘和
庚午　庚子	咸寒	酸温	辛温
辛未　辛丑	苦热	苦热	苦和
壬申　壬寅	咸寒	辛凉	酸和
癸酉　癸卯	苦小温	咸寒	咸温
甲戌　甲辰	苦热	苦温	苦温
乙亥　乙巳	辛凉	咸寒	酸和
丙子　丙午	咸寒	酸温	咸热
丁丑　丁未	苦温	甘热	辛温
戊寅　戊申	咸寒	辛凉	甘和
己卯　己酉	苦小温	咸寒	甘和
庚辰　庚戌	苦热	甘热	辛温
辛巳　辛亥	辛凉	咸寒	苦和
壬午　壬子	咸寒	酸温	酸凉
癸未　癸丑	苦温	甘热	咸温
甲申　甲寅	咸寒	辛凉	咸和
乙酉　乙卯	苦小温	咸寒	苦和
丙戌　丙辰	苦热	甘热	咸温
丁亥　丁巳	辛凉	咸寒	辛和
戊子　戊午	咸寒	酸温	甘寒
己丑　己未	苦热	甘热	甘和
庚寅　庚申	咸寒	辛凉	辛温
辛卯　辛酉	苦小温	咸寒	苦和
壬辰　壬戌	苦温	甘温	酸和
癸巳　癸亥	辛凉	咸寒	咸和

2. **六气司天在泉胜复的组方** 根据各年司天之气的气候、物候、病候变化决定用药。《素问·六元正纪大论》专门讨论了太阳、阳明、少阳、太阴、少阴、厥阴六气司天之年气候物候病候及该岁运药食之所宜。如太阳寒水司天之岁，"岁宜苦以燥之温之"；阳明燥金司天之岁，"岁宜以咸以苦以辛"；少阳相火司天之岁，"岁宜咸辛宜酸"；太阴湿土司天之岁，"岁宜以苦燥之温之"；少阴君火司天之岁，"岁宜咸以软之……甚则以苦泄之"；厥阴风木司天之岁，"岁宜以辛调上，以咸调下"。《素问·至真要大论》亦云："司天之气，风淫所胜，平以辛凉，佐以苦甘，以甘缓之，以酸泻之……寒淫所胜，平以辛热，佐以甘苦，以咸泻之。"见表3。

表3 六气司天药食气味所宜及组方原则

岁之司天	药食气味所宜	组方原则
太阳寒水	苦以燥之温之	平以辛热,佐以甘苦,以咸泻之
阳明燥金	以咸以苦以辛	平以苦湿,佐以酸辛,以苦下之
少阳相火	咸辛、酸	平以酸冷,佐以苦甘,以酸收之,以苦发之,以酸复之,热淫同
太阴湿土	以苦燥之温之	平以苦热,佐以酸辛,以苦燥之,以淡泄之,湿上甚而热,治以苦温,佐以甘辛,以汗为故而止
少阴君火	咸以软之,甚则以苦泄之	平以咸寒,佐以苦甘,以酸收之
厥阴风木	以辛调上,以咸调下	平以辛凉,佐以苦甘,以甘缓之,以酸泻之

根据各年在泉之气的气候物候变化决定用药。如《素问·五常政大论》云："少阳在泉，寒毒不生，其味辛，其治苦酸，其谷苍丹……太阴在泉，燥毒不生，其味咸，其气热，其治甘咸。"《素问·至真要大论》亦云："诸气在泉，风淫于内，治以辛凉，佐以苦，以甘缓之，以辛散之……寒淫于内，治以甘热，佐以苦辛，以咸泻之，以辛润之，以苦坚之。"见表4。

表4 六气在泉药食气味所宜及组方原则

岁之在泉	药食气味所宜	组方原则
少阳相火	寒毒不生,其味辛,其治苦酸,其谷苍丹	治以咸冷,佐以苦辛,以酸收之,以苦发之

续表

岁之在泉	药食气味所宜	组方原则
阳明燥金	湿毒不生,其味酸,其气湿,其治辛苦甘,其谷丹素	治以苦温,佐以甘辛,以苦下之
太阳寒水	热毒不生,其味苦,其治淡咸,其谷黅秬	治以甘热,佐以苦辛,以咸泻之,以辛润之,以苦坚之
厥阴风木	清毒不生,其味甘,其治酸苦,其谷苍赤,其气专,其味正	治以辛凉,佐以苦,以甘缓之,以辛散之
少阴君火	寒毒不生,其味辛,其治辛苦甘,其谷白丹	治以咸寒,佐以甘苦,以酸收之,以苦发之
太阴湿土	燥毒不生,其味咸,其气热,其治甘咸,其谷黅秬	治以苦热,佐以酸淡,以苦燥之,以淡泄之

根据六气胜复的气候物候病候决定用药。《素问·至真要大论》云："厥阴之胜，治以甘清，佐以苦辛，以酸泻之……太阳之胜，治以甘热，佐以辛酸，以咸泻之。""厥阴之复，治以酸寒，佐以甘辛，以酸泻之，以甘缓之……太阳之复，治以咸热，佐以甘辛，以苦坚之。"见表5。

表5　六气胜复组方原则

六气	六气之胜	六气之复
厥阴风木	治以甘清,佐以苦辛,以酸泻之	治以酸寒,佐以甘辛,以酸泻之,以甘缓之
少阴君火	治以辛寒,佐以苦咸,以甘泻之	治以咸寒,佐以苦辛,以甘泻之,以酸收之,辛苦发之,以咸软之
太阴湿土	治以咸热,佐以辛甘,以苦泻之	治以苦热,佐以酸辛,以苦泻之,燥之,泄之
少阳相火	治以辛寒,佐以甘咸,以甘泻之	治以咸冷,佐以苦辛,以咸软之,以酸收之,辛苦发之
阳明燥金	治以酸温,佐以辛甘,以苦泄之	治以辛温,佐以苦甘,以苦泄之,以苦下之,以酸补之
太阳寒水	治以甘热,佐以辛酸,以咸泻之	治以咸热,佐以甘辛,以苦坚之

3. **三因制宜，适事为故**　《素问·至真要大论》强调在治疗时不要拘泥于六气胜复治则，临床应用时，当三因制宜，适事为故。组方要因时制宜，指出："治诸胜复，寒者热之，热者寒之，温者清之，清者温之，散者收之，抑者散之，燥者润之，急者缓之，坚者软之，脆者坚之，衰者补

之，强者泻之，各安其气，必清必静，则病气衰去，归其所宗，此治之大体也。”认为在寒冷的季节，在治疗用药上要禁用或慎用寒凉的药物；在炎热的季节，在治疗用药上要禁用或慎用温热的药物，强调指出“用寒远寒，用凉远凉，用温远温，用热远热，食宜同法”“热无犯热，寒无犯寒”（《素问·六元正纪大论》）。这是一般情况下，治疗疾病时要考虑到季节时令与用药的关系，如果违反了这个原则，则使原有的病情加重，即“寒热内贼，其病益甚”（《素问·六元正纪大论》）。但《黄帝内经》还指出如果是疾病需要有目的地使用寒凉药或温热药时，也可慎重用药，即“发表不远热，攻里不远寒”，是指只要具备表寒证，任何时节都可以用辛温解表药；只要具备里热证，任何时节都可用清里攻下的寒凉药。应具体情况具体分析，要考虑到季节，又要不拘泥于季节。

因地因人制宜。《黄帝内经》认为“地有高下，气有温凉，高者气寒，下者气热”（《素问·五常政大论》）。由于方位东西南北不同，地势高低寒凉有别，故气候物候病候变化亦各有特点和差异。因此，治疗也要因地制宜。例如，西北地区气候寒凉，人体肌表易被寒邪束闭，阳气不得发散，郁结在里，故易形成表寒里热的病变，所以在治疗上宜采取辛温发散解表、苦寒清热清里的方法，即“西北之气，散而寒之”（《素问·五常政大论》）；东南地区气候温热，人体阳气偏盛，肌表发泄太甚，汗出过多，加之贪凉饮冷，易形成表虚里寒的病机表现，所以在治疗上宜采取收敛固涩、固表止汗、温中祛寒的治疗方法，即“东南之气，收而温之”（《素问·五常政大论》）。《黄帝内经》进一步认为居住在东西南北不同地域方位的人，由于受不同自然环境气候物候的影响，形成了各地区人不同的体质特点，各地区均有与地域气候相关的常见病和多发病，即使是同一病也是“一病而治各不同”，必须因地因人制宜，采取不同的治疗方法。例如，《素问·异法方宜论》指出，东方之域，人们易患痈疡之类的疾患，当以砭石刺之；西方之域，易患内伤一类的疾病，治宜用药物调理；北方之域，易脏寒而生胀满，治宜用灸法去寒；南方之域，人们易患湿热浸淫所致的筋脉拘急、麻木不仁等病证，治宜用微针调整经络气血；中央之域，人们易患痿弱、厥逆寒热等病，治宜采取导引按跷之法。

4. **药食五味调节五脏偏颇**　五运六气理论善于运用药食五味调整五脏

之偏颇，认为人与自然万物处于同一个动态的生态整体中，这个整体中的每一个因素都是互相影响、相互作用的。人体脏腑之气与自然万物息息相通，人体出现症状是与之相应的五脏功能失调的外在表现，故组方也当以五味所喜所恶之脏的原理来调整五脏功能的偏盛偏衰，可利用自然界药物和食物各自的性味，来调整人体脏腑功能。如五味入五脏，酸苦甘辛咸五味性味不同，其作用于人体的部位亦不同，故治疗时，若注意药食气味的归经，则会取得更好的疗效。酸入肝，苦入辛，甘入脾，辛入肺，咸入肾，一般情况下，可利用药食五味对五脏进行调补，但注意不要太过，否则会损伤五脏，即“阴之所生，本在五味；阴之五官，伤在五味”(《素问·生气通天论》)，“气增而久，天之由也”（《素问·至真要大论》)。以药食五味调理五脏虚实，即“肝苦急，急食甘以缓之……心苦缓，急食酸以收之……脾苦湿，急食苦以燥之……肺苦气上逆，急食苦以泄之……肾苦燥，急食辛以润之”（《素问·脏气法时论》)。

综上可见，《黄帝内经》组方是基于运气变化规律前提下建立的四气五味组方原则，兼顾三因制宜，知常达变。

五、六气与大司天

大司天理论属于五运六气范畴。大司天理论基于五运六气变化规律，它从更广阔的时空角度，阐释了宇宙时空变化亦具有五运六气的规律，后世医家对此有所阐发。

1. **大司天的含义**　大司天，是指以 60 年为一个时间单位的 360 年及 3 600 年乃至于更长时空的时间周期规律。以 60 年为一个时间单位的话，那么，前 30 年相当于一年的上半年，由司天之气所主；后 30 年相当于一年的下半年，由在泉之气所主，若六气轮流司天一周的话，则需要 6 个 60 年，即 360 年；若以 60 年为一个时间单位，按照干支纪年及天干化五运、地支化六气的五运六气规律推演，那么，一个大周期就是 60 个 60 年，即 3 600 年。

大司天以 60 年为一个时间单位，也为一元，三个时间单位中共有三元，客气分为上元、中元、下元。按《〈史记·五帝本纪〉正义》云："黄帝……命大挠造甲子"。相传，黄帝公孙轩辕于甲子年即位，是为黄帝元年，即公元前2697年为第一个甲子下元，厥阴风木司天，少阳相火在泉；依此类推，1924年为第七十八个甲子中元，太阳寒水司天，太阴湿土在泉；1984年为第七十九个甲子下元，厥阴风木司天，少阳相火在泉；2044年为第八十个甲子上元，少阴君火司天，阳明燥金在泉。

大司天理论认为自然变化规律以60年为一个基本单位，360年为一个小周期，3 600年为一个大周期，小周期及大周期的变化规律仍然具有五运六气框架下的运气规律。

2. **大司天之寓意源于《黄帝内经》** 《黄帝内经》五运六气理论中蕴含着大司天之意。例如，《素问·天元纪大论》云："天以六为节，地以五为制。周天气者，六期为一备；终地纪者，五岁为一周。君火以明，相火以位。五六相合，而七百二十气，为一纪，凡三十岁；千四百四十气，凡六十岁，而为一周，不及太过，斯皆见矣。"

3. **后世之阐发** 继《黄帝内经》五运六气理论之后，后世医家对大司天之寓意有所阐发。

明代汪机在《运气易览》中，对五运六气理论进行了系统整理及论述，他指出研究五运六气变化规律不仅限于一年一时的变化，百千万年之间也有此理，应注意"元会运世"规律。所谓"元会运世"，即一元十二会，一会三十运，一运十二世，一世三十年，为其后大司天理论的提出奠定了基础。

明代王肯堂在《医学穷源集》的前两卷"运气图说"及后四卷的"医案"中，以病人就诊之年的岁运归类，以运气变化分析病情，在"运气图说"中提出"三元运气论"，指出三元一统，将运气变化过程又分为上元、中元、下元，每元六十年，提出天道六十年一小变，而人之血气即人的体质、禀赋亦随之小有变化。王肯堂的"三元运气论"，是对大司天理论的进一步完善。

清代王丙在《伤寒论附余》中，以《黄帝内经》"天以六为节，地以五为制……五六相合，而七百二十气，凡三十岁，而为一纪，千四百四十气，凡六十岁，而为一周"为宗旨，提出"以三百六十年为一大运，六十年为一大气，五运六气迭乘，满三千六百年为一大周。"王丙又以历代医家生活年代所处的甲子周期的运气特点为背景，指出历代医家学术思想及治疗特色形成的原因均与大司天有关。例如，巢谷之用圣散子方、刘完素张元素之主寒凉、李杲张介宾之主温补、朱震亨之主滋阴、费启泰吴有性之主寒凉下夺，无不明晰易解。论证了大司天理论的客观性，说明五运六气规律存在于更广阔的时空规律当中的可能性。

4. **陆懋修明确提出大司天**　陆懋修在《世补斋医书》中，列“六气大司天”专论，明确提出“大司天”之名。陆懋修秉承王丙六气大司天理论，排列了自黄帝八年至同治三年的干支纪年序列，依六气先后之序，分别标明大司天各时段所主之气。陆懋修在“六气大司天上篇”“六气大司天下篇”中，详述了张仲景、金元四大家、王好古、张介宾、周扬俊等人之所以用温、用寒、用补、用滋皆由其所处时代的五运六气规律背景所致，“古人用寒、用温各随其所值大司天为治”指出在中医学发展史上各医学流派、医家学术思想的产生无不如此。又以王丙及陆氏本人之临床实践证明这一理论对临床的指导意义，完善了“六气大司天”之说。

5. **大司天的医学意义**　大司天理论对于阐释中医学史上各学术流派形成及各医家医学思想的形成，以及后世临床实践具有重要意义。五运六气大司天理论涉及天文、历法、气候、物候等多学科，从多学科角度研究宇宙演变、大气环流规律，对于揭示大司天理论的科学内涵具有重要价值。大司天理论基于五运六气理论，将六十年甲子周期放置于更广阔的时空背景的时空，来探究天、地、人自然规律、生命规律。例如，在六气理论中，将一年分为司天、在泉两部分，司天反映上半年气候、疾病等变化规律，在泉反映下半年气候、疾病等变化规律。大司天理论则将这一规律放在更广阔的时空内应用，即在一个甲子六十年中，司天和在泉之气各主三十年，前三十年厥阴风木之气司天，后三十年少阳相火之气在泉。以此类推，少阴君火司天，阳明燥金在泉；太阴湿土司天，太阳寒水在泉；少阳相火司天，厥阴风木在泉；阳明燥金司天，少阴君火在泉；太阳寒水司天，太阴湿土在泉。大司天以六十甲子年为单位，拓展了六气主时的时间范围。

大司天规律不仅体现在六十甲子周期中，后世医家又提出的“元会运世”，即一元十二会，一会三十运，一运十二世，一世三十年；“三元运气论”即将运气变化分为上、中、下三元，每元六十年，天道六十年一小变，人之气血等也随之变化，将大司天拓展到几百年甚至更大的时间范围内。大司天“周而复始”的周期规律，既有固定的运动周期，又包含了无限的拓展和变化，是整体恒动观的又一体现。大司天理论提示中医学术流派形成及医家医学思想的形成与大司天存在一定的内在关系，大司天整体气候趋势所致的疾病性质，是各时期学术学派形成的气候背景和理论基础，因此，基于大司天规律，研究流行性疾病发生及预防具有价值和意义。

6. **大司天的气象学印证**　长春地区气象分析研究资料的气象数据来源于国家气象信息中心——中国气象数据网。以长春地区 1951—2010 年日气象数据平均气温、平均风速、平均相对湿度为基础，每年大寒日为时间起点，对每年日平均气温、日平均风速、日平均相对湿度求均值。各气象因素与时间建立双变量表，运用 SPSS 19.0 对数据进行直线相关分析，观内有无变化趋势。通过线性分析，平均气温与时间存在线性相关，且为正相关。平均气温在六十年的气象观测中有上升的趋势。见图 1。

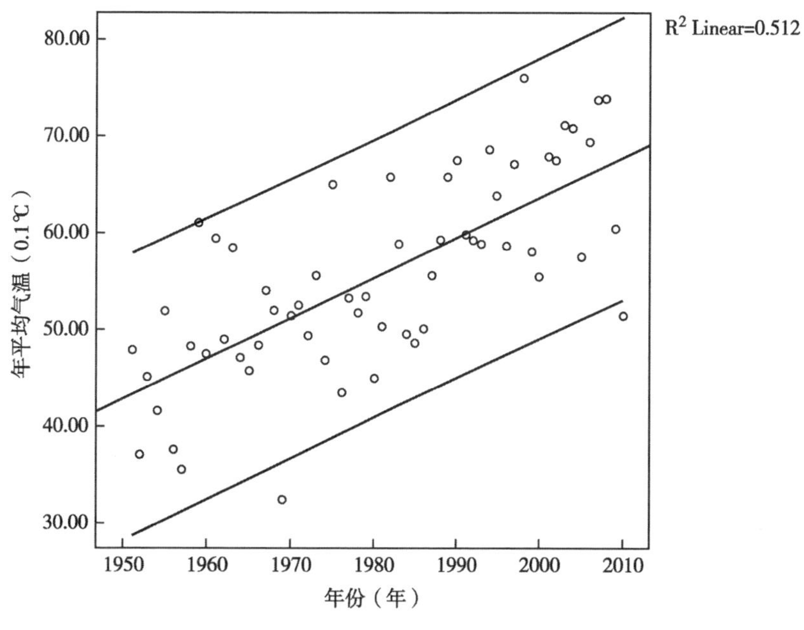

图 1　平均气温散点图（$r = 0.715$，$P < 0.05$）

通过线性分析，平均风速与时间存在线性相关，且为负相关。平均风速在六十年的气象观测中有下降的趋势。见图 2。

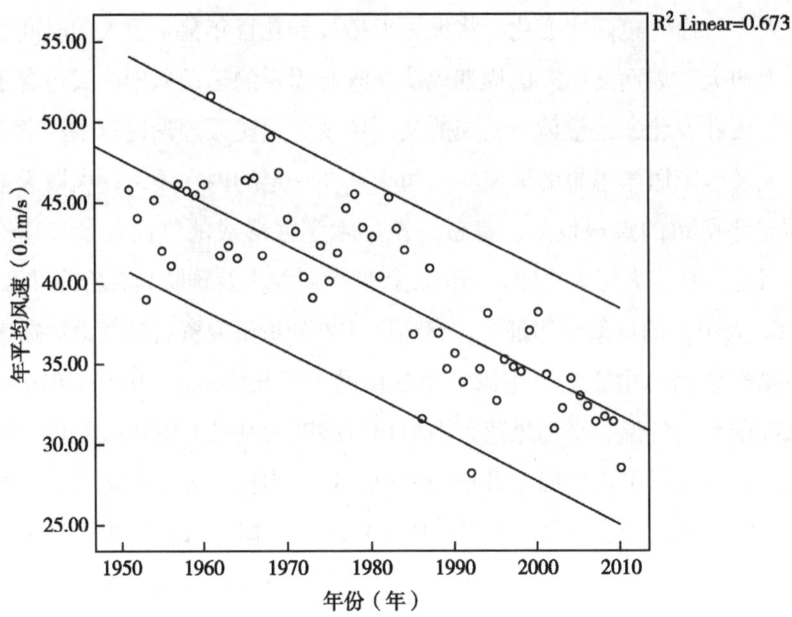

图 2　平均风速散点图（$r = -0.820$，$P < 0.05$）

通过直线性分析，平均相对湿度与时间存在直线性相关，且为负相关。平均相对湿度在六十年的气象观测中有下降的趋势。见图 3。

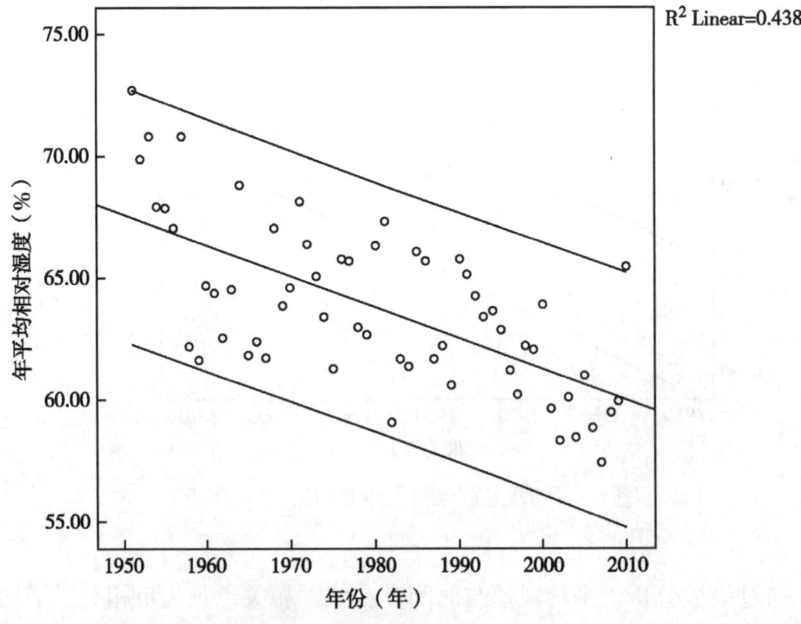

图 3　平均相对湿度散点图（$r = -0.662$，$P < 0.05$）

对平均气温、平均风速、平均相对湿度与时间进行线性相关分析，平均气温呈上升趋势，平均风速、平均相对湿度呈下降趋势。平均气温、平均风速、平均相对湿度在六十年内有一定的上升或下降变化，从气象角度可以印证大司天的存在，但与大司天所表明的时间区段内的六气没有存在明显的对应关系，有待进一步研究、探讨。

7. **大司天现代研究探讨** 大司天是对五运六气理论自然科学背景的诠释，是对较长时空内人体生命、气候、物候等变化规律的探索。从长春地区气象数据分析中可以发现，气象因素在六十年内存在一定的变化趋势，温度呈上升趋势，风速和相对湿度呈下降趋势，说明气象因素在长时间范围内存一定的变化，当各量变聚集到一定程度，可引起大环境的改变，进一步为大司天提供气象方面的证据。其中，气象因素的时间区域不明显，需要对气象数据进行更长时间的积累，通过更长时间的观测、分析，其时间区域才会逐渐显现出来。大司天问题的现代研究多是从中医学术流派的形成方面进行论证与验证，缺乏具体的数据。大司天问题的现代自然科学论证较少，一方面是大司天研究的时间跨度较大，以六十年为单位，三十年为基本单位，按上、中、下三元划分，则有一百八十年，再有元、会、运世更长时间的范围。从现代的数据来看，因为没有较长时间的积累，所以对大司天研究多从侧面推求，数据验证较少。大司天问题较六气问题的研究更为困难，六气问题在于六气与气象因素之间的对应关系，其风、热、暑、湿、燥、寒性质明显。大司天从定性上就比较困难，三十年或者六十年的时间范围内，多个气象因素存在变化，从中确定一个主要的影响因素，需要多学科多手段研究，在现代研究水平上是比较困难的。运用六十年的气象对大司天问题研究，只能作出大体趋势的判断，从气象方面进行一定程度的印证，为大司天理论的深入研究提供数据支撑。通过六十年气象数据分析，仅是对大司天自然科学背景研究模式的初步探索，可为今后的研究提供思路和方法。大司天问题的研究，一方面需要较长时间数据的积累，另一方面需要对较合理研究方法的探寻。地球的自转产生了昼夜交替，地球围绕太阳的公转产生了四季的变化，太阳系随银河系的旋转或太阳系的自身运转规律必然产生更长时间的变化规律。大司天的规律必然存在，随着人们对生命、自然、宇宙的探索，也必将揭示出大司天理论的自然科学背景，为人类能够更好地探知世界提供依据。

六、五运六气与雾霾

雾霾对人体健康的影响越来越受到重视。《黄帝内经》用“雾”“埃”“埃昏”“朦”“烟”“郁”“昏”“霿”“翳”来描述雾或霾，认为雾霾的发生与岁运、司天之气、在泉之气所致的异常气候有关。

1. **雾霾与岁运太过不及有关** 水运太过之岁、火运不及之岁，易发生雾霾。《素问·气交变大论》云：“岁水太过，寒气流行……大雨至，埃雾朦郁，上应镇星……”“埃雾”即指雾霾。该段原文指出在水运太过之岁，寒气流行，土气来复，会发生埃雾朦郁的雾霾现象。该篇又指出“岁火不及，寒乃大行……复则埃郁，大雨且至，黑气乃辱”，文中“埃郁”，指雾霾。该段原文指出岁火不及之岁，寒水乘火，土为复气制约寒水，会出现雾霾天气。这也是由于复气所致。因为岁火不及之年，寒乃大行，水气偏盛，土气来复，发生雾霾天气。从原文可知，雾霾发生虽然与岁运太过和不及有关，但是实质与土之复气相关，土气来复，则发生雾霾。

木运不及之岁、火运不及之岁易发雾霾。《素问·气交变大论》指出：“春有鸣条律畅之化，则秋有雾露清凉之政。”木运不及之岁，春季虽然气候正常，但是到了秋季凉燥时节易发生雾霾。该篇还指出“火不及……夏有惨凄凝冽之胜，则不时有埃昏大雨之复”，火运不及之岁，寒水偏胜，夏季应热反降温寒冷，土湿之气来复，则出现雾霾天气。

木运不及之岁、土运太过之岁、金运太过之岁、水运太过之岁易发雾霾。《素问·五常政大论》“委和之纪……其主雾露凄沧”。意为木运不及之岁，其气寒凉多雾露；“敦阜之纪……烟埃朦郁，见于厚土”指土运太过之岁，易出现阴雨埃朦的雾霾天气。“坚成之纪……其德雾露萧瑟”指金运太过之岁，易出现雾露气候现象。“流衍之纪……政过则化气大举，而埃昏气交”指水运太过之岁，土气来复，则出现“埃昏”的雾霾天气。可见，空气湿度较大，多雾露云雨，如果同时又空气不流动和空气中颗粒物增加，则会有雾霾。

五气郁极而发易致雾霾。《素问·六元正纪大论》云：“土郁之发……埃昏黄黑，化为白气。”文中“埃昏黄黑”指雾霾，土气郁极而发之岁（木运太过或土运不及之年），易发生雾霾；“金郁之发……草树浮烟，燥气以行，霿雾数起”是金气郁极而发之岁（火运太过之年或金运不及之年），由于天气转凉，“霿雾数起”，易发雾霾；“木郁之发，太虚埃昏，云物以扰，大风乃至，屋发折木”，木气郁极而发之岁（金运太过或木运不及之年），易出现狂风大作、尘埃昏朦的雾霾天气。以上原文中提到的年份，均具备了空气湿度和空中悬浮颗粒物增多这两种雾霾形成的因素之一，如果同时也具备雾霾形成的其他两种因素，这些年份则很容易出现雾霾天气。

2. **雾霾与司天在泉有关** 庚辰、庚戌岁，金运太过，太阳寒水司天，易发雾霾。《素问·六元正纪大论》云：“太阳之政奈何……其运凉，其化雾露萧瑟。”终之气雾霾表现明显，云：“凡此太阳司天之政……终之气，地气正，湿令行。阴凝太虚，埃昏郊野。”终之气太阴湿土加临太阳寒水，易出现雾霭蒙蒙的雾霾天气。

庚寅、庚申岁，金运太过，少阳相火司天，易发雾霾。《素问·六元正纪大论》云：“其运凉，其化雾露清切，其变肃杀雕零。”少阳相火司天之岁，终之气雾霾明显，云：“终之气，地气正，风乃至，万物反生，霿雾以行。”终之气厥阴风木加临太阳寒水，烟雾迷蒙昏暗，易发雾霾。

太阴湿土司天之岁，易发雾霾。《素问·六元正纪大论》云：“凡此太阴司天之政……大风时起，天气下降，地气上腾，原野昏霿，白埃四起。”文中“白埃”，指雾霾；太阴湿土司天之岁，太阳寒水在泉，全年气候寒湿相遘，易发雾霾。

少阴君火司天之岁，终之气易发雾霾。《素问·六元正纪大论》指出，少阴君火司天之岁，终之气的时段，易发雾霾，云：“终之气，燥令行……寒气数举，则霿雾翳。”文中“霿雾”，指雾霾；少阴君火司天之岁，阳明燥金在泉，终之气，阳明燥金加临太阳寒水，寒凉而燥，易发雾霾。

厥阴风木司天之岁，易发雾霾。《素问·至真要大论》云：“厥阴司天，风淫所胜，则太虚埃昏，云物以扰。”“埃昏”，指雾霾；厥阴风木司天的年份（巳、亥年），该年的上半年风气偏盛，天空中尘土飞扬，风起云涌，空气中颗粒物增多，易形成雾霾。

太阴湿土在泉之岁，易发雾霾。《素问·至真要大论》云：“岁太阴在泉……则埃昏岩谷黄反见黑。”文中“埃昏”，指雾霾；太阴湿土在泉之岁，即年支是辰或戌的年份，下半年会有湿气偏盛、雨水偏多、烟雾迷蒙的气候特点。

阳明燥金在泉之岁，易发雾霾。《素问·至真要大论》云："岁阳明在泉，燥淫所胜，则霿雾清暝。"阳明燥金在泉之岁，即年支为子或午的年份，下半年燥气盛，气候清冷，烟雾迷蒙。

现代科学研究认为，雾霾形成的三要素是空气湿度较大、空气不流动、空气中颗粒物增加。以此对照《素问》运气七篇原文可知，原文中对雾霾的描述，有的偏雾，有的偏霾。有的具备雾霾的三要素之一，有的具备三要素之二，有的具备三要素之三。

现代科学研究认为雾霾的发生与自然环境、气候异常变化相关，雾霾的发生与地域、季节相关。因此，研究五运六气理论框架下的雾霾发生规律，对于疾病预防、环境保护具有实际意义。

3. **长春市雾霾与五运的气象学印证**　我国对"霾"的认识较早。早在甲骨文中就有了"霾"的相关记载。在《说文解字》中对"霾"的解释是"风雨土也"，意思是风雨夹杂着尘土。在《辞海》中对霾的解释有三种：一是指悬浮在空气中的烟、尘等微粒聚集形成的昏暗现象；二是指大风扬尘土，从上而下，如《诗经》"终风且霾，惠然肯来"；三是通假字，通"埋"，覆藏的意思。《辞海》将"雾"解释为空气中接近地面的水蒸气因遇冷凝结成小水滴或冰晶而漂浮在空中的一种现象，会使能见度降低。

《黄帝内经》文字中，有"雾"没有"霾"，《黄帝内经》用"雾""埃""埃昏""朦""烟""郁""昏""霿""翳"来描述雾或霾。

近年来，雾霾对人体健康的影响备受关注。《黄帝内经》认为雾霾发生与岁运、司天在泉所致异常气候相关。

故本研究基于《黄帝内经》五运六气理论，对长春市2013年1月20日—2018年1月20日五年共1 287天的雾霾数据进行统计分析，研究雾霾发生与五运变化各时段的相关性，为雾霾高发时段的相关疾病防治提供重要参考。

（1）资料

雾霾数据资料：从吉林省环境监测中心站收集长春市2013年1月20日—2018年1月20日空气质量指数（AQI）数据。

数据筛选：以中国环境监测总站的数据为主要参考，在关于雾霾天气的界定上，结合了每一个月的 PM2.5 指数，按照空气污染指数（AQI）划分为优（0～50）、良（51～100）、轻度污染（101～150）、中度污染（151～200）、重度污染（201～300）和严重污染（>300），本研究将优、良定义为无雾霾污染，轻度污染、中度污染、重度污染和严重污染都算作雾霾天气。

数据库建立：选取长春市雾霾数据，根据五运六气理论时间节点的划分，本论文需要的雾霾时间段取 2013 年 1 月 20 日—2018 年 1 月 20 日。将雾霾数据按五运时间段进行对应划分建立雾霾数据库。

（2）**研究方法：**本研究采用完全随机设计 $R\times C$ 表的 χ^2 检验，首先计算五运各个时间阶段中雾霾发生天数是否具有统计学意义，统计分析五运各个时间阶段是否对雾霾发生有影响。再计算出雾霾发生天数在五运时段的平均值，将 χ^2 检验具有统计学意义的时段与平均值比较，高于平均雾霾发生天数则为高发，低于平均雾霾发生天数则为低发。以上统计方法采用 SPSS 22.0 和 Excel 完成。

（3）**结果：**雾霾发生天数按岁运及时段由多至少分布依次为 2013 年（火运）> 2014 年（土运）> 2015 年（金运）> 平均值 > 2017 年（木运）> 2016 年（水运）。经卡方检验：$\chi^2=32\ 149$，$P=0.000<0.05$，故雾霾发生天数在岁运时段发生的差异有统计学意义。见图 4。

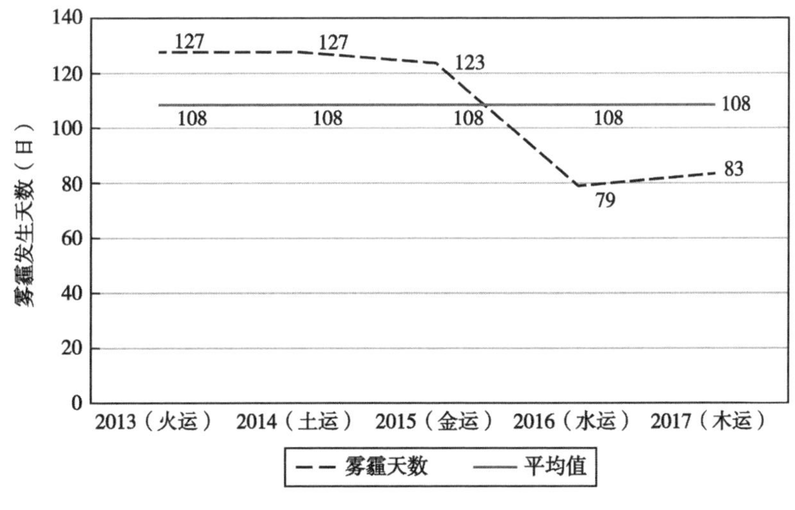

图 4　雾霾发生天数与岁运

雾霾发生天数按主运五步时段由多到少分布依次为终之运 > 初之运 > 四之运 > 平均值 > 二之运 > 三之运。经卡方检验：$\chi^2 = 50.330$，$P = 0.000 < 0.05$，故雾霾发生在主运五步时段发生的差异有统计学意义。见图 5。

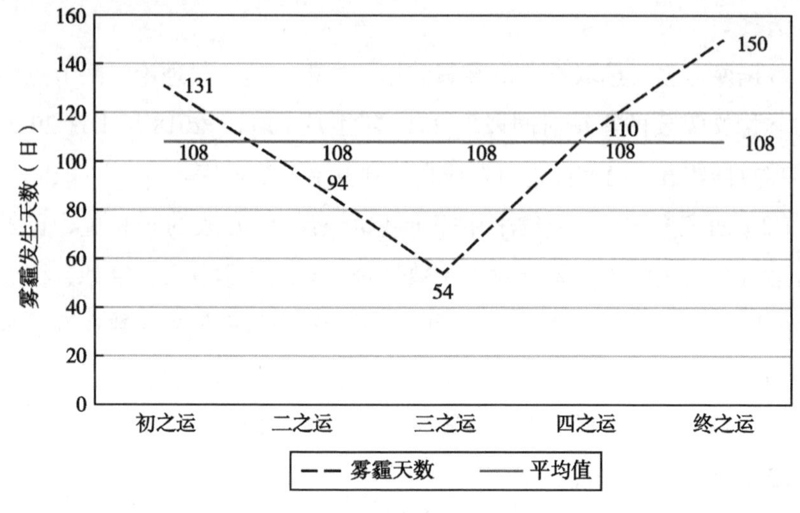

图 5　雾霾发生天数与主运时段

（4）**结论**：长春市雾霾发生与五运变化相关性的研究发现，雾霾的发生在岁运为火运、土运、金运年份高发，由于雾霾资料只有五年可能会出现差异；在主运时段主要发生在初之运、终之运、四之运，初之运即大寒（1 月 19—21 日）至春分（3 月 20—21 日）后 13 日，终之运即立冬（11 月 7—8 日）后四日至大寒（1 月 19—21 日），四之运即处暑（8 月 22—24 日）后七日至立冬（11 月 7—8 日）后四日，在这三个时段需要注意防护。

4. **长春市雾霾与六气的气象学印证**　基于五运六气理论，对长春市 2013 年 1 月 20 日—2018 年 1 月 20 日五年共计 1 287 天的雾霾数据进行统计分析，研究雾霾的发生与六气各时段的相关性，为雾霾高发时段的相关疾病的防治提供参考。

（1）**资料**

雾霾数据资料：源于吉林省环境监测中心站长春市 2013 年 1 月 20 日—2018 年 1 月 20 日空气质量指数（AQI）数据。

数据筛选：以中国环境监测总站的数据为主要参考，在关于雾霾天气的界定上，结合了每一个月的 PM2.5 指数，按照空气污染指数（AQI）划分为优（0～50）、良（51～100）、轻度污染（101～150）、中度污染（151～200）、重度污染（201～300）和严重污染（> 300），本研究将优、良定义为无雾霾污染，轻度污染、中度污染、重度污染和严重污染都算作雾霾天气。

数据库建立：选取长春市雾霾数据，根据五运六气理论时间节点的划分，本论文需要的雾霾时间段取 2013 年 1 月 20 日—2018 年 1 月 20 日。

（2）**研究方法：**本研究采用完全随机设计 $R \times C$ 表的 χ^2 检验，首先计算六气各个时间阶段中雾霾发生天数是否具有统计学意义，统计分析六气各个时间阶段是否对雾霾发生有影响。再计算出雾霾发生天数在六气时段的平均值，将 χ^2 检验具有统计学意义的时段与平均值比较，高于平均雾霾发生天数则为高发，低于平均雾霾发生天数则为低发。以上统计方法采用 SPSS 22.0 和 Excel 完成。

（3）**结果：**将雾霾发生的天数按主气六步时段变化由多到少依次为太阳寒水（终之气）> 阳明燥金（五之气）> 厥阴风木（初之气）= 少阴君火（二之气）> 平均值 > 少阳相火（三之气）> 太阴湿土（四之气）。其中终之气、五之气、初之气、二之气时段雾霾发生天数高于平均值，三之气、四之气时段雾霾发生天数低于平均值。经卡方检验：$\chi^2 = 411.179$，$P = 0.000 < 0.05$，故雾霾发生天数在不同主气时段发生的差异有统计学意义。见图 6。

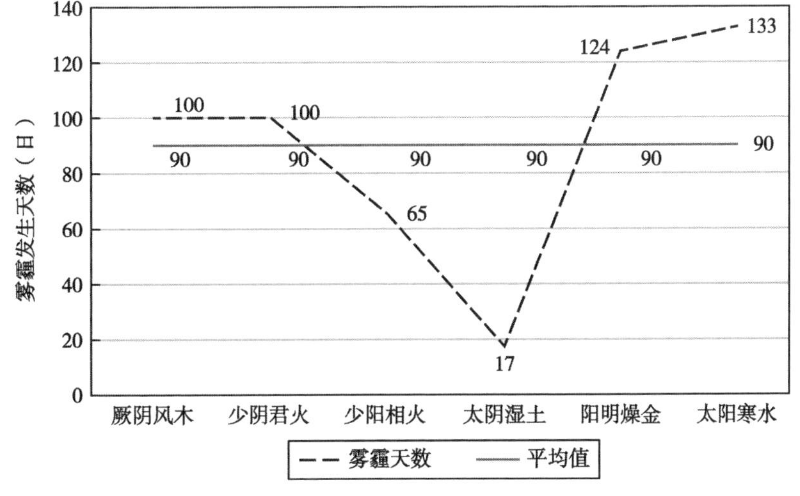

图 6　雾霾发生天数与主气时段

2013 年雾霾发生天数按客气六步时段变化由多到少分布依次为终之气（少阳相火）> 五之气（太阴湿土）> 初之气（阳明燥金）> 二之气（太阳寒水）> 平均值 > 三之气（厥阴风木）> 四之气（少阴君火）。其中终之气、五之气、初之气、二之气时段雾霾发生天数高于平均值，三之气、四之气时段雾霾发生天数低于平均值。经卡方检验：$\chi^2 = 97.041$，$P = 0.000 < 0.05$，故 2013 年雾霾发生天数在各客气时段发生的差异有统计学意义。见图 7。

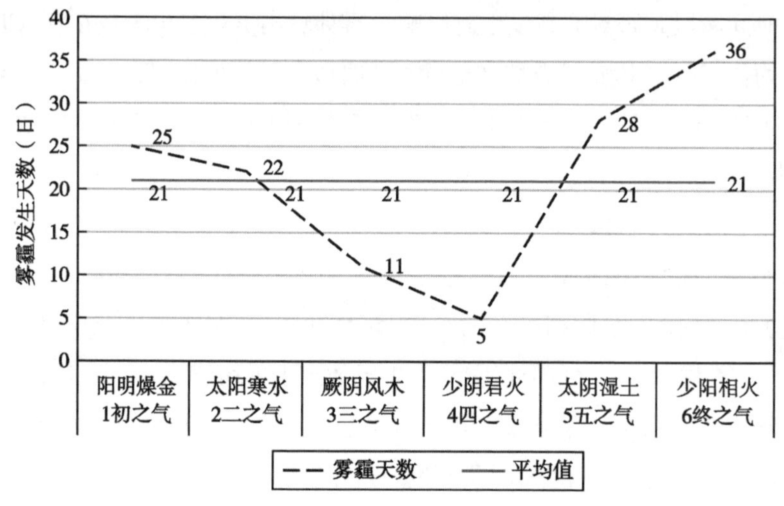

图 7　2013 年雾霾发生天数与客气时段

2014 年雾霾发生天数按客气六步时段变化由多到少分布依次为终之气（阳明燥金）> 五之气（少阳相火）> 初之气（太阳寒水）> 平均值 > 二之气（厥阴风木）> 三之气（少阴君火）> 四之气（太阴湿土）。其中终之气、五之气、初之气时段雾霾发生天数高于平均值，二之气、三之气、四之气时段雾霾发生天数低于平均值。经卡方检验：$\chi^2 = 107.571$，$P = 0.000 < 0.05$，故 2014 年雾霾发生天数在各客气时段发生的差异有统计学意义。见图 8。

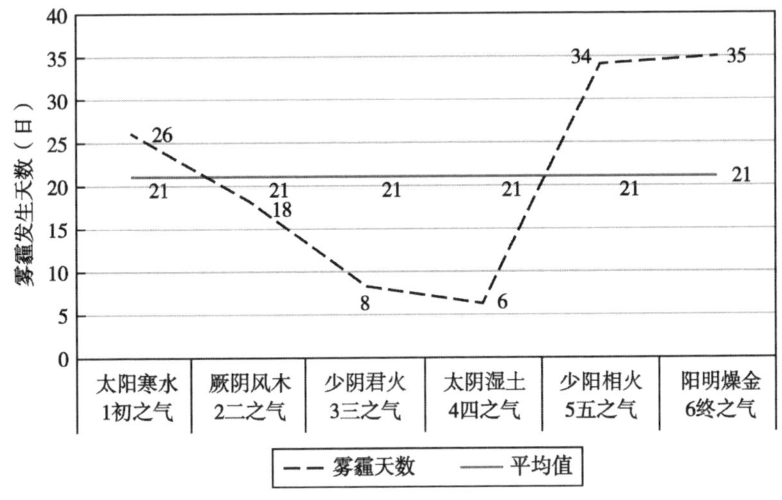

图 8　2014 年雾霾发生天数与客气时段

2015 年雾霾发生天数按客气六步时段变化由多到少分布依次为五之气（阳明燥金）> 终之气（太阳寒水）> 三之气（太阴湿土）> 平均值 = 初之气（厥阴风木）> 二之气（少阴君火）> 四之气（少阳相火）。其中五之气、终之气、三之气时段雾霾发生天数高于平均值，初之气与平均值相同，二之气、四之气时段雾霾发生天数低于平均值。经卡方检验：χ^2 = 76.665，P = 0.000 < 0.05，故 2015 年雾霾发生天数在各客气时段发生的差异有统计学意义。见图 9。

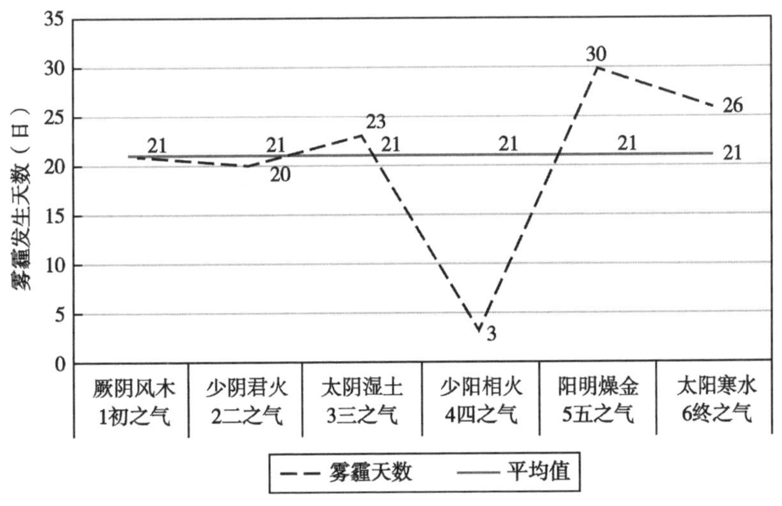

图 9　2015 年雾霾发生天数与客气时段

2016年雾霾发生天数按客气六步时段变化由多到少分布依次为终之气（厥阴风木）>五之气（太阳寒水）>二之气（太阴湿土）>平均值>初之气（少阴君火）>三之气（少阳相火）>四之气（阳明燥金）。其中终之气、五之气、二之气时段雾霾发生天数高于平均值，初之气、三之气、四之气时段雾霾发生天数低于平均值。经卡方检验：$\chi^2=95.577$，$P=0.000<0.05$，故2016年雾霾发生天数在各客气时段发生的差异有统计学意义。见图10。

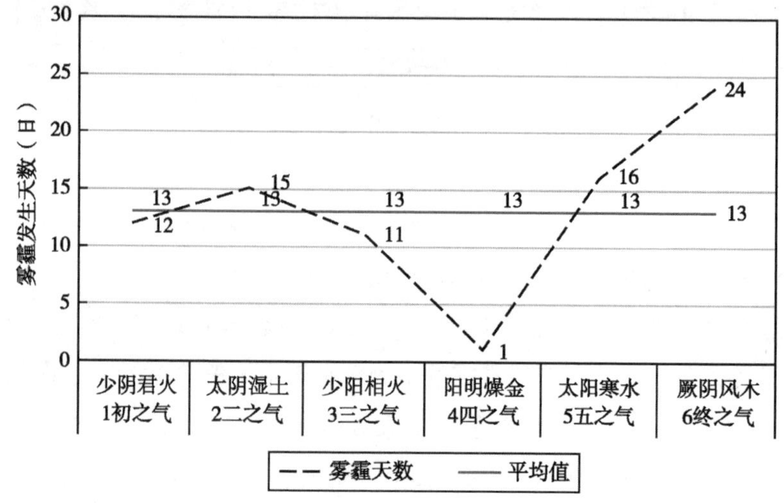

图10　2016年雾霾发生天数与客气时段

2017年雾霾发生天数按客气六步时段变化由多到少分布依次为二之气（少阳相火）>五之气（厥阴风木）=初之气（太阴湿土）>平均值>终之气（少阴君火）>三之气（阳明燥金）>四之气（太阳寒水）。其中二之气、五之气、初之气时段雾霾发生天数高于平均值，终之气、三之气、四之气时段雾霾发生天数低于平均值。经卡方检验：$\chi^2=59.149$，$P=0.000<0.05$，故2017年雾霾发生天数在各客气时段发生的差异有统计学意义。见图11。

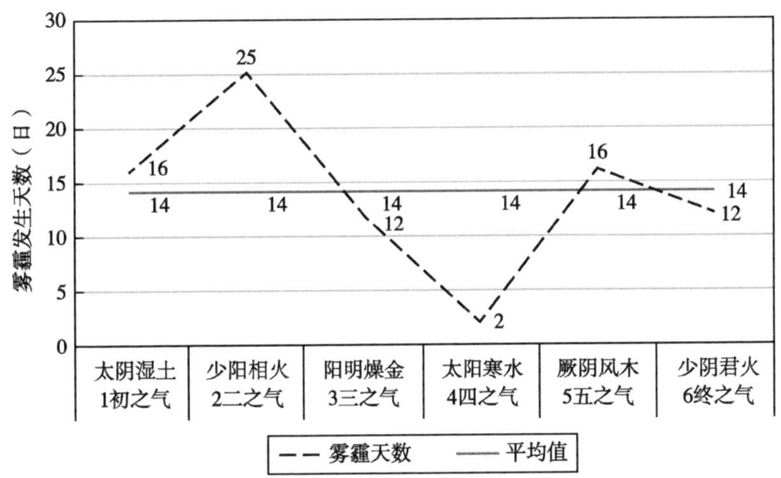

图 11　2017 年雾霾发生天数与客气时段

（4）**结论：**长春市雾霾主气发生时段的频率依次是太阳寒水（终之气）＞阳明燥金（五之气）＞厥阴风木（初之气）＝少阴君火（二之气）＞少阳相火（三之气）＞太阴湿土（四之气）。其中终之气、五之气、初之气、二之气时段雾霾发生天数高于平均值，三之气、四之气时段雾霾发生天数低于平均值。

长春市雾霾在各年份客气时段发生规律基本与主气规律相同，多在各年的终之气、五之气、初之气、二之气时段高发。但是，其中 2015 年的三之气为太阴湿土，雾霾高发；2017 年二之气客气为少阳相火，主气为少阴君火，二火相逢的二之气，雾霾高发。

七、五运六气与五脏病亡节律

《黄帝内经》始终把人体生命放在自然界中进行观察，认为自然气候变化对人体生命有很大影响，并提出“不知年之所加，气之盛衰，虚实之所起，不可以为工矣”（《素问·六节藏象论》），可见在《黄帝内经》时代重视自然气候变化规律对人体生命活动及疾病的影响。

1. **五脏节律与岁运**　岁运太过，本气偏盛，自然界有相应的物化表现，在人体亦有相应的内脏之气偏胜，导致相应的疾病发生。《素问·气交变大论》提出：岁木太过见“忽忽善怒，眩冒巅疾”；岁火太过见“病反谵妄狂越”；岁土太过见“病腹满溏泄肠鸣”。说明岁运太过之年，本脏之气偏盛，易出现本脏实证。岁运太过之年，所胜之脏易受邪发病。因“气有余，则制己所胜而侮所不胜”（《素问·五运行大论》），故岁运太过之年，其相胜之脏易受邪发病。《素问·气交变大论》中有详细论述，即“岁木太过，风气流行，脾土受邪……岁火太过，炎暑流行，肺金受邪……岁土太过，雨湿流行，肾水受邪……岁金太过，燥气流行，肝木受邪……岁水太过，寒气流行，邪害心火”。《素问·五常政大论》亦云：“发生之纪……其脏肝脾……赫曦之纪……其脏心肺……敦阜之纪……其脏脾肾……坚成之纪……其脏肺肝……流衍之纪……其脏肾心。”上述原文都明确说明岁运太过之年五脏病的发病节律为本气太过，所胜受邪。以 2004 年甲申为例，本年为土运太过之年，土气淫胜，故此年可能以脾肾二脏疾病多见。

五脏节律与岁运不及。岁运不及，本气不足，所胜之气来犯，五脏之气亦有此节律。五脏节律与岁运不及。岁运不及之年，其气运特点为本气不及，所胜反侮，所不胜来乘。五脏病发病节律亦如此。《素问·五常政大论》阐述了岁运不及之年五脏病发病节律。即委和之纪“其发惊骇，其脏肝”，伏明之纪“其发痛，其脏心”，卑监之纪“其发濡滞，其脏脾”，从革之纪“其发咳喘，其脏肺”，涸流之纪“其发燥槁，其脏肾”。也就是说岁运不及之年，本气不及，相应之脏的脏气亦不足，临床则多表现为此脏的虚证。另外，由于“其不及，则己所不胜侮而乘之，己所胜轻而侮之”（《素问·五运行大论》），故还会影响其他两脏发病。《素问·气交变大论》云：“岁木不及，燥乃大行……复则炎暑流火……岁火不及，寒乃大行……复则埃郁，大雨且至……岁土不及，风乃大行……复则收政严峻……岁金不及，炎火乃行，复则寒雨暴至……岁水不及，湿乃大行……复则大风暴发。”上述原文明确指出岁运不及之年，其发病以本脏虚证及其所不胜之脏、所胜之脏的病证多见。以 2005 年乙酉年为例，该年为金运不及之年，故肺气不足，病变可涉及肺心肾三脏。

五脏节律与胜复之气。岁运太过，相应的五脏之气亦太过，所胜之脏气受克，其子气便为复气。岁运不及之年，相应的五脏之气亦不足，所不胜之脏气乘其孤危不足而得以施用。胜气不时而至，如果胜气过甚，不足之脏的子气必来报复，胜气反要受损。凡胜气微者复气亦微，胜气甚者复气亦甚，这是五运胜复变化的一般规律，五脏节律亦不例外。胜气复气是相互依存的，有一分胜气，便有一分复气，五脏之气的胜复节律也如此。如果岁运的太过不及未在相应的节令出现胜气，也就不会产生复气，仍可有正常的气候及物化，即《素问·气交变大论》所云："木不及，春有鸣条律畅之化，则秋有雾露清凉之政。"对人体来说，正常气候情况下，五脏之气相对平衡，不易出现偏盛偏衰，故而不易引起五脏病的发生。但如果岁运不及太过导致气候有相应的胜复变化，相应季节中有异常的气候表现，那么也会影响到人体的五脏之气出现相应的变化。

2. **五脏节律与主运客运**　五脏各有所主之主运，且在所主之主运时段本脏之气相对旺盛。五脏应主运为肝应初运、心应二运、脾应三运、肺应四运、肾应终运。五脏在各自所主的主运时段内脏气旺盛，功能正常，也较易感受时邪而发病。客运五步亦有相对应的五脏之气主之，运主五季中气候的异常变化规律。客运是以当年的岁运为初运，然后以五行太少相生的顺序分为五步。五脏应五音为角应肝、徵应心、宫应脾、商应肺、羽应肾。如2003年癸未年，客运五步依次为初运少徵、二运太宫、三运少商、四运太羽、终运太角，即本年从客运角度来看，初运心气旺、二运脾气盛、三运肺气充、四运肾气旺、终运肝气盛。

3. **五脏节律与六气**　五脏节律与主气。主气，又称主时之气，用来说明一年内二十四节气气候的正常变化规律。初之气为厥阴风木，风气主令，合于人体五脏为肝，故初之气关注肝脏；二之气少阴君火、三之气少阳相火，热暑主令，合于五脏为心，故这一时令关注心脏；四之气为太阴湿土，湿气主令，合五脏为脾，故宜关注脾脏；五之气为阳明燥金，燥气主令，合五脏为肺，故此时令关注肺脏；终之气为太阳寒水，寒气主令，合五脏为肾，故宜关注肾脏。主气和主运对人体五脏功能活动及五脏病发病节律的影响大体相同，均反映了一年六气时段五脏疾病发生的一般节律。

五脏节律与客气。轮值的客气与固定的主气不同，如客之往来不定，亦称天气。客气包括司天之气、在泉之气和左右四间气。五脏病发病规律与司天之气有相关性。六气司天所致五脏病发病节律为少阳司天，火气淫胜，心病肺病多见；阳明司天，燥气偏胜，肺病肝病多见；太阳司天，寒气淫胜，肾病心病多见；厥阴司天，风气偏胜，肝病脾病多见；少阴司天，热气为胜气，心病肺病多见；太阴司天，湿气淫胜，脾病肾病多见。在泉之气所致五脏病发病节律为厥阴在泉时，风气偏胜，肝病脾病多见；少阴在泉时，火气偏胜，肺病心病多见；太阴在泉时，湿气偏胜，脾病肾病多见；少阳在泉时，火气偏胜，心病肺病多见；阳明在泉时，燥气偏胜，肺病肝病多见；太阳在泉时，寒气偏胜，肾病心病多见。客气的司天之气不迁正、不退位影响五脏节律，如太阳寒水不退位，不仅厥阴风木不能应时迁正为新一年的司天，且新一年的气候会继续受太阳寒水的影响而出现气候偏凉，人体五脏之气受其影响，故在这样的年份可能会伤及心气而发为心病。其余六气的不迁正、不退位亦会影响相应的脏气，从而导致相应的五脏病的发生。

五脏节律与客主加临。其一，主客之气是否相得。将客气加临在主气之上，凡主客之气为相生关系，或主客同气，就是相得，气候变化正常，人体不易发病；主客之气为相克关系，就是不相得，则气候异常，人体也易受到异常气候影响而发病。其二，主客之气的逆顺。凡客气胜主气为顺，主气胜客气为逆。主气胜客气，则易引起人体发生疾病；客气胜主气，则对人体影响不大。其三，君火与相火的加临。《素问·六微旨大论》所云："君位臣则顺，臣位君则逆，逆则其病近，其害速，顺则其病远，其害微。""以下临上"，从而出现臣居君位，故也会影响人体五脏之气，从而产生相应的疾病。

4. **五脏病死亡节律** 五脏病死亡季节律：五脏病在各个季节有着"至其所生而愈，至其所不胜而甚，至于所生而持，自得其位而起"（《素问·脏气法时论》）的节律。《诸病源候论》对五脏病与四时季节节律亦有论述，以肝病为例，"于四时，病在肝，愈在夏；夏不愈，甚于秋；秋不死，持于冬；起于春"。

五脏病死亡日节律：《脉经·卷三》指出五脏各有其王日、困日、死日。以肝为例："肝其王日甲乙，困日戊己，死日庚辛。"《备急千金要方·扁鹊华佗察声色要诀第十》指出"肝病皮白，肺之日庚辛死"等，均详细论述了五脏的"王日""困日""死日"及五脏病后的死日，总结其规律依旧与五行生克乘侮规律密切相关。《黄帝八十一难经》五十六难详细论述了五脏之积的症状及其得病时间，如“肝之积……以季夏戊己日得之”，指出五脏之积在其所不胜之日得之，仍与日干的五行属性及五行生克乘侮规律相关。《针灸甲乙经》《脉经》对五脏热病加重、死亡进行论述，其节律亦与五行生克规律密切相关，即至其所不胜则死。《类经》云：“手太阴者，肺也……肺金畏火，故危于丙丁……手少阴者，心也……心火畏水，故危于壬癸……足太阴者，脾也……脾土畏木，故死于甲乙……足少阴者，肾也……肾水畏土，故死于戊己……肝木畏金，故死于庚辛。”不仅阐述了五脏病的死日，还说明其原因是五行相克。《诸病源候论》对五脏病与天日的关系也有论述，以肝为例：“于日，愈在丙丁，丙丁不愈，加于庚辛，庚辛不死，待于壬癸，起于甲乙。”说明五脏病愈、加、死、待、起的日节律仍然遵循五行生克乘侮规律。

《素问·标本病传论》对五脏病死亡的季节和时日有详细论述，提出心脏死亡为“冬夜半，夏日中”；肝病死亡为“冬入日，夏早食”；肺病死亡为“冬日入，夏日出”；脾病死亡为“冬人定，夏晏食”；肾病死亡为“冬大晨，夏晏晡”。马莳认为五脏病死亡之所以出现这样的节律是因为：夜半为水，而冬之夜半其水尤甚，以水来克火，故死；日中为火，而夏之日中其火尤甚，以心火已绝，火不能持，故亦死。“冬之日入在申，以金旺木衰也，夏之早食在卯，以木旺气反绝也”“冬之人定在亥，以土不胜水也；夏之晏食在寅，以木来克土也”“冬之大明在寅末，木旺水衰也，夏之晏晡以向昏，土能克水也”即五脏病在昼夜的慧、甚、静规律与时辰的五行属性相关，同样遵循五行的生克乘侮规律。

五脏病向愈在昼夜中也有一定节律。《素问·脏气法时论》指出：“肝病者，平旦慧，下晡甚，夜半静。”“心病者，日中慧，夜半甚，平旦静。”“脾病者，日昳慧，日出甚，下晡静。”“肺病者，下晡慧，日中甚，夜半静。”“肾病者，夜半甚，四季甚，下晡静。”《伤寒论》根据阴阳之气在昼夜的盛衰变化详细论述了太阴、少阴、厥阴经的欲解时间。以太阴病为例，“太阴病，欲解时，从亥至丑上”，张仲景认为太阴病以寒证居多，寒伤阳，故阳气衰少，但在亥、子、丑这三个时辰里，阳气入里，可解寒气，故太阴病在此三个时辰里有向愈趋势。

第三章 五运六气与温疫再解析

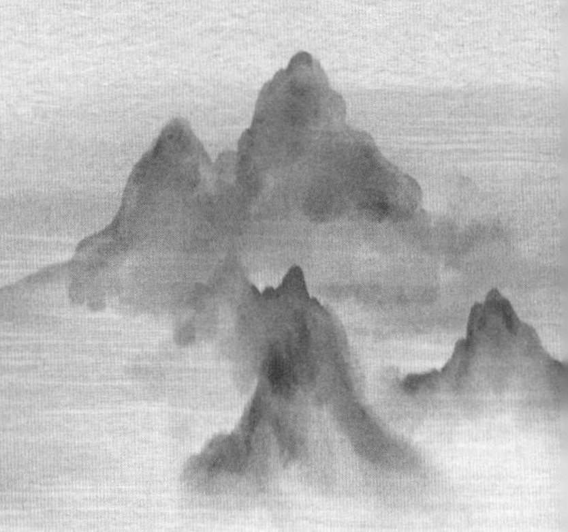

五运六气是研究天时气候变化规律及气候变化规律对人体生命影响的一门科学。五运六气的核心理论是气化，而运气气化着重揭示宇宙自然运动规律、气化规律及其与自然生命体生长变化的宏观整体关系。在自然界中，人体以及各种生物体的生命活动无不处在天地气化规律之中。《黄帝内经》五运六气理论认为，不同的年份、不同的季节及不同的气候变化会对人体及包括细菌、病毒在内的各种生命体产生不同的影响。

温疫，属烈性传染性疾病，由天地暴戾之气疫毒所致。因其具有强烈的传染性及流行性，且死亡率高，严重危害人类生命健康，故始终是人类健康最大的天敌。温疫，在《黄帝内经》中称“疫”“疠”，由“疠气”“戾气”所致。疠气，相当于今之致病微生物，诸如病毒、细菌等。然而，这些致病微生物在产生、繁殖、传播、侵入人体，以及广泛流行过程中，绝不仅仅是致病微生物的本身因素在起作用，自然时空环境中有许多因素影响此过程，而在这些因素当中，天地之气运行失常导致的非其时有其气的异常气候就是其中重要影响因素之一。这种异常气候适合疫疠毒邪即病原微生物生长繁殖及传播，为其提供了有利的整体时空环境，若此种异常气候在某个局部地域表现最明显最突出，温疫可能在此地始发，继而扩散传播致使温疫流行。《黄帝内经》五运六气理论中的温疫易发运气时段，指的是温疫始发的时段。

《黄帝内经》阐述了六十甲子周期当中温疫发生的规律性，指出了五运六气变化规律某些年份的某些时间段，随着岁运递迁、各岁六气客主加临变化，以及五运六气的变异、胜复、郁发所致的德化政令之变，致使气候异常，出现了非其时而有其气的异常气候、物候，这种时空及气候环境容易引发温疫，尤其，《素问》指出了重大温疫可能出现的年份、运与气的关系、运气时段、温疫暴发流行的气候特征、物候特征及气象的条件，以及温疫发生的规律性等均写得清清楚楚，研究并挖掘温疫发生的规律性及其与五运六气异常气候的相关性，对于今之预防温疫类重大传染性疾病具有重要现实意义。

在《黄帝内经》中，温疫的发生规律及其与五运六气变化的关系，主要记载在《素问·六元正纪大论》及《素问》两遗篇《素问·刺法论》《素问·本病论》这三篇。

一、升降不前，遇会胜抑，当年化疫

遇会胜抑，指六气运行有遇、有会、有胜、有抑。胜气相会，必致抑窒而伏，抑伏郁久则发而为变，是造成气交有变及气候异常的原因，也是疫疠发生的气候因素。

同一客气在地三年，即在泉之左间、在泉、在泉之右间各一年，之后，升至司天的左间，司天、司天的右间，即在天又三年。同一客气，六年在六气之位逆时针循环一周，即在“天”三年，在“地”三年。天气与地气上下相互感召，升降往复于气交之中。气交乃天地之气升降之枢纽。

在泉之气的右间气即五之气位置的客气，在次岁不能上升至司天的左间气即四之气位置，即为升之不前。司天之气的右间气即二之气位置的客气，在次岁不能降至在泉之气的左间气即初之气位置，为降之不下。此两种情况，合称为升降不前。

客气五之气不升、二之气不降的升降不前，与天窒和地窒胜之有关，与被岁运抑之有关。升之不前是天窒胜之，加岁运抑之，被郁之气郁而不前，郁久乃发，发则气交有变，则发生疫或疠。降之不下，是地窒刑之，加岁运抑之。《素问·本病论》云：“气交有变，是为天地机，但欲降而不得降者，地窒刑之。又有五运太过，而先天而至者，即交不前，但欲升而不得其升，中运抑之，但欲降而不得其降，中运抑之。于是有升之不前，降之不下者，有降之不下，升而至天者，有升降俱不前，作如此之分别，即气交之变。变之有异，常各各不同，灾有微甚者也。”

1. **升之不前，遇会胜抑，当年化疫** 按照《素问·本病论》的客气六步逐年运行规律，升之不前，专指在泉之气的右间气即客气的五之气，次年当升为司天之气的左间气即运行至四之气位置。但是，由于被天窒之，再加该岁为岁运太过，太过的岁运在大寒节前提前到来，即先天而至，且岁运的五行属性与欲升至司天之气左间的客气的五行属性是相克关系，致使升天被抑，欲升天而无力，升之不前，气交有变，易发疫。

辰戌岁，主逢天柱，岁金抑木，木郁发，初之气温疫。辰戌之岁，太阳寒水司天，在泉之气的右间气厥阴风木当随之升至司天之气的左间，即四之气位置，由于被天柱（金）所胜，不能上升；若遇到庚戌岁，岁运金运太过，先天时而至，即在大寒节前就提前到来，岁运金胜欲升无力的厥阴风木，则厥阴风木之气忽然不前，致使该岁初之气肃杀之气胜于春，气候清冷无风，寒霜反复降临，春有非时之寒，草木枯萎不长，民病温疫。伴随咽嗌干燥、四肢满、肢体关节疼痛。厥阴风木郁久则发，郁发后的气候是狂风呼叫、摧拉万物甚至折损，因风气偏胜，易患卒中、偏痹及手足不仁。《素问·本病论》云：“是故辰戌之岁，木气升之，主逢天柱，胜而不前。又遇庚戌，金运先天，中运胜之，忽然不前。木运升天，金乃抑之，升而不前，即清生风少，肃杀于春，露霜复降，草木乃萎。民病温疫早发，咽嗌乃干，四肢满，肢节皆痛。久而化郁，即大风摧拉，折陨鸣紊。民病卒中偏痹，手足不仁。”

巳亥岁，主窒天蓬，岁水抑火，火郁发，二之气火疫。巳亥之岁，厥阴风木司天，在泉的右间气少阴君火当随之升至司天的左间，即四之气的位置，但是由于被天蓬（水）所胜，不能上升；或又遇厥阴不能迁正司天，少阴君火则不能上升。若遇水运之岁辛巳、辛亥，水运抑制少阴君火，致使少阴君火被抑升而不前。气候失常，清寒之气反复降临，早晚寒冷明显。人体阳气被郁，伏阳于内，则内生烦热，心神不宁，惊悸，寒热不定。阳气被郁日久，至二之气主气少阴君火当令之时，气候转暖之际，被郁之阳气借机郁发，天气突然暴热，民病赤风肿翳，化火疫，烦躁而渴，泄之渴止。《素问·本病论》云：“是故巳亥之岁，君火升天，主窒天蓬，胜之不前。又厥阴木迁正，则少阴未得升天，水运以至其中者。君火欲升，而中水运抑之，升之不前，即清寒复作，冷生旦暮。民病伏阳，而内生烦热，心神惊悸，寒热间作。日久成郁，即暴热乃至，赤风肿翳，化疫，温疠暖作，赤气彰而化火疫，皆烦而躁渴，渴甚，治之以泄之可止。”

子午岁，主窒天冲，岁木抑土，土郁发，四之气土疫。子午之岁，少阴君火司天，在泉的右间气太阴湿土当随之升至司天之气的左间即四之气的位置，但是，由于被天冲（木）所胜，不能上升；若又遇到壬子之岁，岁运木运太过，木运先天时而至，即在大寒节前就提前到来，抑制太阴湿土，致使太阴湿土被抑，升而不前，风气偏胜，尘埃四起，昏蒙不清，少雨，太阴湿土之气不能行令。风气偏胜，故民病风厥涎潮，肢体偏痹不能随意运动，脘腹胀满。太阴湿土之气被郁日久伺机待发，至四之气主气太阴湿土当令之时，借机郁发，天气黄埃雨湿，化疫。主要症状是面、四肢及躯干全身黄疸，脘腹胀满闭塞不同。《素问·本病论》云：“是故子午之岁，太阴升天，主窒天冲，胜之不前。又或遇壬子，木运先天而至者，中木遇抑之也，升天不前，即风埃四起，时举埃昏，雨湿不化。民病风厥涎潮，偏痹不随，胀满。久而伏郁，即黄埃化疫也，民病夭亡，脸肢府黄疸满闭，湿令弗布，雨化乃微。”

丑未岁，主窒天蓬，岁水抑火，火郁发，三之气疫疠。丑未之岁，太阴湿土司天，在泉之气的右间气少阳相火当随之升至司天之气的左间即四之气位置，但是由于被天蓬（水）所胜，不能上升，又遇到太阴湿土之气不能及时迁正登上司天之位，也影响了少阴君火之气的上升，若再遇到水运之岁辛未、辛丑，水运抑制少阳相火，少阳相火被抑升而不前，致使气候寒冷，凛冽如冬，水结冰，寒热交错，夏季时常降温。人体阳气被郁，伏阳于于内，烦热、惊骇、寒热交错。自然界阳气郁而待发，至主气少阳相火当令之时即三之气，阳气借机郁发，化为疫疠。《素问·本病论》云：“是故丑未之年，少阳升天，主窒天蓬，胜之不前。又或遇太阴未迁正者，即少阴未升天也，水运以至者。升天不前，即寒雰反布，凛冽如冬，水复涸，冰再结，暄暖乍作，冷复布之，寒暄不时。民病伏阳在内，烦热生中，心神惊骇，寒热间争。以久成郁，即暴热乃生，赤风气瞳翳，化成疫疠，乃化作伏热内烦，痹而生厥，甚则血溢。”

2. 降之不下，遇会胜抑，当年化疫　按照《素问·本病论》的客气六步逐年运行规律，降之不下，专指司天之气的右间气即客气的二之气，次年当降为在泉之气的左间气，即运行至初之气位置。正如《素问·本病论》云："愿闻降之不下，可得明乎？岐伯曰：悉乎哉问！是之谓天地微旨，可以尽陈斯道。所谓升已必降也，至天三年，次岁必降，降而入地，始为左间也。如此升降往来，命之六纪者矣。"《素问·本病论》指出了降之不下的原因，云："气交有变，是为天地机，但欲降而不得降者，地窒刑之。"

寅申岁，主窒地玄，岁水抑火，疫。寅申岁，去岁少阴君火当降至在泉之气的左间气即初之气位置，但是被地玄（水）胜之而不能降。又或遇到丙申、丙寅之岁，岁运水运太过，岁运先天时而至，火欲降，水运承之降至不下，少阴君火之气刚欲降就被水运抑制，于是自然界严寒凛冽，天气寒冷甚至降雪，少阴君火郁久不降，人体之火伏郁于内，外寒与内热互胜，化为疫。正如《素问·本病论》云："寅申之岁，少阴降地，主窒地玄，胜之不入。又或遇丙申丙寅，水运太过，先天而至。君火欲降，水运承之，降而不下，即彤云才见，黑气反生，暄暖如舒，寒常布雪，凛冽复作，天云惨凄。久而不降，伏之化郁，寒胜复热，赤风化疫，民病面赤心烦、头痛目眩也，赤气彰而温病欲作也。"

辰戌岁，主窒地玄，岁水抑火，疫。辰戌岁，去岁少阳相火当降之在泉的左间气即初之气位置，但是被地玄（水）胜之而不能降。又或遇到丙辰、丙戌，水运太过之岁，太过的水运先天时而至，少阳相火欲降，被水运承之，降而不下，少阳相火欲下降，气候才欲转暖，即被水运抑制，天气卒然寒冷降温，乃至冰雹。少阳相火久而不降，伏而化郁，郁久乃发，天气复热，化为疫。正如《素问·本病论》云："是故辰戌之岁，少阳降地，主窒地玄，胜之不入。又或遇水运太过，先天而至也。水运承之，降而不下，即彤云才见，黑气反生，暄暖欲生，冷气卒至，甚则冰雹也。久而不降，伏之化郁，冰气复热，赤风化疫，民病面赤心烦，头痛目眩也，赤气彰而热病欲作也。"

二、刚柔失守，迭支迭位，后三年化疫

从年干来看，年干虽然是阳干，看似岁运太过，但是，由于太过的岁运被去岁司天所抑制，正岁未得正位，加之，去岁司天之气太过仍然行令，出现“复布政”“再司天”，仍然有去岁司天之气的气候变现，致使今岁司天之气不能迁正，可是今岁的在泉之气已经到位，致使今岁的在泉之气与去岁的司天之气上下相错，司天之气与在泉之气不相匹配，这种情况属于刚（司天）柔（在泉）失守，也称迭支迭位，这样的年份也可当做岁运不及的年份看待，这样的异常气候变化直接影响自然生物包括病毒微生物的变化，以及人体相应的脏腑经络气机脏腑气机，这样的年份，三年后易生大疫。正如《素问·本病论》云：“帝曰：余闻天地二甲子，十干十二支，上下经纬天地，数有迭移，失守其位，可得昭乎？岐伯曰：失之迭位者，谓虽得岁正，未得正位之司，即四时不节，即生大疫。注《素问六气玄珠密语》云：阳年三十年，除六年天刑，计有太过二十四年，除此六年，皆作太过之用。令不然之旨，今言迭支迭位，皆可作其不及也。”

1. **甲子阳年，岁土被抑，后三年化土疫** 甲子阳年，岁运土运被抑制，是因为去岁癸亥司天之气厥阴风木有余，木克土，故被抑，所以虽然已经交得甲子岁，但是，仍然是去岁厥阴风木司天行令，可是，今岁在泉之气阳明燥金已经迁正到位，去岁的在泉之气少阳相火已经运行到在泉之气的右间，致使去岁的司天之气厥阴风木与今岁在泉之气阳明燥金在司天和在泉之位相对应，司天与在泉上下三阴三阳不能阴阳两两相对，上下阴阳不相和奉的情况。如果遇到癸巳之岁的下一年甲午之岁也是如此，虽然年干甲岁为土运太过，实是被去岁太过的司天之气厥阴风木所胜，致使甲岁就不是太过之岁了，由于被抑就不能行使太过之岁的政令，况且，黄钟之音（宫音属土）也失应。木胜，金又复木，则少阴君火才得以升至司天之位。木胜甚，金复微，甲己土运之岁失守，后三年化土疫。慢则丁卯岁疫来临；快则丙寅岁疫来临。正如《素问·本病论》云：“假令甲子阳年，土运太窒，如癸亥天数有余者，年虽交得甲子，厥阴犹尚治天，地已迁正，阳明在泉，去岁少阳以作右间，即厥阴之地阳明，故不相和奉者也。癸巳相会，土运太过，虚反受木胜，故非太过也，何以言土运太过，况黄钟不应太窒，木即胜而金还复，金既复

而少阴如至，即木胜如火而金复微，如此则甲己失守，后三年化成土疫，晚至丁卯，早至丙寅，土疫至也，大小善恶，推其天地，详乎太一。又只如甲子年，如甲至子而合，应交司而治天，即下己卯未迁正，而戊寅少阳未退位者，亦甲己下有合也，即土运非太过，而木乃乘虚而胜土也，金次又行复胜之，即反邪化也。阴阳天地殊异尔，故其大小善恶，一如天地之法旨也。”

2. **丙寅阳年，岁水被抑，后三年化水疫**　岁运水运太过，如果去岁乙丑的司天之气太阴湿土有余，虽然已经交得丙寅岁，但是，司天之气仍然是去岁的太阴湿土之气司天行令，可是今岁的在泉之气厥阴风木之气已经迁正到位，去岁的在泉之气太阳寒水之气已经运行到在泉之气的右间，致使去岁的司天之气太阴湿与今岁的在泉之气厥阴风木在司天和在泉之位相对应、上下不相奉和的情况，地不奉天化。丙岁虽然是太过之岁，但是，被去岁司天之气太阴湿土所抑制，结果同水运不及之辛岁，非太过而是不及，阳水不正，太簇之管失音，太簇之管属太羽之律。太阴湿土偏胜，雨化湿化，水气复之，风乃大行，这就是丙、辛水运司天失守其位，后三年化水疫，慢则己巳岁水疫来临，快则戊辰岁水疫来临。失守严重，水疫早至；失守轻微，水疫晚至。《素问·本病论》云：“假令丙寅阳年太过，如乙丑天数有余者，虽交得丙寅，太阴尚治天也，地已迁正，厥阴司地，去岁太阳以作右间，即天太阴而地厥阴，故地不奉天化也。乙辛相会，水运太虚，反受土胜，故非太过，即太簇之管，太羽不应，土胜而雨化，水复即风，此者丙辛失守其会，后三年化成水疫，晚至己巳，早至戊辰，甚即速，微即徐，水疫至也，大小善恶推其天地数，乃太乙游宫。又只如丙寅年，丙至寅且合，应交司而治天，即辛巳未得迁正，而庚辰太阳未退位者，亦丙辛不合德也，即水运亦小虚而小胜，或有复，后三年化疠，名曰水疠，其状如水疫，治法如前。”

3. **庚辰阳年，岁金被抑，后三年化金疫**　庚辰阳年，岁运金运太过，如果去岁己卯年的司天之气阳明燥金有余，虽然已经交得庚辰岁，但是，仍然是去岁己卯年的司天之气阳明燥金在司天之位行令，可是今岁的在泉之气太阴湿土已经到位，形成了去岁的司天之气阳明燥金与今岁的在泉之气太阴湿土在司天和在泉之位相对应、上下不相匹配的情况，地不奉天。司天之阳明燥金与岁运之金运行于太虚之中，反被火胜，火克金，天气较热，致使岁运金非太过而反不及，阳金不正，姑洗之管失音，姑洗之管属于太商之律。寒水来复刑克火气。天运的这种乙庚失守之岁，此后三年化金疫。快则在壬午年，慢则在癸未年，金疫暴发。《素问·本病论》云："假令庚辰阳年太过，如己卯天数有余者，虽交得庚辰年也，阳明犹尚治天，地已迁正，太阴司地，去岁少阴以作右间，即天阳明而地太阴也，故地不奉天也。乙巳相会，金运太虚，反受火胜，故非太过也，即姑洗之管，太商不应，火胜热化，水复寒刑。此乙庚失守，其后三年化成金疫也，速至壬午，徐至癸未，金疫至也。"

4. **壬午阳年，岁木被抑，后三年化木疫** 壬午阳年，岁运木运太过，如果去岁辛巳岁的司天之气厥阴风木有余，虽然已经交得壬午岁，但是，仍然是去岁厥阴风木之气在司天之位行令，可是今岁的在泉之气阳明燥金之气已经到位，形成了去岁的司天之气厥阴风木与今岁的在泉之气阳明燥金在司天和在泉之位相对应、上下不相匹配的情况，地不奉天。岁木太虚，反被金胜，致使木运非太过而反不及，阳木不正，蕤宾之管失音，蕤宾之管属于太角之律。金胜木，燥气行令，火化热复金，甚则复甚，微则复微，发生疫疠。《素问·本病论》云："假令壬午阳年太过，如辛巳天数有余者，虽交后壬午年也，厥阴犹尚治天，地已迁正，阳明在泉，去岁丙申少阳以作右间，即天厥阴而地阳明，故地不奉天者也。丁辛相合会，木运太虚，反受金胜，故非太过也，即蕤宾之管，太角不应，金行燥胜，火化热复，甚即速，微即徐，疫至大小善恶，推疫至之年天数及太一。又只如壬至午，且应交司而治之，即下丁酉未得迁正者，即地下丙申少阳未得退位者，见丁壬不合德也，即丁柔干失刚，亦木运小虚也，有小胜小复。后三年化疠，名曰木疠，其状如风疫，法治如前。"

5. **戊申阳年，岁火被抑，后三年化火疫** 戊申阳年，岁运火运太过，如果去岁丁未的司天之气太阴湿土之气太过，虽然已经交得戊申岁，但是，仍然是去岁的司天之气太阴湿土在司天之位行令，可是紧随的在泉之气厥阴风木已经到位，去岁的在泉之气太阳寒水已经退位至在泉的右间，形成了去岁的司天之气太阴湿土在司天之位、今岁的在泉之气厥阴风木在在泉之位的情况，司天与在泉不相匹配，地不奉天，岁火太虚，反被水胜，故非太过也。阳火不正，夷则之上管失音，夷则之上管属于太徵。戊癸之岁，失守其位，其后三年化火疫，快则庚戌。正如《素问·本病论》

云："假令戊申阳年太过，如丁未天数太过者，虽交得戊申年也，太阴犹尚治天，地已迁正，厥阴在泉，去岁壬戌太阳以退位作右间，即天丁未，地癸亥，故地不奉天化也。丁癸相会，火运太虚，反受水胜，故非太过也，即夷则之管，上太徵不应，此戊癸失守其会，后三年化疫也，速至庚戌，大小善恶，推疫至之年天数及太一。又只如戊申，如戊至申，且应交司治天，即下癸亥未得迁正者，即地下壬戌太阳未退者，见戊癸亥未合德也，即下癸柔干失刚，见火运小虚也，有小胜或无复也，后三年化疠，名曰火疠也。治法如前，治之法可寒之泄之。"

故《素问·刺法论》云："是故立地五年，以明失守，以穷法刺，于是疫之与疠，即是上下刚柔之名也，穷归一体也，即刺疫法，只有五法，即总其诸位失守，故只归五行而统之也。"

三、客气与疠、温、黄疸、疟

五运六气理论认为，疫疠的发生与六十年五运六气气候变化规律相关。《皇帝内经》认为宇宙时空节律的周期性变化、周期性运动、自然界天地气化规律与人体包括疫疠在内的疾病具有内在联系，并具有六十年周期性变化规律。《素问·六元正纪大论》基于六气变化规律，指出了六十年一个甲子周期内的疫疠易发时段及严重程度。

1. **客气少阳相火所在之时段与疠、温**　客气少阳相火在初之气，民乃疠。《素问·六元正纪大论》指出，年支是辰或戌的年份，即壬辰、壬戌、戊辰、戊戌、甲辰、甲戌、庚辰、庚戌、丙辰、丙戌之岁，司天之气是太阳寒水，在泉之气是太阴湿土。初之气，大寒至春分的时间段里，主气是厥阴风木，客气是少阳相火，客气少阳相火加临主气厥阴风木，《素问·六元正纪大论》云："初之气，地气迁，气乃大温，草乃早荣，民乃厉，温病乃作，身热头痛呕吐，肌腠疮疡"。初之气，厥阴风木当令的大寒至春分的时间段里，时常有客气少阳相火来袭，致使春有非时之热，春行夏令，气候炎热，草木早生早荣，此种异常气候，易发疫疠类烈性传染性疾病，以及身热、头痛、呕吐、肌腠疮疡等温热类疾病。见图12。

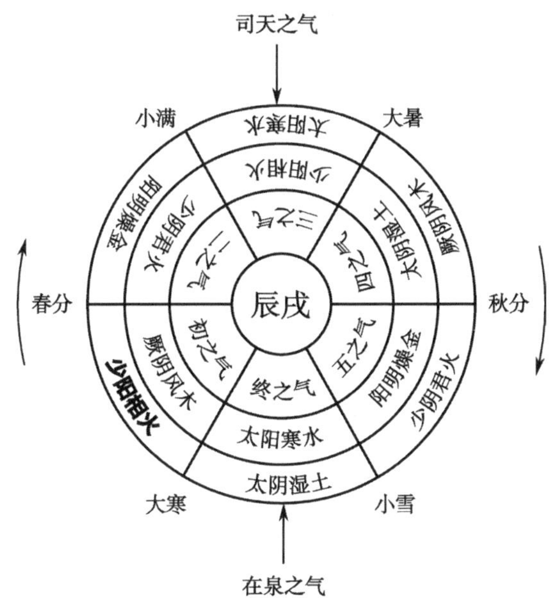

图 12　客气少阳相火位于初之气时位图

客气少阳相火在二之气，疠大至。《素问·六元正纪大论》指出，年支是卯或酉的年份，丁卯、丁酉、癸卯、癸酉、己卯、己酉、乙卯、乙酉、辛卯、辛酉之岁。司天之气是阳明燥金，在泉之气是少阴君火。《素问·六元正纪大论》云："二之气，阳乃布，民乃舒，物乃生荣。厉大至，民善暴死"。二之气，春分至小满的时间段里，主气是少阴君火，客气是少阳相火，客气少阳相火加临主气少阴君火，在二之气，春分至小满的初夏时节里，时常有少阳相火邪气来袭，致使初夏过于炎热，火热之邪偏盛，此种异常气候，为疫毒之邪生长提供有利环境及气候条件，易发疫疠。此种情况是客气少阳相火加临主气少阴君火，属于二火相逢于二之气发生疫疠的两种情况之一。见图 13。

客气少阳相火在三之气，善暴死。《素问·六元正纪大论》指出，年支是寅或申的年份，壬寅、壬申、戊寅、戊申、甲寅、甲申、庚寅、庚申、丙寅、丙申之岁，司天之气是少阳相火，在泉之气是厥阴风木。三之气，即小满至大暑的时间段里，主气为少阳相火，客气也是少阳相火，《素问·六元正纪大论》云："三之气，天政布，炎暑至，少阳临上，雨乃涯。民病热中，聋瞑血溢，脓疮咳呕，鼽衄渴嚏欠，喉痹目赤，善暴死"。三之气盛夏时节，少阳相火当令的时节里，时常有客气少阳相火来袭，致使盛夏时节更加炎热，炎暑流行，炽热异常，时有降雨，热郁于中，火热上行，易发耳聋目瞑、血溢、痈肿疮疡、咳嗽、呕吐、鼽衄、烦热而渴、嚏欠、喉痹、目赤等，甚至突然死亡。见图 14。

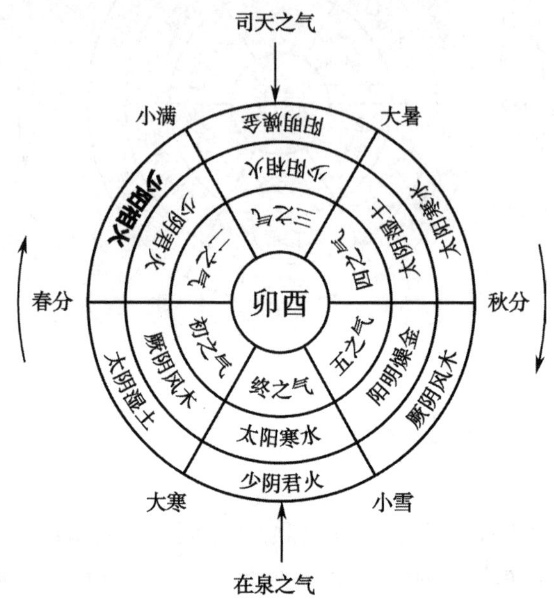

图 13　客气少阳相火位于二之气时位图

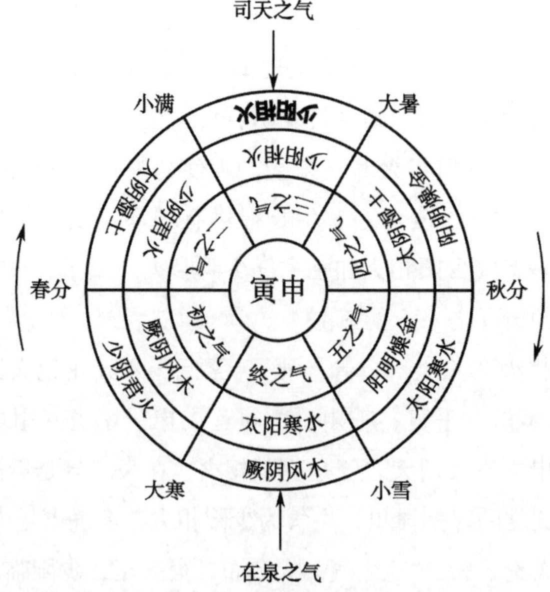

图 14　客气少阳相火位于三之气时位图

客气少阳相火在四之气，血暴溢，疟。《素问·六元正纪大论》指出，年支是丑或未的年份，即丁丑、丁未、癸丑、癸未、己丑、己未、乙丑、乙未、辛丑、辛未之岁，司天之气是太阴湿土，在泉之气是太阳寒水。四之气即大暑至秋分的时间段里，主气是太阴湿土，客气是少阳相火，“四之气，畏火临，溽蒸化，地气腾，天气否隔，寒风晓暮，蒸热相薄，草木凝烟，湿化不流，则白露阴布，以成秋令。民病腠理热，血暴溢疟，心腹满热胪胀，甚则胕肿”。四之气，太阴湿土当令的暑湿偏盛的时令里，时常有客气少阳相火邪气来袭，致使气候湿与热相互搏结，时有秋露，次种异常气候，易致腠理郁热、血涌于上之骤然出血、疟疾、心胸脘腹满闷郁热，甚至胀满胕肿。见图 15。

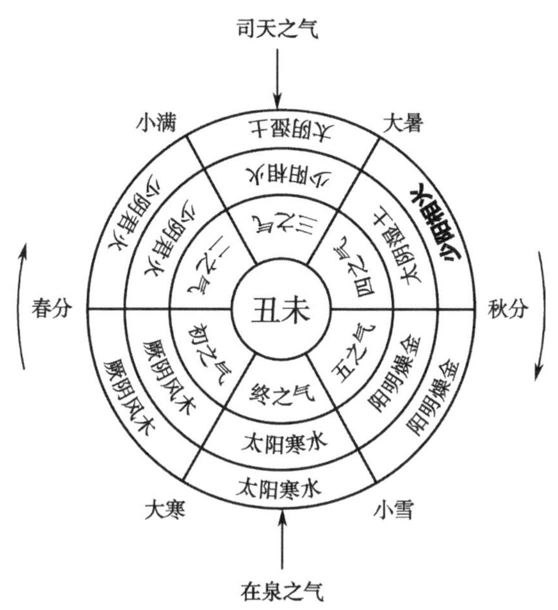

图 15　客气少阳相火位于四之气时位图

客气少阳相火在五之气，发温病。《素问·六元正纪大论》指出，年支是子或午的年份，即壬子、壬午、戊子、戊午、甲子、甲午、庚子、庚午、丙子、丙午之岁，司天之气是少阴君火，在泉之气是阳明燥金。五之气即秋分至小雪的时间段，主气是阳明燥金，客气是少阳相火，“五之气，畏火临，暑反至，阳乃化，万物乃生乃长荣，民乃康，其病温”。秋凉肃杀时节，时有少阳相火邪气来袭，秋有非时之暖，致使秋气不降，阳气不收，气温回暖，气候炎热，万物又生长繁荣，这样的异常气候容易引发温病。见图 16。

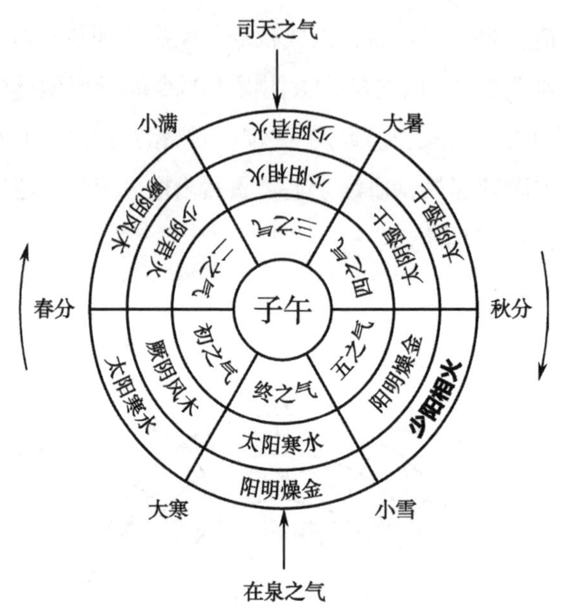

图 16　客气少阳相火位于五之气时位图

客气少阳相火在终之气，病温疠。《素问·六元正纪大论》指出，年支是巳或亥的年份，丁巳、丁亥、癸巳、癸亥、己巳、己亥、乙巳、乙亥、辛巳、辛亥之岁，司天之气是厥阴风木，在泉之气的少阳相火。终之气，小雪至大寒的时间段里，主气是太阳寒水，客气是少阳相火，客气少阳相火加临主气太阳寒水，“终之气，畏火司令，阳乃大化，蛰虫出见，流水不冰，地气大发，草乃生，人乃舒，其病温厉”。冬季，主气是太阳寒水，时有客气少阳相火邪气来袭，致使这个冬季偏暖，即冬有非时之暖，流水不能结冰，应该冬眠的动物不能冬眠都出来活动，地气又变暖，草又变绿，虽然人觉得不太冷很舒服，不用穿的很厚很多的衣服，但是要注意，整体及局部各种气象要素具备的话，加之人为因素，易发疫疠。见图 17。

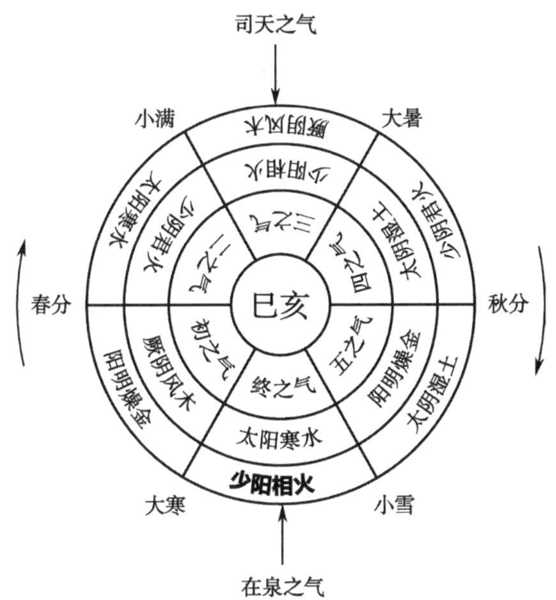

图 17　客气少阳相火位于终之气时位图

2. **客气少阴君火所在之时段与疠、温**　客气少阴君火在初之气，温病。《素问·六元正纪大论》指出，年支是寅或申的年份，即壬寅、壬申、戊寅、戊申、甲寅、甲申、庚寅、庚申、丙寅、丙申之岁，司天之气是少阳相火，在泉之气是厥阴风木。初之气，大寒至春分的时间段里，主气是厥阴风木，客气是少阴君火，《素问·六元正纪大论》云："初之气，地气迁，风胜乃摇，寒乃去，候乃大温，草木早荣。寒来不杀，温病乃起，其病气怫于上，血溢目赤，咳逆头痛，血崩胁满，肤腠中疮"。初春主气厥阴风木当令的时节里，客气少阴君火之邪来袭，致使这段时间里，寒气很快退去，风气偏盛，气温明显回升，气候偏暖，草木早荣，易发温病，主要症状是血溢、目赤、咳喘、气逆、头痛，血崩、胁满，肤腠疮疡。见图 18。

客气少阴君火在二之气，温疠大行。《素问·六元正纪大论》指出，在年支是丑或未的年份，即丁丑、丁未、癸丑、癸未、己丑、己未、乙丑、乙未、辛丑、辛未之岁。司天之气是太阴湿土，在泉之气是太阳寒水。二之气，即春分至小满的时段，主气是少阴君火，客气是少阴君火，《素问·六元正纪大论》云："二之气，大火正，物承化，民乃和，其病温厉大行，远近咸若，湿蒸相薄，雨乃时降"。客气少阴君火加临主气少阴君火，初夏少阴君火当令的时节里，又加之客气少阴君火邪气来袭，致使气候异常炎热，疫疠严重，无论地域远近，症状表现均相同。此种情况是客气少阴君火加临主气少阴君火，属于二火相逢于二之气发生疫疠的两种情况之一。见图 19。

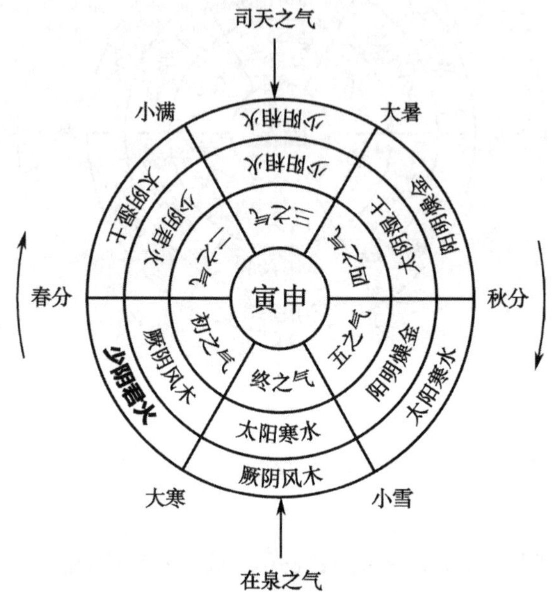

图 18　客气少阴君火位于初之气时位图

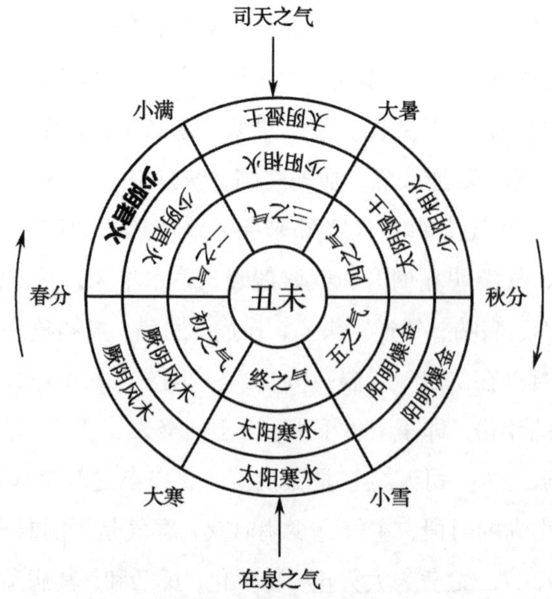

图 19　客气少阴君火位于二之气时位图

客气少阴君火在三之气，气厥。《素问·六元正纪大论》指出，在年支是壬子、壬午、戊子、戊午、甲子、甲午、庚子、庚午、丙子、丙午之岁，司天之气是少阴君火，在泉之气是阳明燥金。三之气，即小满至大暑的时段，主气是少阳相火，客气是少阴君火，《素问·六元正纪大论》云：“三之气，天政布，大火行，庶类番鲜，寒气时至。民病气厥心痛，寒热更作，咳喘目赤”。三之气客气少阴君火加临主气少阳相火，盛夏少阳相火当令的时节本就炎热，又加之客气少阳相火之气来袭，二火相逢于三之气，使盛夏时节更加炎热，气候异常，烈日炎炎，炽热如火，如此异常气候下，易引发气机上逆的昏厥、心痛、咳喘、目赤目痛等。见图 20。

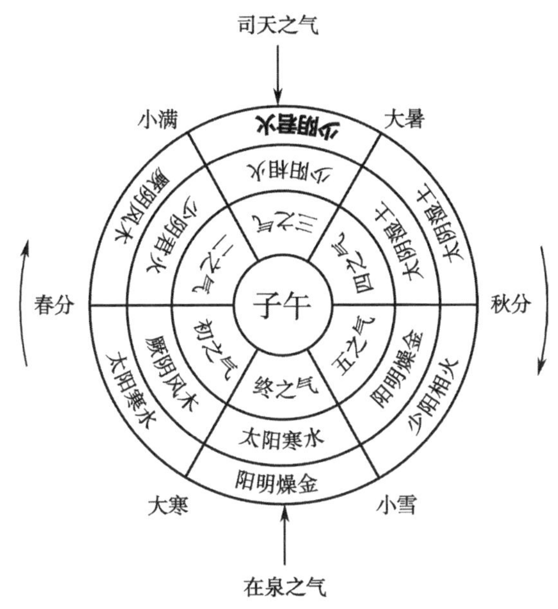

图 20　客气少阴君火位于三之气时位图

客气少阴君火在四之气，黄疸。《素问·六元正纪大论》指出，丁巳、丁亥、癸巳、癸亥、己巳、己亥、乙巳、乙亥、辛巳、辛亥之岁，司天之气是厥阴风木，在泉之气的少阳相火。四之气，即秋分至小雪的时间段里，主气是太阴湿土，客气是少阴君火。《素问·六元正纪大论》云：“四之气，溽暑湿热相薄，争于左之上，民病黄瘅而为胕肿。”四之气，主气太阴湿土当令的时间段里，客气少阴君火之邪来袭，溽暑湿热互结，湿热气候明显交争于司天之气的左间气，即四之气，湿热熏蒸，易发黄疸、胕肿。见图 21。

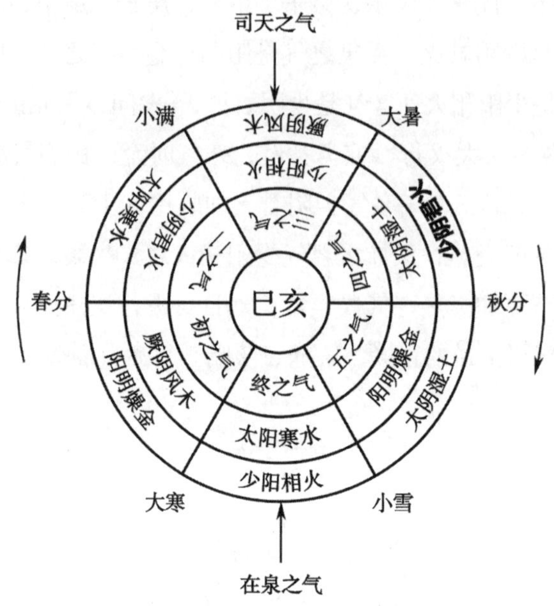

图 21　客气少阴君火位于四之气时位图

客气少阴君火在终之气，其病温。《素问·六元正纪大论》指出，年支是卯或酉的年份，丁卯、丁酉、癸卯、癸酉、己卯、己酉、乙卯、乙酉、辛卯、辛酉之岁，司天之岁是阳明燥金，在泉之气是少阴君火，这年的终之气，即小雪至大寒的时间段里，主气是太阳寒水，客气是少阴君火，《素问·六元正纪大论》云："终之气，阳气布，候反温，蛰虫来见，流水不冰，民乃康平，其病温"。即寒冷的冬季里，时常会有客气少阴君火之气来袭，致使这个冬季相对偏暖，属冬有非时之暖，动物不能冬眠，流水不能结冰，易发温病。见图 22。

3. 太阴湿土所在之时段与黄疸、胕疮　客气太阴湿土在二之气，胕疮。《素问·六元正纪大论》指出，年支是寅或申的年份，即壬寅、壬申、戊寅、戊申、甲寅、甲申、庚寅、庚申、丙寅、丙申之岁，司天之气少阳相火，在泉之气是厥阴风木。二之气即春分之小满的时间段里，主气是少阴君火，客气是太阴湿土，《素问·六元正纪大论》"二之气，火反郁，白埃四起，云趋雨府，风不胜湿，雨乃零，民乃康。其病热郁于上，咳逆呕吐，疮发于中，胸嗌不利，头痛身热，昏愦胕疮"。二之气，太阴湿土之气加临少阴君火，初夏少阴君火当令的时节里，客气太阴湿土之气来袭，少阴君火被抑，湿气乃起，雨湿昏埃，湿热交结，易头痛、身热、头昏沉、疮疡，甚至溃破难愈。见图23。

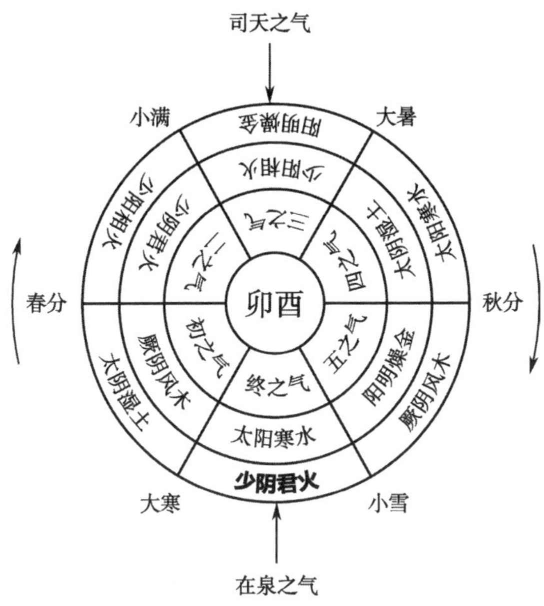

图22　客气少阴君火位于终之气时位图

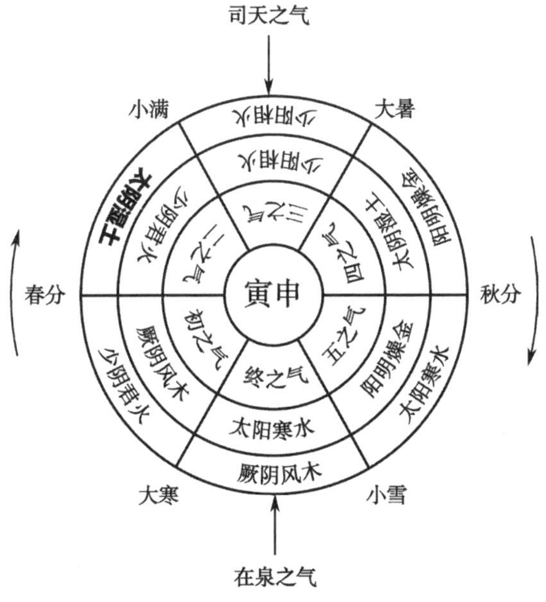

图23　客气太阴湿土位于二之气时位图

客气太阴湿土在四之气，黄疸。《素问·六元正纪大论》指出，年支是子或午的年份，即壬子、壬午、戊子、戊午、甲子、甲午、庚子、庚午、丙子、丙午之岁，司天之气是少阴君火，在泉之气是阳明燥金。四之气即秋分至小雪的时间段里，主气是太阴湿土，客气也是太阴湿土，《素问·六元正纪大论》云："四之气，溽暑至，大雨时行，寒热互至。民病寒热，嗌干黄瘅，鼽衄饮发"。主客太阴湿土相逢于四之气，使这段时间里湿气异常偏盛，溽暑与湿气相互搏结，湿气偏盛，大雨时至，寒热交互，易发外感寒热、咽干、黄疸、鼽衄、痰饮等。见图 24。

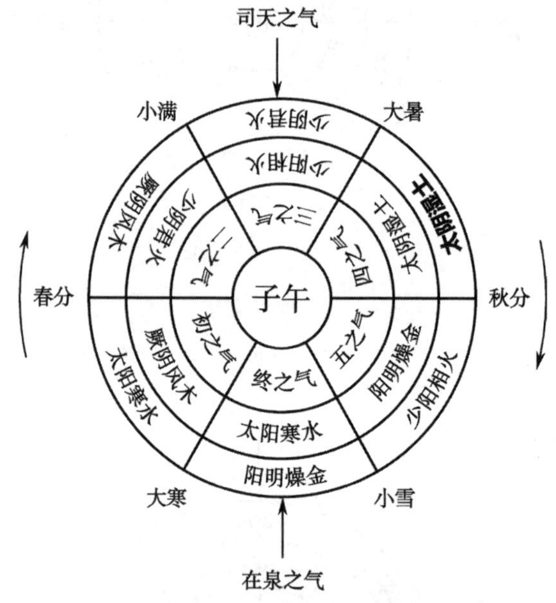

图 24　客气太阴湿土位于四之气时位图

客气太阴湿土在终之气，孕乃死。《素问·六元正纪大论》指出，年支是辰或戌的年份，即壬辰、壬戌、戊辰、戊戌、甲辰、甲戌、庚辰、庚戌、丙辰、丙戌之岁，司天之气是太阳寒水，在泉之气是太阴湿土，终之气即小雪至大寒的时间段里，主气是太阳寒水，客气是太阴湿土，《素问·六元正纪大论》云："终之气，地气正，湿令行，阴凝太虚，埃昏郊野，民乃惨凄，寒风以至，反者孕乃死"。寒气偏盛的冬季里，客气太阴湿土之气来袭，太阴湿土之气行令，阴寒湿雨交互，阴凝太虚之中，天气昏蒙雾露乃至雾霾，寒湿交错，寒风数至，严重损伤阳气，危及人体生命，并对冬至之后的阳气生发及生命孕育会有比较严重的影响。见图 25。

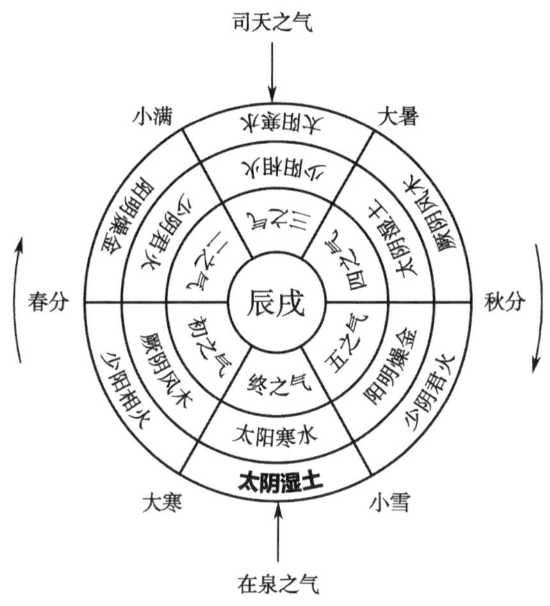

图 25　客气太阴湿土位于终之气时位图

4. **太阳寒水所在之时段与死不治、疟**　太阳寒水在三之气，死不治。《素问·六元正纪大论》指出，年支是辰或戌的年份，即壬辰、壬戌、戊辰、戊戌、甲辰、甲戌、庚辰、庚戌、丙辰、丙戌之岁，司天之气是太阳寒水，在泉之气是太阴湿土，三之气即小满至大暑的时间段里，主气是少阳相火，客气是太阳寒水，《素问·六元正纪大论》云："三之气，天政布，寒气行，雨乃降。民病寒，反热中，痈疽注下，心热瞀闷，不治者死"。在少阳相火所主的盛夏时节里，时常有客气太阳寒水来袭，致使夏有非时之寒，寒雨时至，阳气被郁于内，易发外伤于寒之诸疾，以及热郁于里的痈疽、疮疡、注下寒痢热痢、心中烦热、头昏瞀胸中满闷，没有得到及时的治疗则后果不良甚至死亡。见图 26。

太阳寒水在四之气，暴仆疟。《素问·六元正纪大论》指出，年支是年支是卯或酉的年份，即丁卯、丁酉、癸卯、癸酉、己卯、己酉、乙卯、乙酉、辛卯、辛酉之岁，司天之岁是阳明燥金，在泉之气是少阴君火。四之气即大暑至秋分的时间段里，主气是太阴湿土，客气是太阳寒水，《素问·六元正纪大论》云："四之气，寒雨降。病暴仆，振栗谵妄，少气嗌干引饮，及为心痛痈肿疮疡疟寒之疾，骨痿血便"，即在四之气暑湿偏盛的季节里，客气太阳寒水邪气来袭。见图 27。

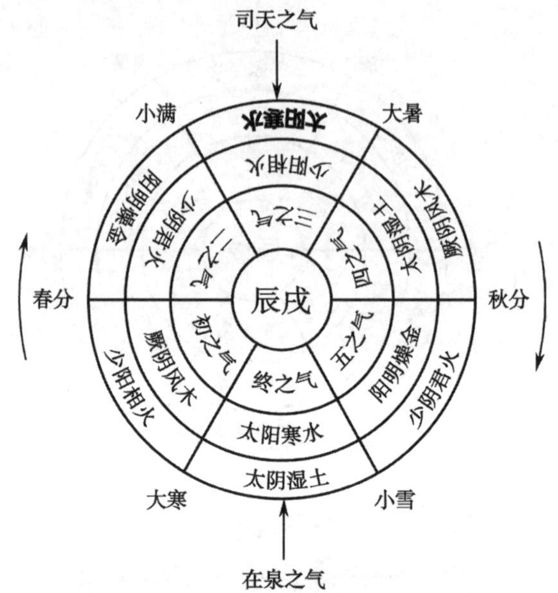

图 26　客气太阳寒水位于三之气时位图

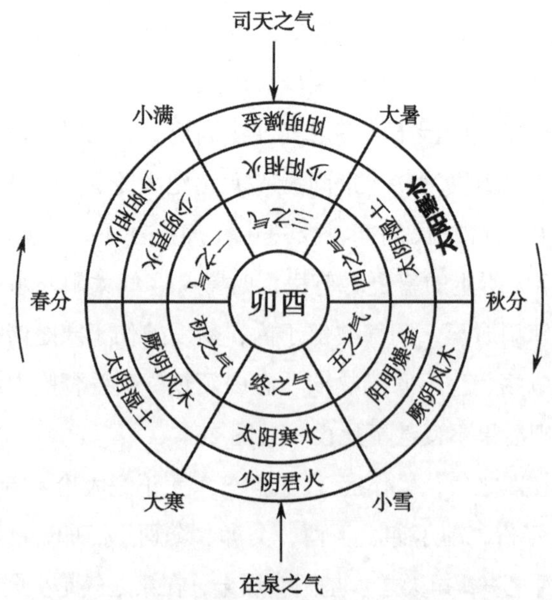

图 27　客气太阳寒水位于四之气时位图

综上，不难发现，一是客气少阳相火运行在六气的初之气至终之气的六个时间段，所致的异常气候会引发疠、疠大至、暴死、疟、温病、温疠；二是客气少阴君火在六气的初、二、三、四、终四个时间段，异常气候会引发温病、温疠大行、寒热更作、黄疸、病温；三是客气太阴湿土在六气的二、四、终三个时间段，异常气候会引发脓疮、黄疸、孕乃死。四是客气太阳寒水在六气的三、终这两个时间段时，异常气候会引发死亡、暴仆、疟等病证。见表6。

表6　疠、温、黄疸、疟等易发六气时段表

年支	司天之气	在泉之气	初之气	二之气	三之气	四之气	五之气	终之气
子午	少阴君火	阳明燥金			气厥	黄疸	温病	
丑未	太阴湿土	太阳寒水		温厉大至		血暴溢疟		
寅申	少阳相火	厥阴风木	温病	脓疮	暴死			
卯酉	阳明燥金	少阴君火		疠大至		暴仆疟		病温
辰戌	太阳寒水	太阴湿土	民乃疠		死			孕乃死
巳亥	厥阴风木	少阳相火				黄疸		温厉

四、疫疠发生与异常气候

五运六气理论认为，疫疠发生与异常气候有密切关系。《素问·刺法论》与《素问·本病论》这两篇重点阐述了五运六气的变化可使气候物候出现异常改变，同时也能致使人体发生疾病，甚至发生疫疠的道理，指出疫疠发生与异常气候相关，并具有周期规律性，掌握这个规律，就可以提前预防疫疠类烈性传染性疾病，其观点对现今防治疫疠具有重要价值与启示。

1. **气候异常易发温疫**　古代发生疫疠其原因有自然气候异常变化所致的自然灾害，也有的因为战乱、社会局势不稳定等。但是，现今时代我们国家没有战乱，国泰民安，人们安居乐业，温疫类传染病仍时有发生，这无疑与气候异常、生态环境变化紧密相关。异常气候及生态环境变化易使微生物包括致病微生物生长发育繁殖发生相应变化，或为其生长发育繁殖提供有利的气候环境。温疫始发地点或与大环境气候异常下的局部地域异常气候表现明显的地域或地区有关，再加之人为的诱因。

《黄帝内经》指出了自然界气候有五运六气变化规律，即在一个甲子周六十年的运与气变化中，气候时令有至而未至、未至而至的太过不及规律，以及相互胜负规律，从而导致自然界气候出现异常，致使某气被郁不能正常发挥政令，或某气太过非其时而有其气，从而致使人体发生相应疾病，如果这一特定时段的异常气候正适合按五行分类的某种温疫类病毒邪气的繁殖与传播，于是发生温疫类疾病。

《素问》两遗篇明确指出客气司天在泉的不迁正、不退位，四间气升降失常，以及司天在泉上下错位造成的刚柔失守、迭支迭位等能够导致自然天地气机遇会胜抑，进而致使气候发生异常变化甚至剧烈变化，容易导致严重疾病，甚至瘟疫。例如《素问・本病论》指出“厥阴不退位，即大风早举，时雨不降，湿令不化，民病温疫”“少阴不退位，即温生春冬，蛰虫早至，草木发生，民病膈热咽干，血溢惊骇，小便赤涩，丹瘤疹疮疡留毒”“太阴不退位，而取寒暑不时，埃昏布作，湿令不去，民病四肢少力，食饮不下，泄注淋满，足胫寒，阴痿闭塞，失溺小便数”等，从原文中可知，非其时而有其气，尤其气温过高或过低、光照少、气压低、降雨量少、潮湿闷热等气候环境是温疫类病毒邪气繁殖与传播的最佳条件。因此，凡逢此种异常气候出现之时，应给予高度重视；此时，给予及时的疾病预防及治疗显得更加重要。

2. **生态环境恶劣加重气候异常**　《黄帝内经》五运六气理论重视日地月运行、气候、物候三者发生连带变化的整体性与相关性，认为五运六气变化直接关系到动植物生长与自然生态环境。《素问》两遗篇也描述了各年份运与气时常所致的“清生风少，肃杀于春，露霜复降，草木乃萎”“太阴不迁正，即云雨失令，万物枯焦，当生不发”（《素问・本病论》）等气候、物候表现，认为天德下流，地气上交，天地之气正常升降，始有万物正常生化；同时也指出了天之气候异常越严重，地之物候异常也随之更加严重；反之，地之物候异常现象表现严重，也会影响于天之气候，促使气候更加异常，从而形成恶性循环，使生态环境更加恶劣，直接影响到大自然的生态平衡，人体也是自然生态的一分子，也会受到直接影响。

现代科学研究发现，地球生态系统不仅与岩石圈的深层、大气圈的高层紧密相连，也与天文宇宙系统息息相关，但对于某一特定的地域来说，自然变异对人类社会影响和破坏的程度，既取决于各种自然系统变异的性质和强度，也取决于人类系统内部的条件和变动情况；既是自然变异过程和社会变动过程彼此之间共同作用的产物，也是该地区自然环境和人类社会对自然变异的承受能力的综合反映。

地球生态系统进化到今天已经遭到污染，这就提示人类不仅要从大自然中摄取能量和物质，而且，为了地球生态及地球上的各种生命现象的完好生存，更应该保护地球生态系统，要从爱护大自然所有生物包括人类的角度来保护生态，人们各种行为都要有利于万物共生，促进万物协调进化，这也是中国古代哲学中一再强调的天德与人伦，有学者将其称为“人文生态学”。其实，早在数千年前，《黄帝内经》，尤其五运六气理论就提出了自然环境生态平衡的大生态观，指出：“天地之大纪，人神之通应”（《素问·至真要大论》）并认为大生态平衡与天德、地气、人伦直接相关，因此，当今时代教育人类保护自然环境具有深远的历史意义及现实意义。

3. **三年化疫当重视**　《素问》两遗篇提出了气候异常之后的二至三年易发生木火土金水五疫的理论，应予以重视。现仅就历史上发生的几次疫疠并分析其与前两或三年的气候异常的关系，来反思气候异常二至三年后易化疫疠理论的重要性。

李杲创立脾胃学说的背景是金元之交的大疫，此次疫疠发于壬辰年，按时间推算是1232年，向前推三年即1229己丑年，瘟疫造成的人员严重死亡情况在《内外伤辨惑论》中有较详细的描述。按《素问·本病论》“甲己失守，后三年化成土疫”的理论，若1229年运气失常，至1232年应发“土疫”，据《内外伤辨惑论》，李杲见到的疫病是与脾胃相关的疫病，与通常火热疫不同，故李杲未用通常治疗火热疫之法，而用补中益气汤和升阳散火汤，甘温除热。

再如据吴有性《温疫论》记载，崇祯辛巳年正值疫气流行，疫情严重，阖门传染。据《吴江县志》记载：“当时连年瘟疫流行，一巷百余家，无一家仅免；一门数十口，无一口仅存者。”崇祯辛巳是1641年，往前推三年是1638戊寅年，据清代马印麟《瘟疫发源》记载，崇祯十二年戊寅，“天运失时，其年大旱”。五运六气理论认为“戊癸化火”，戊年刚柔失守，三年后易化成“火疫”。吴有性当时所见的疫病，“间有进黄连而得效者”，提示疫病性质偏于火热，故吴氏遂用大黄等苦寒攻下之品来治疫。

又如杨栗山也是经历了乾隆九年甲子发生的疫疠，据杨氏其后撰写的《伤寒瘟疫条辨》记载：“肇于乾隆九年甲子，犹及谢事寒水大运，证多阴寒，治多温补……自兹已后，而阳火之证渐渐多矣。”乾隆九年指1744年，向前推三年是1741年辛酉年。《素问·本病论》记载若该年“水运太虚，反受土胜……丙辛失守其会，后三年化成水疫”。丙辛主化寒水，证多属于阴寒，故杨栗山治疫运用了温补法。

《素问》两遗篇中的疫疠发生具有规律性，且与异常气候规律密切相关的理论，是建立在“人与天地相参”整体观基础之上形成的重要医学理论，是基于对大自然规律与人体生命规律及疾病规律的长期探索与实践的，深入研究五运六气的疫疠流行规律及其与气候、年份、人体正气的关系，对于现今防治温疫类烈性传染性疾病具有重要的现实意义。

4. **不及之岁异常气候始发方位与瘟疫** 《素问·五常政大论》《素问·六元正纪大论》均指出了岁运不及之年异常气候始发方位，岁运不及之年异常气候始发方位与瘟疫发生的关联性也宜引起关注。

例如，《素问·五常政大论》指出：“委和之纪，是谓胜生，生气不政，化气乃扬，长气自平，收令乃早，凉雨时降，风云并兴，草木晚荣，苍干凋落……邪伤肝也……萧飋肃杀则炎赫沸腾，眚于三，所谓复也，其主飞蠹蛆雉，乃为雷霆。”

“伏明之纪，是谓胜长，长气不宣，脏气反布，收气自政，化令乃衡，寒清数举，暑令乃薄，承化物生，生而不长……邪伤心也，凝惨凛冽则暴雨霖霪，眚于九，其主骤注雷霆震惊，沉黔淫雨。”

“卑监之纪，是谓减化，化气不令，生政独彰，长气整，雨乃愆，收气平，风寒并兴，草木荣美，秀而不实，成而粃也……邪伤脾也，振拉飘扬则苍干散落，其眚四维，其主败折虎狼，清气乃用，生政乃辱。”

“从革之纪，是谓折收，收气乃后，生气乃扬，长化合德，火政乃宣，庶类以蕃……邪伤肺也，炎光赫烈则冰雪霜雹，眚于七，其主鳞伏彘鼠，岁气早至，乃生大寒。”

“涸流之纪，是谓反阳，脏令不举，化气乃昌，长气宣布，蛰虫不藏，土润水泉减，草木条茂，荣秀满盛……邪伤肾也，埃昏骤雨则振拉摧拔，眚于一，其主毛显狐狢，变化不藏。故乘危而行，不速而至，暴虐无德，灾反及之，微者复微，甚者复甚，气之常也。”

上述原文中的“委和之纪”“伏明之纪”“卑监之纪”“从革之纪”“涸流之纪”依次分别指木运不及之岁、火运不及之岁、土运不及之岁、金运不及之岁、水运不及之岁。见表 7。

表 7　《素问 · 五常政大论》五运三纪之代称

岁运	木	火	土	金	水
太过之岁	发生	赫曦	敦阜	坚成	流衍
不及之岁	委和	伏明	卑监	从革	涸流
平气之岁	敷和	升明	备化	审平	静顺

文中的“眚”，指灾害。“三”“九”“四维”“七”“一”，指洛书中的东、南、中、西、北五个方位上的数字。洛书方位是以上南、下北、左东、右西来定位的。上，南方方位，用数字九代表；下，北方方位，用数字一代表；左，东方方位，用数字三代表；右，西方方位，用数字七代表；东北方位，用数字八代表；东南方位，用数字四代表；西南方位，用数字二代表；西北方位，用数字六代表。由于奇数为阳，偶数为阴，故在洛书图中，奇数用空心圆表示，偶数用实心圆表示。在洛书图中，方位与数字对应规律的口诀是“戴九履一，左三右七，二四为肩，六八为足，五数居中”。见图 28。

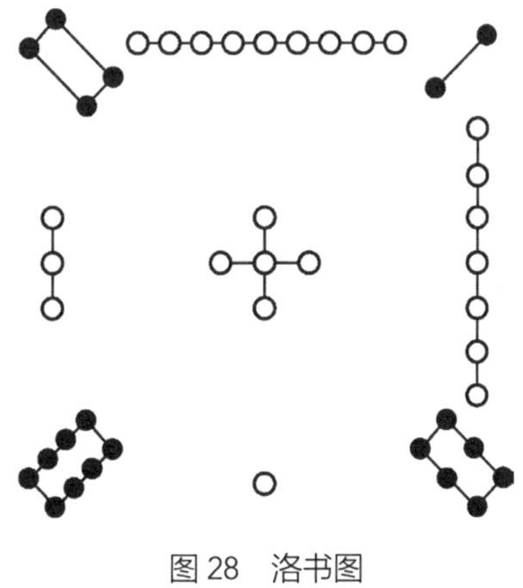

图 28　洛书图

按《素问 · 五常政大论》原文，木运不及之岁，春之生气失司，肃杀之气偏胜，邪伤于肝，异常气候及其所造成的灾害始于东方，东方之数为三，故曰："眚于三。"

火运不及之岁，夏之长气失司，寒气偏胜，邪伤于心，异常气候及其所造成的灾害始于南方，南方之数为九，故曰："眚于九。"

土运不及之岁，长夏之化气失司，风气偏胜，邪气伤于脾，异常气候及其所造成的灾害主要是东、南、西、北四方，以及东北、东南、西南、西北四隅，中央土气不及，不能长养四方四隅，故曰："其眚四维。"

金运不及之岁，秋之收气失司，炎赫之气偏胜，邪伤于肺，异常气候及其所造成的灾害始于西方，西方之数为七，故曰："眚于七。"

水运不及之岁，冬之封藏之气失司，冬反温暖，蛰虫不藏，草木荣秀，邪伤于肾，异常气候及其所造成的灾害始于北方，被方之数为一，故曰："眚于一。"见表8。

表8 《素问·五常政大论》五运不及之岁的灾害始发方位及季节

名称	五行属性	年干	灾害始发方位	方位	季节
委和之纪	木运不及	丁	眚于三	东方	春
伏明之纪	火运不及	癸	眚于九	南方	夏
卑监之纪	土运不及	己	眚于四维	中央	长夏
从革之纪	金运不及	乙	眚于七	西方	秋
涸流之纪	水运不及	辛	眚于一	北方	冬

《素问·六元正纪大论》指出了六十年甲子周期中的三十个岁运不及之纪的异常气候及其所造成的灾害的始发方位，其含义及方位与《素问·五常政大论》同。

《素问·六元正纪大论》指出："乙丑　乙未岁，上太阴土　中少商金运　下太阳水　热化寒化胜复同，所谓邪气化日也，灾七宫。湿化五，清化四，寒化六，所谓正化日也。其化上苦热，中酸和，下甘热，所谓药食宜也。"

"丁卯岁会　丁酉岁，上阳明金　中少角木运　下少阴火　清化热化胜复同，所谓邪气化日也。灾三宫。燥化九，风化三，热化七，所谓正化日也。其化上苦小温，中辛和，下咸寒，所谓药食宜也。”

“己巳　己亥岁，上厥阴木　中少宫土运　下少阳相火　风化清化胜复同，所谓邪气化日也。灾五宫。风化三，湿化五，火化七，所谓正化日也。其化上辛凉，中甘和，下咸寒，所谓药食宜也。”

“辛未同岁会　辛丑岁同岁会，上太阴土　中少羽水运　下太阳水　雨化风化胜复同，所谓邪气化日也。灾一宫。雨化五，寒化一，所谓正化日也。其化上苦热，中苦和，下苦热，所谓药食宜也。”

“癸酉同岁会　癸卯岁同岁会，上阳明金　中少徵火运　下少阴火　寒化雨化胜复同，所谓邪气化日也。灾九宫。燥化九，热化二，所谓正化日也。其化上苦小温，中咸温，下咸寒，所谓药食宜也。”

“乙亥　乙巳岁，上厥阴木，中少商金运，下少阳相火，热化寒化胜复同，邪气化日也。灾七宫。风化八，清化四，火化二，正化度也。其化上辛凉，中酸和，下咸寒，药食宜也。“

“丁丑　丁未岁，上太阴土　中少角木运　下太阳水　清化热化胜复同，邪气化度也。灾三宫。雨化五，风化三，寒化一，正化度也。其化上苦温，中辛温，下甘热，药食宜也。”

“己卯　己酉岁，上阳明金　中少宫土运　下少阴火　风化清化胜复同，邪气化度也。灾五宫。清化九，雨化五，热化七，正化度也。其化上苦小温，中甘和，下咸寒，药食宜也。”

“辛巳　辛亥岁，上厥阴木　中少羽水运　下少阳相火　雨化风化胜复同，邪气化度也。灾一宫。风化三，寒化一，火化七，正化度也。其化上辛凉，中苦和，下咸寒，药食宜也。”

“癸未　癸丑岁，上太阴土　中少徵火运　下太阳水　寒化雨化胜复同，邪气化度也。灾九宫。雨化五，火化二，寒化一，正化度也。其化上苦温，中咸温，下甘热，药食宜也。”

“乙酉太一天符　乙卯岁天符，上阳明金　中少商金运　下少阴火　热化寒化胜复同，邪气化度也。灾七宫。燥化四，清化四，热化二，正化度也。其化上苦小温，中苦和，下咸寒，药食宜也。”

“丁亥天符　丁巳岁天符，上厥阴木　中少角木运　下少阳相火　清化热化胜复同，邪气化度也。灾三宫。风化三，火化七，正化度也。其化上辛凉，中辛和，下咸寒，药食宜也。”

“己丑太一天符　己未岁太一天符，上太阴土　中少宫土运　下太阳水　风化清化胜复同，邪气化度也。灾五宫。雨化五，寒化一，正化度也。其化上苦热，中甘和，下甘热，药食宜也。”

“辛卯　辛酉岁，上阳明金　中少羽水运　下少阴火　雨化风化胜复同，邪气化度也。灾一宫。清化九，寒化一，热化七，正化度也。其化上苦小温，中苦和，下咸寒，药食宜也。”

“癸巳同岁会　癸亥同岁会，上厥阴木　中少徵火运　下少阳相火　寒化雨化胜复同，邪气化度也。灾九宫。风化八，火化二，正化度也。其化上辛凉，中咸和，下咸寒，药食宜也。”

以文中《素问·六元正纪大论》第一段“乙丑　乙未岁”原文为例，稍加解释。原文指出，乙丑、乙未岁，司天之气是太阴湿土，原文“上”，指司天之气；岁运为金运不及，原文“中”，指岁运；“少商”，指金运不及；在泉之气是太阳寒水，原文“下”，指在泉之气。原文“灾七宫”，指的就是异常气候及其所致的灾害发生的方位；“七”，即前文讲的洛书中以数字代表的方位，“七”代表西方。

将上述《素问·六元正纪大论》中的三十个五运不及之岁的异常气候及所致灾害始发方位归纳列表如下。见表9。

表9　《素问·六元正纪大论》五运不及之岁灾害始发方位及季节

干支年	岁运	灾	方位	季节
乙丑、乙未 乙亥、乙巳 乙酉、乙卯	金运不及之岁	灾七宫	西方	秋
丁卯、丁酉 丁丑、丁未 丁亥、丁巳	木运不及之岁	灾三宫	东方	春
己巳、己亥 己卯、己酉 己丑、己未	土运不及之岁	灾五宫	中央	长夏

续表

干支年	岁运	灾	方位	季节
辛未、辛丑 辛巳、辛亥 辛卯、辛酉	水运不及之岁	灾一宫	北方	冬
癸酉、癸卯 癸未、癸丑 癸巳、癸亥	火运不及之岁	灾九宫	南方	夏

《素问·五常政大论》《素问·六元正纪大论》均指出了五运不及之岁异常气候及灾害始发的方位，以及异常气候波及人体影响的相应脏腑，异常气候属于外感致病因素，瘟疫发生与异常气候密切相关，因此，宜高度关注五运不及之岁、异常气候年的异常气候及其所造成的灾害始发的方位地域，异常气候始发方位及灾害始发方位易诱发瘟疫。

顺便解释一下，原文中“湿化五，清化四，寒化六”，其中的数字指河图数代表的方位。河图的方位与洛书一致，即上南、下北、左东、右西。北方一、六，南方二、七，东方三、八，西方四、九，中央五、十。北、南、东、西、中的数字分别是五行的生数一、二、三、四、五和五行的成数六、七、八、九、十。奇数为阳，用空心圆表示；偶数为阴，用实心圆表示。见图 29。

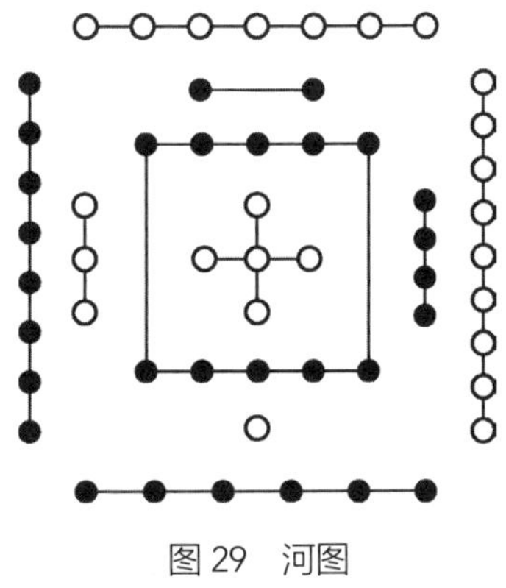

图 29　河图

“湿化五，清化四，寒化六”，指司天之气太阴湿土，其气化表现比较明显的季节和地域是长夏、中央；在泉之气太阳寒水，其气化表现比较明显的季节和地域是冬季、北方；岁运金（清）的气化表现比较明显的季节和地域为秋、西方。

五、三虚与疫疠

《素问》两遗篇指出，五脏虚及人气不足的情况下，虽然神移失守，这只是人体内在失调，不至于夭亡，但是，如果遇到天数不及或失守，此时再有疫邪干犯，则令人夭亡，即《素问·刺法论》云："神移失守，虽在其体，然不致死，或有邪干，故令夭寿。"《素问·刺法论》指出了人五脏虚，遇司天失守之天虚，感之则重虚，在此三虚基础上，疫邪干犯，令人暴亡。《素问·本病论》指出了人气不足、天气如虚，又失于调理致神明失守，因而三虚，在这三虚基础上，又感受疫邪，则令人暴亡，云："人气不足，天气如虚，人神失守，神光不聚，邪鬼干人，致有夭亡。"

1. **五脏虚，遇司天失守，感而三虚，疫邪干犯，令人暴亡**　五脏虚，人体正气不足，是温疫干犯的内在基础。《素问·刺法论》指出了人五脏虚，遇司天失守之天虚，感之则重虚，在此三虚基础上，疫邪干犯，令人暴亡。

例如厥阴失守即天虚，人气肝虚即人虚，感天之邪气人又重虚，在此三虚基础上，肝之魂失守不藏，魂游于上，疫邪干犯，则气大厥，病情危重，如果身温还有救治的可能，可刺其足少阳胆经之所过，再刺肝之俞穴。

人病心虚，又遇君相二火司天失守即天虚，感天之邪气人又重虚，在此三虚基础上，遇火运不及之岁，水疫之邪干犯之，则令人暴亡，可提前针刺手少阳之所过，在针刺心俞。

人病脾虚，又遇太阴司天失守及天虚，感天之邪气又重虚，在此三虚基础上，又遇土运不及之岁，木疫之邪干犯之于人，则令人暴亡，可提前刺足阳明之所过，在针刺脾之俞。

人病肺虚，又遇阳明司天失即天虚，感天之邪气又重虚，在此三虚基础上，又遇金运不及之岁，火疫之邪干犯于人，则令人暴亡，可提前刺手阳明之所过，在针刺肺俞。

人病肾虚，又遇太阳司天失守及天虚，感天之邪气又重虚，在此三虚基础上，又遇水运不及之岁，土疫之邪干犯于人，则致暴亡，可提前针刺足太阳之所过，复刺肾俞。

2. **人气不足，天气如虚，神明失守，因而三虚，疫邪干犯，令人卒亡**

《素问·本病论》指出了人气不足、天气如虚，又失于调理致神明失守，因而三虚，在这三虚基础上，又感受疫邪，则令人暴亡。

例如，人若忧愁思虑则伤心，又遇少阴君火司天之天数不及，则太阴湿土提前司天行令，在此人气和天气两虚的基础上，又遇惊而夺精，汗出于心，因而三虚，心之神明失守，神光不聚，又遇火不及之岁，则水疫之邪干犯之，令人暴亡。

人若饮食劳倦则伤脾，又遇太阴湿土司天之天数不及，则少阳相火提前司天行令，在此人气虚和天气虚的基础上，又遇饮食饱甚，汗出于胃，醉饱行房，汗出于脾，因而三虚，脾之神明失守，神光失位而不聚，又遇土不及之年，或甲年失守，木疫之邪干犯之，令人卒亡。

人若久坐湿地，强力入水即伤肾，又遇太阳寒水司天之天数不及，则厥阴风木提前司天行令，在此人虚和天虚基础之上，又肾神失守，神志失位，神光不聚，因而三虚，又遇水运不及之岁，则土疫之邪干犯之，令人暴亡。

人若恚怒，肝气逆上而不下，则伤肝，又遇厥阴风木司天之天数不及，则少阴君火提前司天行令，在此人虚和天虚人虚基础上，又遇疾走恐惧，汗出于肝，神位失守，神光不聚，因而三虚，又遇到木运不及岁，或壬年失守，则金疫之邪干犯之，令人暴亡。

《素问·刺法论》还指出了调神气的针刺方法，“心者，君主之官，神明出焉，可刺手少阴之源。肺者，相傅之官，治节出焉，可刺手太阴之源。肝者，将军之官，谋虑出焉，可刺足厥阴之源。胆者，中正之官，决断出焉，可刺足少阳之源。膻中者，臣使之官，喜乐出焉，可刺心包络所流。脾为谏议之官，知周出焉，可刺脾之源。胃为仓廪之官，五味出焉，可刺胃之源。大肠者，传道之官，变化出焉，可刺大肠之源。”

可见，情志不遂、起居失调及饮食失节等致使人神失守是疫邪干犯的基础，又遇天数不及，若有疫邪干犯，则令人暴亡。神气失守，不只是疫邪干犯人体的基础，是所有邪气干犯人体的基础。平素调理情志、起居、饮食，可以使神气内藏，正气充足，避免疫邪干犯。正如《素问·本病论》云："得守者生，失守者死。得神者昌，失神者亡。"

六、五运六气变化与疫疠及其预防诸法

疫疠属烈性传染性疾病，严重危害着人类生命与健康。中医药学在几千年的疫病防治过程中不仅有独特的理论研究，而且积累了丰富防治经验。追溯其源头，在现有中医经典中，最早记载在《素问》中。《素问》不仅阐述了运气变化与疫疠发生的相关性、疫疠的病因病机、疫疠的发病规律，还指出了疫疠的防治方法，深入研究防治方法，对于指导现今临床防治疫疠类烈性传染性疾病仍具有重要价值，对于防控 SARS 类瘟疫、新型冠状病毒肺炎，以及甲型 H1N1 流感类疫情等外感流行性传染性疾病，以及提高公众自我防护能力更具有现实意义。

1. **五运六气气候变化与疫疠**　五运六气变化与疫疠关系的理论，主要记载在《素问》运气七篇及两遗篇当中。它指出了六十年甲子周期的气候物候变化规律及其与人体生命活动的密切关系。在《素问》五运六气理论中，按照年干年支的顺序指出了各岁气候物候特点、五运和六气所主的各时间段里易发疾病，尤其指出了不同干支年份的不同时间段里，如果出现了非其时有其气的异常气候，容易发生疫疠类烈性传染性疾病，以及严重程度、疾病性质和涉及脏腑，例如：《素问·六元正纪大论》指出太阴湿土司天的丁丑、丁未、癸丑、癸未、己丑、己未、乙丑、乙未、辛丑、辛未之岁，"二之气，大火正，物承化，民乃和，其病温疠大行，远近咸若，湿蒸相薄，雨乃时降。"意为二之气春分至小满前一日，客气少阴君火加临主气少阴君火，气候异常炎热，疫疠严重，无论地域远近，症状表现均相同。

疫疠发生与多因素所致异常气候变化有关。从《素问》五运六气变化

与疫疠关系的经文中，不难发现，疫疠的发生与岁运、主运、客运、主气、客气多因素相互作用下的异常气候有关，与整体天时气化规律及其局部地域异常气候条件相关，例如：《素问·六元正纪大论》指出了阳明燥金司天的丁卯、丁酉、癸卯、癸酉、己卯、己酉、乙卯、乙酉、辛卯、辛酉之岁，“二之气，阳乃布，民乃舒，物乃生荣。厉大至，民善暴死。”意为这十年的二之气即春分至小满的时段客气少阳相火加临主气少阴君火，二火相逢于二之气，故气候炎热，植物生长茂盛，会发生严重的疫疠，在很短的时间内死亡。

五运六气理论指出了各岁五运和六气、司天在泉、胜复淫郁所致气候的四气五味组方原则，例如：“司天之气，风淫所胜，平以辛凉，佐以苦甘，以甘缓之，以酸泻之。”指出了风淫所胜宜“食岁谷以安其气，食间谷以祛其邪”等的饮食调养方案，以及静神、导引、针刺、吐法、汗法及小金丹等预防疫疠的方法。

《素问》在分析异常气候与疫疠关系时，对于疫疠发生的气候条件及影响因素分析得较详细。例如：刚柔失守（司天之气与在泉之气上下三阴三阳之气错位）发生疫疠；不迁正、不退位（司天之气不能按时到位、司天之气不按时退位）发生疫疠；升降不前（在泉的右间气不能按时上升、司天的右间气不能按时下降）发生疫疠；二火相逢（二之气主气少阴君火遇到了客气少阴君火或少阳相火）发生疫疠；三虚（岁运虚、人气虚、又遇疫疠之毒邪）相合发生疫疠；以及三年化疫，即疫疠的发生还与两年前、三年前乃至四年前的异常气候相关等。

由此可见，五运六气理论从时间空间规律的角度，研究了六十年一个甲子周期的自然气候规律及其与人体疾病的关系，可以说，它是研究天地气化规律与包括疫疠在内的各种疾病关系的预防医学。《素问》各岁各种异常气候与疫疠发生的关系及其规律应值得关注，研究《黄帝内经》五运六气理论中的六十年异常气候致病规律，对于未来分析各年份异常气候规律及其局部地域异常气候特点，研究疫疠发生规律及其与异常气候各气象要素之间的关系，对于提前预防疫疠，以及判断疫疠属性予以组方用药具有重要临床价值。

2. **固护正气是基础**　人体正气不足是疫病发生的内在基础，异常气候变化是疫病发生的外在条件。《黄帝内经》强调疫病发生的根本原因是"三虚"，即人体正气虚、运气虚、人神失守。《素问·本病论》指出："人气不足，天气如虚，人神失守，神光不聚，邪鬼干人，致有夭亡"。说明疫疠为病需具备三个条件：一是正气不足；二是"天虚"，即岁运不及；三是神气失守，加之疫邪干犯，导致发病。《素问·刺法论》强调了"正气存内，邪不可干"，从而提示固护正气、增强抵御外邪的能力以预防疫病发生至关重要。《黄帝内经》提出了调摄精神、顺应自然和固本藏精等颇具特色的固护正气重要原则。《素问·上古天真论》提出了"恬淡虚无，真气从之，精神内守，病安从来"；《素问·四气调神大论》强调了"故阴阳四时者，万物之终始也，死生之本也，逆之则灾害生，从之则苛疾不起，是谓得道"；《素问·生气通天论》论述了"苍天之气，清净则志意治，顺之则阳气固，虽有贼邪，弗能害也，此因时之序"；《素问·金匮真言论》则有"藏于精者，春不病温"等论述，这些阐述均强调了固护人体正气在预防疾病中的重要性。后世医家在《黄帝内经》固护正气、预防疫病方面多有发挥。

后世医家在瘟疫类烈性传染病的防治中，也提出了固护正气在防治中的重要性。例如《景岳全书·杂证谟》云："瘟疫乃天地之邪气，若人身正气内固，则邪不可干，自不相染。"吴又可《温疫论·原病》指出："本气充满，邪不易入，本气适逢亏欠，呼吸之间，外邪因而乘之……若其年气来盛厉，不论强弱，正气稍衰者，触之即病"。熊立品在《治疫全书》中也提到"若其人元气壮盛，精神强健，则正气充实，病气尸气无从侵入"。强调了人体正气强弱在疫病发生中的决定性作用，其观点与《黄帝内经》所阐述的防疫思想一脉相承。

3. **避其毒气是关键**　人体正气抵御外邪的能力是有一定限度的，疫疠毒邪太甚，或因病毒侵入太多，超出人体正气防御能力时，人体难免受病，故积极主动地自我隔离，躲避邪气，避免邪气侵袭，避免交叉感染，避免人传人，及时控制疫情，在疫疠类烈性传染性疾病的防与治的过程中，是不容忽视的非常重要的环节。

正气存内，邪不可干，避其毒气。《素问·刺法论》指出"五疫之至，皆相染易，无问大小，病状相似，不施救疗，如何可得不相移易者……不相染者，正气存内，邪不可干，避其毒气”。原文强调“正气存内，邪不可干”之后，继而就提到“避其毒气”。可见重视人体正气在预防疫病中主导地位的同时，仍要强调“避其毒气”这一关键环节，如《素问·六元正纪大论》所云：“避虚邪以安其正”正说明其中要旨。《黄帝内经》指出疫病发生流行与六十年运气变化规律及运气的升降失常等因素密切相关。原文提示若能做到提前观察六气变化规律及运气升降往来失常的异常气候变化，对疫病先防能起到积极的作用，“虚邪贼风，避之有时”(《素问·上古天真论》)，达到更好的避邪效果。

4. **运气针法可防疫疠** 针刺也是防治疫疠的重要手段。《素问·刺法论》指出了针刺为主的防治疫疠的原则及方法。原则是“折郁扶运，补弱全真，泻盛蠲余，令除斯苦”“升降之道，皆可先治也”“当取其化源也。是故太过取之，不及资之。太过取之，次抑其郁，取其运之化源，令折郁气。不及扶资，以扶运气，以避虚邪也。资取之法令出《密语》”“故天地气逆，化成民病，以法刺之，预可平痾”(《素问·刺法论》)。具体方法如下：

升之不前，当针刺与被郁之气相应经脉的五腧穴。《素问·刺法论》指出“升之不前，即有甚凶也”，当刺与被郁之气相应经脉的五腧穴。例如木欲升，被天柱窒抑之，木郁发待时，当刺足厥阴经之井穴大敦。火欲升，被天蓬窒抑之，火郁发待时，君火相火被郁，均可刺心包经之荥穴劳宫。土欲升，被天冲窒抑之，土郁发待时，当刺足太阴经之俞穴太白。金欲升，被天英窒抑之，金郁发待时，当刺手太阴之经的经穴经渠。水欲升，被天芮窒抑之，水郁发待时，当刺足少阴经之合穴阴谷。

降之不入，当针刺与被郁之气相应经脉之所出及所入。《素问·刺法论》指出：“既明其升，必达其降也。升降之道，皆可先治也。”例如木欲降，而被地皛窒抑之，降而不入，可折其所胜也，当刺手太阴经之所出，即井穴少商，刺手阳明经之所入，即合穴曲池。火欲降，而被地玄窒抑之，当刺足少阴经之所出，即井穴涌泉，刺足太阳经之所入，即合穴委中。土欲降，而被地苍窒抑之，当刺足厥阴经之所出，即井穴大敦，刺足少阳经之所入，即合穴阳陵泉。金欲降，而被地彤窒抑之，当刺心包经所出，即井穴中冲，刺手少阳经所入，即合穴天井。水欲降，而被地阜窒抑之，当刺足太阴经之所出，即井穴隐白，刺足阳明经之所入，即合穴足三里。

不迁正，当针刺与其气相应经脉之所流，即荥穴。《素问·刺法论》指出若当年司天之气不迁正，应提前运用泻法针刺被郁之气相应之脏经脉的荥穴，及时调理脏腑气机，预防疾病及疫疠。例如，去岁太阳司天太过有复布，致使今岁厥阴不能迁正，当泻足厥阴经之所流，即荥穴行间。去岁厥阴司天太过又复布，致使今岁少阴不能迁正，当刺心包络脉之所流，即荥穴劳宫。去岁少阴司天太过又复布，致使今岁太阴不迁正，当刺足太阴之所流，即荥穴大都。去岁太阴司天太过又复布，致使今岁少阳不迁正，当刺手少阳之所流，即荥穴液门。去岁少阳司天太过又复布，致使今岁阳明不迁正，当刺手太阴之所流，即荥穴鱼际。去岁阳明司天太过又复布，致使今岁太阳不迁正，当刺足少阴之所流，即荥穴然谷。

不退位，当针刺与其气相应经脉之所入，即合穴。《素问·刺法论》指出，若上一年司天之气不退位，即新一年的司天之气不能发挥作用，气候仍然是上一年司天之气行令的表现，即上一年的司天之气“复布政”“再司天”，异常气候变化直接影响相应脏腑气机，易发生疾病乃至疫疠，预防方法是针刺被郁之脏经脉之所入，即合穴。例如巳亥之岁，天数有余，故厥阴不退位，风行于上，当刺足厥阴之所入，即合穴曲泉。子午之岁，天数有余，故少阴不退位也，热行于上，当刺手厥阴之所入，即合穴曲泽。丑未之岁，天数有余，故太阴不退位也，湿行于上，当刺足太阴之所入，即合穴阴陵泉。寅申之岁，天数有余，故少阳不退位也，热行于上，当刺手少阳之所入，即合穴天井。卯酉之岁，天数有余，故阳明不退位也，金行于上，当刺手太阴之所入，即合穴尺泽。辰戌之岁，天数有余，故太阳不退位也，寒行于上，当刺足少阴之所入，即合穴阴谷。

阳干之岁，刚柔失守，三年化疫，当提前针刺五脏输穴。《素问·刺法论》指出，天地迭移，刚柔失守，三年后化疫，可以提前针刺，就能够预防温疫，云：“天地迭移，三年化疫，是谓根之可见，必有逃门。”

甲子岁，刚柔失守，即仍是去岁的司天，今岁司天之气未到位，在泉之气已经到位，刚（司天）柔（在泉）失守，岁运土运太过，土克水，三年后会发生温疫，可以提前用补法针刺肾俞，后三日再针刺足太阴经之所注，即输穴太白。针刺后，不须夜行及远行，清静洁净斋戒七日。

丙寅岁，刚柔失守，即司天仍是去岁的司天，在泉是今岁的在泉，上下相错，岁运水被去岁司天所抑，非太过是水运而是不及，天运失序，后三年变疫。当先补心俞，后三日再针刺肾之所入，及合穴阴谷。针刺后慎其大喜欲情于中，清静七日，少思虑。

庚辰岁，刚柔失守，即司天仍然是去岁的司天，在泉是今岁的在泉，上下相错，岁运金胜，后三年变大疫。当先补肝俞，再刺肺之所行，即经穴经渠。针刺后，静神七日，慎勿大怒，肝欲平，勿怒。

壬午岁，刚柔失守，去岁司天与今岁在泉，上下失守，后三年大疫，当先刺脾之俞，后三日，再刺肝之所出，即井穴大敦，静神七日，勿大醉歌乐，勿饱食，勿食生物，无久坐，食无太酸，无食一切生物，宜甘宜淡。

戊申岁，刚柔失守，去岁司天与今岁在泉，上下刚柔失守，去岁司天太阳寒水胜今岁太过之岁运火，岁运阳年不太过，天运失时，后三年火疫至，当刺肺之俞，静神七日，勿大悲伤，调气息。

五疫来临之际，针刺调治有规律。《素问·刺法论》指出了五疫来临之际的针刺调治规律。首先，要重视充实本脏所胜之脏，针刺所胜之脏在膀胱经上的背俞穴；之后，再调理本脏，针刺本脏的五输穴。其原则是注重预防，切断五脏传变途径；精神情志调理上，均特别强调要心态平和，五志七情切勿太过，以免耗伤脏气及所主之神气；饮食调理上，提出清淡饮食，忌食生冷，以保持脾胃气机升降如常，化生水谷精微之气，以充实脏腑精气，使人体正气充实，疫邪无可乘之机。

5. **吐汗两法以防疫疠**　在五运六气理论中，提出了“催吐法”“药浴取汗法”防治疫疠。此二法记载于《素问·刺法论》，云：“又一法，于春分之日，日未出而吐之。又一法，于雨水日后，三浴以药泄汗。”指出药浴泄汗法及吐法能预防疫疠。在春分节之日，太阳尚未生出地平线之时，用吐法能够预防疫疠。在雨水节之日起，用药汤沐浴三次，每次沐浴时，都要使身体出汗。明代医家马莳解释说，用远志去心，以水煎之，日未出之时，饮两杯，吐之不疫。

6. **小金丹方可避疫疠**　小金丹方出自《素问·刺法论》，其云：“小金丹方：辰砂二两，水磨雄黄一两，叶子雄黄一两，紫金半两，同入合中，外固了，地一尺筑地实，不用炉，不须药制，用火二十斤煅之也，七日终，候冷七日取，次日出合子，埋药地中七日，取出顺日研之三日，炼白沙蜜为丸，如梧桐子大，每日望东吸日华气一口，冰水下一丸，和气咽之，服十粒，无疫干也。”原文指出了小金丹方的炼制方法及服法。观方中，辰砂味甘性微寒，入心经，清热镇惊安神；雄黄辛苦温入心肝胃经，具有解毒杀虫之功效；雌黄辛平，有毒，入肝经，具有燥湿杀虫、豁痰定喘解毒的作用；金箔性味辛平，入心肝经，具有镇心安神的作用，在古代，此四味中药是避瘟防疫常用之药。

另外，《素问·刺法论》还指出，调神益气法对防疫也有一定作用。

上述灵活多样的预防疫疠的方法，提示人体自身具有一定的抗病能力，对于疫疠之毒邪也如此。如果能正确地运用调摄精神情志、调节饮食起居、适当运动、中药及针刺等方法，就能够调动和激发人体自身的抗病能力，再加之及时躲避疫疠毒邪，自我隔离，远离人群，避免相互传染，就能够控制疫情，降低发病率，增加治愈率。因此，一方面要加强中医药预防疾病的宣传与科普的工作，让百姓大众深刻认识到人体正气强弱对预防疫疠的重要性，正确指导大众积极主动地科学地预防疫疠；另一方面，广大中医工作者要掌握基本的疫疠预防方法与治疗措施，并要深入研究疫疠的发生与传播、治疗与防护，总结前人经验，创新防治方法。总之，气候异变、生态环境异常、人体正气不足与疫疠发生关系密切，重温中医经典，挖掘五运六气理论中的预防和治疗疫疠的方法，对现今防治疫疠类烈性传染性疾病的具有重要价值。

七、瘟疫漫谈

数千年来瘟疫始终伴随着人类。我国古代先民、历代医家运用中医药防治瘟疫，使中华民族血脉得以生存繁衍，中医药古籍得以代代相传。

我国古代先民在与瘟疫抗争的历史中，留下了大量的宝贵文献资料。例如，早在商代《小屯　第二本　殷墟文字：乙编》就有关于瘟疫的文献记载，在周代就有了“疫”这个字，在《礼记·月令》中多次提到“疫”，例如，“孟春行秋令，则民大疫”“季春行夏令，则民多疾疫”“果实早成，民殃于疫”，指出气候异常，非其时有其气，易发瘟疫。《老子》云：“大军之后，必有凶年。”指出战争之后会有饥荒瘟疫。《大戴礼记解诂·盛德》王聘珍曰：“疫，病流行也。”《左传·昭公四年》洪亮吉引《说文解字》曰：“疠，恶疾也。”《汉书·刑法志》颜师古注：“疫，疠病也。”《后汉书·钟离意》李贤注：“疫，疠气也。”东汉王充《论衡》中说：“饥馑之岁，饿者满道，温气疫疠，千户灭门。”指出了自然灾害之年民不聊生，因饥饿死亡惨重。东汉许慎《说文解字》云：“疫，民皆疾也。”东汉曹植在《说疫气》中也云：“建安二十二年，疠气流行，家家有僵尸之痛……此乃阴阳失位，寒暑错时，是故生疫。”晋代葛洪《神仙传》记载的橘井泉香的故事也与瘟疫有关，故事讲的是西汉时湖南有位道医叫苏耽，因医术精湛故被称为“苏仙公”，他曾嘱咐母亲用庭院井水泡橘树叶防治瘟疫，远之千里，应手而愈。在中国古代，很早就已经认识到瘟疫传染性、流行性及其严重性，大则天下，次则一方一郡一城，小则一村一镇比户传染。

中医学对瘟疫的认识分散在各朝代的中医学著作当中。最早记载温疫的是《黄帝内经》，它指出了六十年一个甲子周期内不同的年份、不同的时间段，出现了异常气候，人在不注意的情况下，易发疫疠，并有防治方法及组方原则。

东汉时期，中原地区瘟疫频发，《后汉书·五行志》记载了11次瘟疫，《灾害与两汉社会研究》记载汉代大小瘟疫73次，尤其建安年间，瘟疫持续时间长，死亡人数多，是历史上少见的。东汉末年，《伤寒杂病论》的作者著名医家张仲景宗族200余口，死亡2/3，张仲景《伤寒杂病论》认为瘟疫发生与异常气候有关，指出“凡时行者，春时应暖，而复大寒；夏时应热而反大凉，秋时应凉而反大热；冬时应寒，而反大温，此皆非其时而有其气”“从春分以后至秋分节前，天有暴寒者，皆为时行寒疫也。”张仲景基于《黄帝内经》总结了治疗瘟疫的经验，写下了不朽的《伤寒杂病论》，这是一部治疗瘟疫的活人救命之书。

魏晋南北朝时期，据《中国古代疫病流行年表》记载发生瘟疫111

次，出现了葛洪、王叔和等医家，留下了《肘后备急方》等与瘟疫有关的重要医学著作。

隋唐时期，据《中国古代疫病流行年表》记载严重的瘟疫就有 80 次，出现了王冰、曹元方、孙思邈、王焘等治疗瘟疫的医家，留下了《太始天元册》《诸病源候论》《备急千金要方》《外台秘要》等载有瘟疫的医学著作，以及屠苏酒、太乙流金散、辟天行毒厉方、犀角地黄汤、葳蕤汤、暴气斑点汤、大青汤、黑膏方等众多有效方剂。

宋金元时期，据《中国古代疫病流行年表》记载发生瘟疫 201 次，其中宋代出现了庞安时、刘温舒、成无已、陈无择等医家，留下了《伤寒总病论》《素问入式运气论奥》《注解伤寒论》《伤寒明理论》《三因极一病证方论》等著作，以及苦参石膏汤、大青解毒汤、五运方、六气方等方剂；宋徽宗还组织编写了《圣济总录》，记载了六十年异常气候及诸多疾病防治方法。金元时期出现了刘完素、张从正、张元素、李东垣、朱震亨治疗瘟疫的医家，医家们根据遇到的瘟疫的病性及治疗经验，留下了《素问玄机原病式》《儒门事亲》《医学启源》《脾胃论》《内外伤辨惑论》《丹溪心法》等著作，留下了凉膈散、双解散、防风通圣散、普济消毒饮、清暑益气汤等有效方剂。

明清时期，瘟疫发生次数增多，据《中国古代疫病流行年表》记载约有 527 次，在治疗瘟疫的过程中，涌现了诸多治疗瘟疫的医家。明末清初著名医家吴又可的《瘟疫论》是中国医学史上划时代的著作，吴又可生活的年代瘟疫猖獗，瘟疫连年流行，在 16 世纪 80 年代至 17 世纪 60 年代的 80 多年里，据文献记载的瘟疫有 131 次，尤其 1641 年的瘟疫波及河北、山东、江苏、浙江等地，死亡惨重。吴又可目睹瘟疫病状，分析瘟疫病因，认为大气中存在着一种特殊的毒气，通过呼吸传播，“无论老少强弱，触之者即病”，传染性非常强，沾上这毒气就被传染，提出了“戾气说”，这是瘟疫学史上伟大的发现和创见。现在看来这种“戾气”导致的疾病，与今之冠状病毒、流感病毒所致疾病很相似；吴又可的《瘟疫论》留下了宝贵的辨证治疗瘟疫的思路及达原饮等有效方剂。

此后，吴鞠通、叶天士、余师愚、喻昌、熊立品、王士雄、王肯堂、汪机、李炳、戴天章、杨栗山、刘松峰、陈耕道、张凤逵、萧霆、林之翰、马印麟等数十位医家在与瘟疫作斗争的实战中相继涌现出来，他们对广义瘟疫之下的各种疫病予以研究和治疗，如伤寒、霍乱、鼠疫、瘟疫、寒疫、丹毒、大头瘟、痘疹、疟疾、痢疾、疫疹、疫喉、烂喉、白喉、丹砂、疔疮、发背、流注、尸虫等，他们将治疗的经验及方药写下来，留给后人，例如大家熟悉的新加黄龙汤、清瘟败毒散、甘露消毒丹、升降散、青蒿鳖甲汤、三甲复脉汤、宣白承气汤、导赤承气汤、牛黄承气汤、增液承气汤等，由此可见，明清时期瘟疫流行，涌现了众多温病学家，所以，在中医学史上，明清时期温病学派走向成熟，温病学派形成。

纵观我国古代医学史，乃至世界医学史，瘟疫始终伴随着人类。数千年来，一代又一代的医学家们，与瘟疫的斗争从来就没有停止过。医学家们在与瘟疫作斗争的过程中，将看到的症状、瘟疫的属性、死伤严重程度、年份、气候条件、气候是否非其时有其气、与战争与自然灾害是否有关系，以及治疗经验、有效方药全都记录下来，写到书里，给后人留下了宝贵的著作。

在我国古代医学史上，还有数次全国大规模的及家族形式的对这些宝贵医学著作的抢救性整理，才使这些珍贵的瘟疫著作流传至今。古代医家在防治瘟疫过程中，基于中医天人相应的整体医学思想，在理论上开拓创新，在治疗上有胆有识、灵活变通，给后世以莫大启发，为现今防治瘟疫提供了大量有价值的方药。

对于瘟疫带来的伤痛，要痛定思痛，根本是预防。预防当中维护大自然和谐、维护大自然的大生态平衡很重要，人要遵守人的本分，不要冒犯自然万物，要关注异常气候，与自然万物有距离地和平相处，自然规律不可违背，“时不可违”“化不可代”，人类要有健康的生活方式，才能与自然和谐相处，才能与万物共生共存。

第四章

五运六气与古代医家医学思想再探析

《黄帝内经》五运六气理论集中地阐释了外感六淫致病规律及其病机变化纲领，构建了中医外感病因学体系，将五运六气变化规律与人体生命、疾病变化、治则用药及养生保健紧密地连为一体，形成了一个宇宙自然 - 阴阳五行 - 气候物候 - 人体疾病 - 扶抑治则 - 四气五味药食防治的人与自然有机结合的整体医学体系，《黄帝内经》强调了掌握五运六气理论对于临床防治疾病的重要性，指出“不知年之所加，气之盛衰，虚实之所起，不可以为工矣”（《素问·六节藏象论》）。

《黄帝内经》以降，历代医家充分认识到五运六气六十甲子气候规律对人体生命的重要影响，对五运六气理论及其临床运用展开了深入研究，不仅揭示了五运六气的古天文背景，阐释了五运六气奥意，更重要的是使五运六气理论在临床防病治病过程中，尤其在温疫类烈性传染性疾病的防治中发挥了重要作用，传承并发展了五运六气理论，促进了学术流派形成，推动了医学发展。本章节是在前期研究基础之上的后续研究。

一、王冰《素问六气玄珠密语》疫理钩玄

王冰，号启玄子，唐代医学家，校注《素问》，补七篇大论。王冰认为《素问》七篇大论“辞理秘密，难粗论述”，故“别撰《玄珠》，以陈其道”，可见，《素问六气玄珠密语》是王冰对《素问》五运六气理论的补充和解释，为《素问》的版本流传及五运六气理论的传承作出了贡献。相传王冰还撰写了《天元玉册》《元和纪用经》《昭明隐旨》等。《素问六气玄

珠密语》，又称《玄珠密语》。有人据史料提出，现在见到的一十七卷的《素问六气玄珠密语》，有七卷为他人附会，而王冰的原著是十卷。该书阐述了五运六气之理，指出了三十年岁运太过与不及之年的气候、物化、自然灾害特点，以及疾病的发病规律和发病趋势。由于岁运能说明全年天时气候变化与人体疾病特点，故王冰重视岁运对疫病发病的影响。

1. **太阴及君相二火司天，易发大疫** 王冰基于《素问》五运六气理论，认为六气的客气变化与温疫流行关系密切。尤其，司天之气的属性对温疫发病有重要影响。王冰提出太阴湿土、少阳相火及少阴君火司天所致的异常气候，容易导致温疫流行。如太阴湿土司天时，易流行黄疸。《素问六气玄珠密语·天元定化纪》云："太阴为土，其令雨，其性润，其德缓，其变埃昏……其病痞噎，黄疸。"王冰还发现星象变化对地面气候能产生影响，特殊情况下也容易导致温疫流行，如《素问六气玄珠密语·观象应天纪》指出太阴湿土司天之岁，南方方位出现大而黄白、光芒闪灼的瘴黄星，说明天地气机郁滞，升降失常，上下不相交通，易导致疫病流行，并且疫情比较严重，使人绝门皆死，云："又土在天之年，有大星见于南方，大而黄白，其星光芒闪灼，名曰瘴黄星……主天下大疫，令人绝门皆死。"王冰认为少阳相火及少阴君火司天之岁，又有温疫星出现，天下将出现大范围的广泛的疫病流行，且死亡人数众多，如《素问六气玄珠密语·观象应天纪》云："又火在天，有温疫星……而天下大疫，人死之半。"

2. **土运之岁易发黄疸、霍乱** 王冰指出己巳、甲戌年份易致黄疸流行，黄疸流行与岁运属土年份的气候变化相关。己巳、甲戌年岁运均为土运，甲年岁运为土运太过，己年岁运为土运不及，土运太过及土运不及年份的异常气候，易致黄疸流行，如《素问六气玄珠密语·运符天地纪》云："己巳，中土运少宫，灾五宫，五宫即中宫也……大风数举，民病痞满，黄疸，胕肿""甲戌，中土运太宫，土气有余，其名敦阜……民病嗔恚，否塞，黄疸。"因黄疸发病急，具有传染性，故亦属于疫病范畴。王冰认为霍乱发生与土运之岁的气候变化有关，提出土运不及之岁，易发霍乱。例如己卯年，岁运为土运不及，根据五行的生克制化关系，土不及则木乘之，所致的异常气候导致霍乱流行，《素问六气玄珠密语·运符天地纪》云："己卯，中土运少宫，土气不及，灾五宫……民病飧泄，霍乱，体重，腹痛，筋骨繇复，肌肉瞤酸。"

3. **太阴在泉，又逢岁木，易发瘟疫、黄疸** 王冰认为在泉之气对疫病的发病及流行也有影响，发现太阴湿土在泉，又逢木运之岁，次岁多有瘟疠、黄疸流行，如《素问六气玄珠密语·灾郁逆顺纪》云："太阴土在泉，丑未正对化同一法。上见木运，土运下克之，土伏地中，黄气本色久伏不出。次岁遇火运，土伏怒气，始乃发泄，真气既出。民多瘟疠，黄疸，肿湿，胀满，大腹，足踵，飧泄。"根据五行生克制化关系，木克土，即在泉之气太阴湿土被岁运之木抑制而成为"郁气"，导致土湿之气伏郁，至下一年岁运为火运之时，土郁极乃发，易致瘟疠、黄疸流行。

4. **运天合德，民易病疟** 王冰基于《素问》运气相合，认为运天合德，则民易病疟。疟，指疟疾，流行性传染性疾病，属于温疫范畴。运天合德指的是岁运的五行属性与司天之气的五行属性相同，这样的年份是天符年，《素问·六微旨大论》指出："天符为执法……其病速而危。"天符年气候变化剧烈，对人体影响也较大。可知，被天符岁之邪所伤引发得疟疾，发病迅速且病情严重。王冰据此指出，戊寅年，岁运为火运太过，司天之气为少阳相火，这样的运天合德的年份，气候炽热异常，炎暑流行，火克金，火热之气灼烁肺金，肺金受邪，容易出现疟疾流行，即《素问六气玄珠密语·运符天地纪》云："戊寅，中火运太徵……即运与天同火，其气甚，盛暑流行，金肺受邪民病病疟，少气……骨痛而为浸淫。"王冰还专门讨论了在岁运被司天之气所抑，即气克运的年份，天地气机郁滞，郁极乃发所致的异常气候，也易导致温疫流行。例如，岁运为土运的年份，遇到司天之气为厥阴风木，木克土，岁运土被司天之气木所抑而致土郁，至大寒之日，司天之气已退位，而岁运还没有退位，这时土郁极而发，造成的异常气候易导致黄疸流行。正所谓郁极乃发，待时而作，如《素问六气玄珠密语·运通灾化纪》云："土运之岁，上见厥阴木司天……民病肿满、黄疸、腹大、水胀。滑泄、四肢不收。"

5. **特殊星象物象预示大疫** 特殊星象预示大疫。《素问·气交变大论》指出五行星距离地球的高下与远近，以及大小的变化，均会对地面气候产生影响，因而对人体生命活动也产生相应影响，距离远则影响小，距离近则影响大，即“高而远则小，下而近则大，故大则喜怒迩，小则祸福远”。王冰在此基础上，进一步提出特殊星象不仅能预测人体脏腑、吉凶祸福，而且还可预测疫病的流行与疫情的轻重，王冰在《素问六气玄珠密语·观象应天纪》中云：“五星失度皆主吉凶。”这与现代天文学提出的观点大体是相一致的。现代天文学经研究认为行星运行的速度快慢、位置的变化，尤其是其运行与地球距离的远近，都会对地球的引力产生影响，使地球气候发生不同程度的异常变化，从而影响人体发生相应变化。王冰还将星象与司天之气相结合进行研究，发现少阴君火或少阳相火司天时，若同时伴有温疫星出现，主天下则有大范围的疫病流行，死亡人数众多，即“又火在天，有温疫星见……而天下大疫，人死之半”。太阴湿土之气司天时，若同时南方伴大而黄白、光芒闪灼的瘴黄星出现，产生天郁之气，主天下有大范围的疫病流行，且疫情严重，使人绝门皆死，即“又土在天之年，有大星见于南方，大而黄白，其星光芒闪灼，名曰瘴黄星……此名天郁之气也。主天下大疫，令人绝门皆死”。另外，还有如“镇星下有黄气，主大疫”“荧惑黄且大，为天下瘟疫”“中央镇星……大且芒角，炅煌赤气绕之，主天下瘟疫”等，均说明疫病流行与特殊星象相关。

特殊物象预示将有温疫。王冰据《素问》五运六气理论，认为气候物候等自然环境变化能导致温疫发生，提出自然界中如果出现了特殊的物象，是温疫流行征兆，预示将有温疫流行，如《素问六气玄珠密语》记载“兔有三足，天下大疫”“冢墓上树自死，民多疫”“地穴中起飞虫万千，民多疫死”“地中有雷声，民疫病”“雾中有赤气，将有大疫。雾变作黄气，有大疫疠”“冬至日，日出日入时俱有云迎送者，岁人民疫病。其云……黄，疫”“春风飋飕，即天下瘟疫”“雷发春前，民发瘟病”等，自然界中出现的物象受运气变化的影响，运气的异常变化导致特殊物象的出现，特殊物象提示将有温疫流行。

6. **治疫忌温补**　王冰指出了疫病的防治方法及禁忌，如用汗、吐、下法防治温疫，指出温疫忌用温补。如《素问六气玄珠密语·观象应天纪》云：“又火在天，有温疫星见……而赤见之而天下大疫，人死之半。如见之，只春分日用药吐，吐之不患也。”“又土在天之年，有大星见于南方，大而黄白……此名天郁之气也。主天下大疫，令人绝门皆死，见之可以吐汗之，皆不病，如人得此病，可吐下，不可温补。”即司天之气为少阴君火或少阳相火之岁，自然天地气机易火气郁闭于内，又见有行星运行异常，出现异常气候，易致比较严重的温疫流行。王冰指出预防方法宜在春分时用药物进行催吐，防止火气郁闭，以免患上温疫。司天之气是太阴湿土，又有瘴黄星出现，导致土气郁闭，天地气机升降失常，也可能出现比较严重的疫病流行，他指出应当在温疫尚未得上之时，用吐、汗两法可以预防，若已患疫，可用吐、下之法令土气疏散，切忌温补之品。王冰将《素问》“土郁夺之”的“夺”，解释为“下之，令无拥碍也”，“下之”指治疫之法；“无拥碍”，指出了土气郁闭致疫时勿用温补的治疗禁忌。因土气郁闭可导致中焦脾胃运化力弱，故王冰认为不可用温补之法治疫，以免加重土气郁闭，为后世防治疫病提供了治疗依据。

后世医家张介宾受王冰的影响，发挥了对“土郁夺之”的理解，将“夺”解释为“直取之”，认为“凡土郁之病，湿滞之属也……土畏壅滞，凡滞在上者夺其上，吐之可也；滞在中者夺其中，伐之可也；滞在下者夺其下，泻之可也。凡此皆谓之夺，非独止于下也”，此观点进一步丰富了治疫之法。王冰《素问六气玄珠密语》对于疫理的阐述，既体现了研究疫病重视五运六气变化的论疫特色，又突出了王冰对五运六气变化与疫病流行关系密切的诸多观点。《素问六气玄珠密语》归纳了五运六气变化与疫病流行的关系，阐述了五运六气气候变化不同，会导致黄疸、疟疾、霍乱等各种疫病流行，指出了某些特殊年份出现特殊星象、特殊物象也易导致温疫暴发及流行。

分析王冰《素问六气玄珠密语》及其对《素问》的注释，对临床预测疫病的发生及流行将会起到重要的指导作用。实际运用时，还应运用多学科的、动态的、综合的天地阴阳五行关系去研究，增强临床疫病辨证论治及预防能力。

二、王冰《元和纪用经》五运六气医学思想

《元和纪用经》相传为唐代医家王冰所著，该著秉承《黄帝内经》五

运六气理论，论述了五运六气变化所致疾病的临床诊治思路及用药原则。王冰医学思想受道家思想影响颇深，在《元和纪用经·五味具备服饵中章九法》中有明显体现。《元和纪用经》共三章，主要阐述了六气用药增损法及五味具备服饵法，并载录八十一方以备其用，对于五运六气理论指导临床用药具有重要价值。

1. **胃主与荣卫助气机升降**　王冰诊治六气所致疾病重视脾胃之气升降和荣卫气机出入。《元和纪用经·六气用药增损上章六法》以六气为主，五运为辅，详细列述了六十年运气变化规律及用药性味原则。该章节在六气用药性味分析之前，均强调“必先胃主，必先荣卫”“胃主者生之原，荣卫者气之主”，王冰认为脾胃之气是人体气血化生之源并主宰人体气机之升降，荣卫主宰人体一身之气的气机之出入，在六气所致疾病临床用药时，当先考虑脾胃之气升降及荣卫二气的气机出入，因为人体脾胃之气未损，荣卫之行畅通，则“精神内居，病无不愈，精生形盛，不失其机”。

六气所致疾病必察人迎气口。王冰秉承《黄帝内经》“持其脉口人迎，以知阴阳有余不足”的思想，重视人迎气口诊法在六气所致疾病中的重要地位，例如，《元和纪用经·六气用药增损上章六法》云：“不知人迎，不知气口，不可以语逆顺之合离。”认为人迎与胃经相属，气口与肺经相属，所以诊人迎气口对于把握六气所致疾病气机升降出入具有不可替代的地位，六气所致疾病必察人迎气口。

2. **抑胜扶虚的气味组方原则**　王冰承袭《黄帝内经》“折其郁气，资其化源，抑其运气，扶其不胜”的五运六气防治原则，强调诊治疾病要根据该岁五运六气之胜复变化，采取抑胜扶虚的组方原则，抑其所胜，扶其不及。王冰认为六气所司六十年中，司天之气主上，在泉之气主下，岁运居于上下之间，由此形成了各年五运六气气候变化规律，不同岁运岁气之年，气候变化规律有太过不及和六气胜复之异，所以对于六气疾病的组方用药，也当顺应各岁五运六气之太过不及、胜复之异来组方，抑其太过，补其不及，对于后世运用五运六气理论指导临床用药具有重要启发。

据岁运确定组方气味。《元和纪用经》中指出了六十年各岁运四气五味组方原则及药物，其组方原则是以五行规律为依据的。例如，年干为甲的土运太过之岁，宜用苦热之品，因土运太过之岁，湿气流行，湿为阴邪，湿邪易伤脾，苦能燥湿，热以化湿。再如，年干为己的土运不及之岁，宜用甘和之品，因土运不及之岁，风气流行，甘味之品可补虚和中、调和营卫，以防风气耗散太过。

据司天在泉确定组方气味。《元和纪用经》中指出六十年各岁运四气五味组方原则及药物，其岁运组方原则是以五行规律为依据的。如少阴君火司天之十年，在泉之气为阳明燥金。因水克火，故以咸寒之药治其上。火克金，故以苦温之药治其下。“上少阴咸寒”“下阳明苦小温”。在主客二气的加临之上，亦有特殊的补泻原则。如果加临在主气之上的客气的五行属性克其主气，则当泻其客气而补其主气。反之亦然。故“客胜则泻，客补主。主胜则泻，主补客”。

据气味选择药物。王冰传承《素问》五运六气的四气五味组方原则，在此基础上列出了具体药物，如厥阴司天之岁，少阳相火在泉，全年气候风火同德，组方用药原则是上半年宜辛凉，下半年宜咸寒，即文中“上厥阴辛凉……下少阳咸寒”，药物如车前子、鸡内金、磁石、元参、泽泻等药，并强调针对司天之气所选择的药物，其药量要增加一倍；针对在泉之气所选择的药物，其药量要增加两倍；针对运气的客主加临及上下逆从所选择的药物，其药量要增加三倍。如厥阴风木司天之年“寒补者倍之，咸而寒者两倍之，应运者倍之，运气主、客、逆、从所赖者三倍之”，在四气五味组方原则及选定药物之后，还针对司天、在泉、客主加临及上下之气逆从关系确定药量的多少及倍数。

六气用药忌宜。王冰在该书中指出六气用药的气味不宜与四时寒热相近，以免使寒热趋向于极化而致病。即“用寒远寒，寒无犯寒也。用热远热，热无犯热也”。用药气味要依据客气与主气的胜复关系而定。如夏天寒气胜则可以用热药，寒气不胜则不可以用。故“客胜主则不可御六步之气”“胜不可翼，复不可赞”。

3. **服饵九法应运气之机**　《元和纪用经》的中章记载了五味服饵九法，认为服饵也要顺应运气之机。服饵源自道家，与“房中”“导引”并列，是养生延年方术三大流派之一，服用金石曾一时受到众人追捧。《元和纪用经》载服饵丹方九首，以应天地人、时音律、星风野；此九首方中，耕苗丹三方，对应天地人；肾气丸三方，列八味丸、温平补益十精丸、六气经纬丸，以应时音律；汤酒散三方，列卫生汤、傅延年酒、元及散，以应星风野。

纵观九首丹方的组成及服法，不难发现，五运六气思想蕴含其中。如，耘苗丹上丹，“春干枣汤下，夏五味子加四两”“戊寅、戊申，相火司天，中见火运，饭后兼饵”，即不同季节和特殊运气之时，方药的加减及服用方法亦有所不同。再如，在汤酒散三方中的卫生汤，也明确指出“唯火运相火司天，戊寅、戊申岁宜常服”，在九首丹方中，虽强调补精固元，但是，特别重视不同岁运岁气年的灵活加减。尤其重视相火司天，岁运为火运之年方子的加减，因为，岁运与司天之气属火的年份，火热之气偏胜，若盲目滋补反而致其内生热病，指出要重视火气旺盛之年的服用方法，可见养生方药亦不离运气思想的指导。

服饵不宜妄服燥烈之品。王冰基于《黄帝内经》“气增而久，夭之由也”的原则，指出服饵也宜遵此原则，不宜妄服燥烈之品。这是因为药物的寒热温凉四气五味不同，若不加以辨证而盲目长期服用，就会“胜尅流变，则百病生焉”。服饵应以“保神守中，和畅荣卫”为准则，在用药方面，该书的九首丹方中，用药多气味平和，以温补之药为主，如肉苁蓉、菟丝子、白术、薯蓣等。金石之品使用极少，仅耘苗丹下丹一方中含有成炼钟乳粉，尚在药物之后记录有“服一两气完者，去”的要求。王冰认为服饵之法不仅要遵从运气思想和辨证论治之法施以五味之药，还要关注药物偏性是否平和，以防药性燥烈、寒热温凉太过对人体产生的不良影响。其观念虽受道家养生思想影响颇深，但并无盲从其术，而是基于运气规律使体质达到“保精全神，养神留形”的目的。

4. **八十一方药少量大**　《元和纪用经》末章载方八十一首。其中一到四十九方主治内科诸病，五十到七十一方主治妇产科诸病，七十二到八十一方主治儿科诸病。纵观八十一方，药味味数少，药量大，服用时剂量小。药味最多一方为“赤箭汤”，共载有九味中药。最少一方仅使用一味药。众方中包含丸、散、汤、酒及外用法多种剂型，在服用方法中亦多有不同的要求。从药物的名称上来看，八十一方中各有不同，与中章九首丹方中亦有不同。例如，芍药，书中出现了“余容”“解仓”“白芍药”“赤芍药”四个名称。在八十一方中，亦有摘自于其他已知书籍中所载的方剂，如第二十二方为桂枝汤，所载内容与《伤寒论》中极为相似，仅在药量上稍有不同。

王冰《元和纪用经》是以五运六气思想为指导的具有临床实用价值的不可多得的经典之作。其传承了《黄帝内经》五运六气理论，创造性地指出了运气组方用药原则，提出了服饵不宜妄服燥烈之品等重要观点，对后世具有重要影响。

三、刘温舒与《素问入式运气论奥》

刘温舒，北宋哲宗文官朝散郎，任大医学司业。居里不详，生平事迹无考。于北宋元符二年即公元1099年撰《素问入式运气论奥》三卷。该书阐述五运六气之理，解惑分图，推究五运六气之本源，是五运六气研究史上重要著作之一。

1. **基前人传承运气之学**　《素问入式运气论奥》的成书与流传对五运六气之学的传承起到了关键性的作用。《素问》一书自古九卷，传至晋代，其中的第七卷遗失，仅存八卷，故皇甫谧著《针灸甲乙经》、杨上善著《太素》、全元起著《素问训解》均未见第七卷。唐宝应年间太仆令王冰次注《素问》时，称“时于先生郭子斋堂，受得先师张公秘本”“恐散于末学”故将其补入，并加以注释。宋代林亿奉诏对《素问》作新校正时，也认为《素问》运气七篇为王冰补入。王冰精通五运六气之学，注释昭明隐旨。宋代林亿奉诏对《素问》新校正时，虽然指出运气七篇为王冰所补，卷帙太厚，与各篇不相符合，但是又认为其很重要，故原样保留。由于五运六气讲的是天地之气运行之理，但是，由于涉及天文历法地理物候，其理深奥难明，学者难以索解，故宋刘温舒在任大医学司业期间，深究五运六气之精义，根据《素问》运气七篇、王冰的运气七篇注释及《素问六气玄珠密语》，撰写了《素问入式运气论奥》一书，为五运六气理论的流传起到了重要作用。该书三卷，三十一篇。书名中的“入”，入，有入门之意；式，有格式、格局的意思；入式，指从五运六气的基本格式入手，探究五运六气的深奥道理。

2. **用图表阐释运气之律** 《素问入式运气论奥》中的图表共计 32 个，卷上有图 15 幅，依次分别为五运六气枢要之图、六十年纪运图、十干起运诀、十二支司天诀、五行生死顺逆图两幅、十干之图、十二支图、纳音之图、六化之图、四时气候之图、交六气时日图、日刻之图、标本之图、生成数图。卷中有图 10 幅，依次分别为五天图、五音建运图、月建之图、主气之图、客气之图两幅、天符之图、岁会之图、同天符同岁会之图、南北政图。卷下有图 7 幅，依次分别为太少气运相临之图、纪运图、岁中五运图、手足经图、胜复之图、九宫分野所司之图、六十年客气旁通图（实为表）。细读著中的每一图与每一表，每幅都精彩别致独具匠心，均能感受到作者的良苦用心与精心设计。图表简明易懂，将复杂的推算和理论清晰表明，若非对运气有深入研究并了如指掌之人是不能画出此图此表的，足见刘温舒谙熟五运六气。例如，六十年纪运图，设计极为精辟，该图虽然中心只有“司天”二字，六十年岁运太过不及、岁气变化以及该年是否是天府、顺化、小逆、天刑、不和，均清晰地囊括于图中，观此图不仅令人叫绝。再如四时气候图，从内向外共五圈，依次将十二支、十二月、二十四节气、十二个月的“中”与“节”、以及二十四“节”“气”日的物候变化。可知，古代“节”与“中”的划分方法，每月“节”在前，“中”在后，前十五日为“节”，后十五日为“中”。“气”是十五日一变，一岁中共有二十四节气，即阴阳之气气化变动的节日，每隔十五天就发生变动，这是无形的气数决定的，五行数与五日相应，合天之五行、地之五行、万物五行，三五共计十五日，称为“一气”。在“一气”十五日当中，阴阳气化还有小的变动即“候”，“候”的变化是五日一变，即《素问·六节藏象论》的“五日谓之候”。每岁二十四节气，共计七十二候，可以用之推查岁化之理。刘温舒认为阴阳变化可以用自然界万物如鸟兽草木的兆象来考察，因此，可以通过观察鸟兽草木物候的变化占测气候变化，此后明代张介宾《类经图翼》按照五日为一候，记载了一岁之中七十二候各候的表现。再如，《素问入式运气论奥》中的日刻之图，仅用两圈，就把按照十二支排列的十二年的各岁六气初之气起始时刻一一表明，即子申辰岁初之气始于水下一刻，丑酉巳岁初之气始于水下二十六刻，寅午戌岁初之气始于水下五十一刻，卯未亥岁初之气始于水下七十六刻。再如，五音建运图，仅用三圈就将岁运、主运的五行属性及太过与不及清晰涵盖，一目了然。月建图也很简练，从图中很容易就能知晓甲己岁正月建丙寅，乙庚岁正月建戊寅，丙辛岁正月建庚寅，丁壬岁正月建壬寅，戊癸岁正月建甲寅。手足经图，表明人身十二经阴阳分配之理。图中清楚地表明了人体十二经脉与三阴三阳、手足、脏腑、十二支相配所属，用午为阴生，子为阳生揭示了手足经络的意义。阳生于子，从子至丑寅卯辰巳为阳分，此为足经，足在下，阳生于下。阴生于午，从午至未申酉戌亥为阴分，此为手经，手在上，阴生于上。故足少阴肾经与手少阴心经子午相对，余皆按此理可推。刘温舒曰："阳生于子，所以下生。阴生于午，所以上生。夫上下生者，正谓天气下降，地气上升。易曰：天地交泰，义见此也。"五运六气枢要图，表明了运气的本源，概括了六气之道。该图从里向外第一圈风热湿火燥寒和从里向外数的第二圈客气六步对应在六气交接点上，与通常位于六个节气点中间的情况有所不同，这样，以示客气六步从相应的六个节气开始起步时发挥作用。

3. **以周天解释日月之行** 刘温舒在卷上《论四时气候》中对《素问》的"日行一度，月行十三度而有奇焉"进行了精确推算，指出"月则昼夜行天之十三度有奇者，谓复行一度之中作十九分，分之得七。大率月行疾速，终以二十七日，月行一周天。是将十三度及十九分之七数总之，则二十九日计行三百八十七度有奇。计月行疾之数，比日行迟之数则二十九日。日方行天二十九度，月已先行一周天三百六十五度，外又行天之二十二度，反少七度，而不及日也"。刘温舒还引用阴阳家之说解释日月之行有前后迟速不等之理，来研究闰月的天文学背景。刘温舒指出日行三百六十五又四分之一日，月行六个大月和六个小月，六个小月中共少六日，实则三百五十四日三十七刻，月行比日行一共少了十一日二十五刻。将少的十一日二十五刻积累，三年盈生一个闰月，这就是三年一闰的道理；如果误置了闰月，则会导致四时节令错误。刘温舒还引用《尚书》"医工之流，不可不知"及王冰之语"天真气运，尚未该通，人病之由，安能精达，即古圣之深戒也"，强调医生不精通天道气运之道，怎么能够精通察知人身疾病的由来。

4. **以方位解正化对化之理** 正化、对化之说在《素问》及唐王冰《素问六气玄珠密语》有载，刘温舒推崇此说。一般认为，本位是正化，与本位相对的是对化，即正化就是指生六气本气的方位，对化就是指本气正对面的对本气有影响的方位。刘温舒在卷中《论天地六气》中以《素问·至真要大论》“天地合气，六节分而万物化生矣”之理，揭示了正化对化的道理和规律，指出天之六元气合地十二支，以五行正化对化为其绪，则少阴子为对化，午为正化；少阳寅为对化，申为正化（注：根据刘温舒“论主气”的客气之图，疑此有误，当寅为正化，申为对化）；太阳辰为对化，戌为正化；太阴丑为对化，未为正化；阳明卯为对化，酉为正化；厥阴巳为对化，亥为正化。可见，正化、对化与所司方位时令相关，即属于本气时令方位，则为正化；属于对面时令方位，则为对化，并以此解释《素问·天元纪大论》的“少阴所谓标也，厥阴所谓终也。”即少阴合于子午，厥阴合于巳亥，子为上六支之首，午为下六支之首，故少阴为始；巳为上六支之终，亥为下六支之终，故厥阴为终。可见，少阴为标的“标”，是“首”之意，开始之意。主气六步的顺序代表了春夏秋冬的自然规律。刘氏认为地之六气与天之四时相合，则始于厥阴，终于太阳；主气六步的顺序代表了春夏秋冬的自然规律。即初气厥阴风木主春，二气少阴君火主春末夏初，三气少阳相火主夏，四气太阴湿土主长夏，五气阳明燥金主秋，六气太阳寒水主冬。

卷上《论六气标本》的标本之图中，刘氏将正化对化与标本相结合，其研究有所创意。图中以六气的正化对化为标本，正化为“本”，对化为“标”，正化用五行生数，对化用五行成数。例如，子与午均属于少阴君火，午为南方火的本位，所以是君火的正化，子为北方的水位，与午相对，故为君火的对化。后人认为此图能在一定程度上说明正化对化之意。

5. **用干支释古之纳音之法** 纳音，纳，是容纳，就是把五音纳于六十甲子中。纳音之法传说为七国时人作，有人疑纳音的本源为历算家所为。刘温舒传承了古之纳音之法，在卷上《论纳音》中先列纳音之图，后论纳音之法，解释了六十甲子周期中“隔八生子”（甲子相配，每隔八个之后，同音出现）的含义。指出五音从十二支而变为周，十二支的每一支又各含五音，例如，甲子含金音，丙子含水音，戊子含火音，庚子含土音，壬子含木音等。每一支中各含五音，那么，所含的五音自然各与其所含的干支相合，例如甲子为金，与乙丑相合。五音成三十位时，则干支行遍一周，周遍六十甲子之位。纳音之法与天气、地气、天地相交之气有关，刘温舒指出："阳生于子，所以下生。阴生于午，所以上生。夫上下生者，正谓天气下降，地气上升。《易》曰：'天地交泰'，又见此也。刘温舒认为通天下者，乃一气耳。一生二，分天气与地气；二生三，即天地之气相交感化生的气；三生万物，即天地相交感之气能化生万物，也正是《素问·六微旨大论》所说："高下相召，升降相因，而变作矣。"刘温舒认为万物皆因天地之气而生，纳音之法也同样遵循着这样的规律，刘温舒的纳音图很珍贵，今已很少见到。

6. **岁运的五运皆生于正月建干之子**　在卷中《论五音建运》刘温舒指出虽然岁运是占候望气而得，即"虽太古占天望气，定位之始"，但"若以月建之法论之，则立运之因，又可见也"，提出了根据月建以立五运之法，这是与以往之法不同的。例如，丙丁均属火，丁属阴干，丙属阳干，正月为阳干，故以丙干建于甲己之岁的首月月干，那么，甲己之岁首月的月干则为丙寅，丙属火生土，故甲己岁，从正月月干相生而建于土运。余四运皆遵此法，即岁运是该年正月月干（五行属性）之所生，即正月月干之子，刘氏认为这正符合日月岁时递相为因而制其功用，这一方法与观点的确较为独特新颖。

7. **甲己土运为南政**　南政北政理论，早在《素问·至真要大论》中被提出。南政北政，意指在一个甲子周六十年当中，有的年份归属于南政之年，有的年份归属于北政之年。但是，如何确定哪些年份属于南政，哪些年份属于北政，古今主要观点有三：其一，甲己土运为南政。认为五运中甲己土运为南政，其他均为北政。理由是"五运以土为尊"，持此观点者以王冰、刘温舒、马莳、张介宾等为代表。例如王冰在对《素问·至真要大论》南北政原文的注释时指出："木火金水运，面北受气。""土运之岁面南行令。"其二，戊癸火运为南政。认为五运中戊癸火运为南政，其他均为北政。持此观点者以张志聪为代表。张氏在《黄帝内经素问集注》中云："五运之中，戊癸化火，以戊癸年为南政，甲乙丙丁己庚辛壬为北政。"其三，黄道南纬为南政，黄道北纬为北政。岁支亥子丑寅卯辰属于南政，巳午未申酉戌属于北政，以任应秋《五运六气》为代表。

刘温舒认为甲己土运为南政，其余皆为北政。云："五运以湿土为尊，故甲己土运为南政。盖土以成数，贯金木水火，位居中央，君尊南面而行令，余四运以臣事之，面被受令。"并以此指出了南北政尺寸所不应脉象，解释了《素问·五运行大论》的"尺寸反者死，阴阳交者死。"《素问入式运气论奥》是对五运六气中的重要问题进行专题阐述的著作，而不是大段《素问》运气七篇原文的注释，图文并用，论述严谨，又引用《黄帝内经》《黄帝八十一难经》《易经》《素问六气玄珠密语》《汉书》《白虎通义》等经典，是五运六气史上的重要著作。对于研究天地阴阳变化之理，探索自然规律的恒动性与规律性，解释五运六气经典问题具有重要价值，其中还有很多重要的观点值得深入研究。

四、陈无择五运六气方药解

陈言，字无择，宋代著名医家，撰写《三因极一病证方论》等著作，创立"三因司天方"。陈氏在《三因极一病证方论》第五卷的《五运论》《五运时气民病证治》《本病论》《六气时行民病证治》等篇均指出五运六气变化是疾病发生的重要因素，他依据六十年五运六气规律及发病规律，创立了五运方十首和六气方六首，六气方据当年客气六步还有随证加减，为后世五运六气理论的临床运用树立了典范，提供了行之有效的运气方剂。

1. **岁运太过之岁五方解**　陈无择依据《素问》五运太过之岁的气候变化特点及民病症状特点，创立了岁运太过之岁五方，即木运太过之苓术汤、火运太过之麦门冬汤、土运太过之附子山茱萸汤、金运太过之牛膝木瓜汤、水运太过之川连茯苓汤，方解如下：

苓术汤

原文：凡遇六壬年，发生之纪，岁木太过，风气流行，脾土受邪，民病飧泄，食减体重，烦冤肠鸣，胁支满。甚则忽忽善怒，眩冒起癫疾。为金所复，则反胁痛而吐，甚则冲阳绝者死。

主症：治脾胃感风，飧泄注下，肠鸣腹满，四肢重滞，忽忽善怒，眩

冒颠晕，或左胁偏疼。白茯苓　厚朴（姜汁制，炒）白术　青皮　干姜（炮）半夏（汤洗去滑）草果（去皮）甘草（炙），各等分

上锉散。每服四钱，水盏半，姜三片、枣两枚，煎七分，去滓，食前服之。

分析：木运太过之岁，风气流行，脾土受邪。风属木，木克土，脾土受邪，则见飧泄，食减，体重，烦冤，肠鸣，胁支满；风气流行，肝风内盛，则见忽忽善怒，眩冒起癫疾；风气偏胜，金气来复，则见胁痛而吐，甚则冲阳绝者死。

治则：甘温脾土，苦燥脾土，补肺抑肝。用茯苓甘淡平、白术甘苦温、甘草甘平以温脾土；用青皮苦辛温、厚朴苦辛温以苦燥脾土；用半夏辛温、炮姜苦涩温、草果辛温培肺金以胜肝木。

麦门冬汤

原文：凡遇六戊年，赫曦之纪，岁火太过，炎暑流行，肺金受邪，民病疟，少气咳喘，血溢泄泻，嗌燥耳聋，中热，肩背热甚，胸中痛，胁支满，背髀并两臂痛，身热骨痛，而为浸淫。为水所复，则反谵妄狂越，咳喘息鸣，血溢泄泻不已，甚则太渊绝者死。

治肺经受热，上气咳喘，咯血痰壅，嗌干耳聋，泄泻，胸胁满，痛连肩背，两臂膊疼，息高。

麦门冬（去心）香白芷　半夏（汤洗去滑）竹叶　甘草（炙）钟乳粉　桑白皮　紫菀（取茸）人参各等分。

上锉散。每服四钱，水盏半，姜两片、枣一枚，煎七分，去滓，食前服。

分析：火运太过之岁，炎暑流行，肺金受邪。暑属火，火克金，肺脏受邪，则见上气，咳嗽，咽干，肩背热；炎暑流行，心肺热盛，则见耳聋，中热，肩背热甚，胸中痛，背髀并两臂痛，身热骨痛；火气偏胜，水气来复，则见谵妄，狂越，喘咳，喘息，血溢泄泻。

治则：苦以泻火，辛以助金，甘以扶土生金。用竹叶辛甘淡寒、紫菀苦辛甘以泻热火，降肺气上逆；半夏辛温、生姜辛温、白芷辛温以助肺金，辛还可以润肾，以治水气来复；麦门冬甘微苦微寒、钟乳粉甘温、桑

白皮甘寒、炙甘草甘平、人参甘微苦微温、枣甘温以扶土生金，以制炎暑。

附子山茱萸汤

原文：凡遇六甲年，敦阜之纪，岁土太过，雨湿流行，肾水受邪，民病腹痛清厥，意不乐，体重烦冤，甚则肌肉痿，足痿不收，行善瘛，脚下痛，中满食减，四肢不举。为风所复，则反腹胀，溏泄肠鸣，甚则太谿绝者死。

治肾经受湿，腹痛寒厥，足痿不收，腰脽痛，行步艰难，甚则中满，食不下，或肠鸣溏泄。

附子（炮，去皮脐）山茱萸各一两　木瓜干　乌梅各半两　半夏（汤洗去滑）肉豆蔻各三分　丁香　藿香各一分

上锉散。每服四钱，水盏半，姜钱七片、枣一枚，煎七分，去滓，食前服。

分析：土运太过之岁，雨湿流行，肾水受邪。湿属土，土克水，肾水受邪，则见足痿不收，脚下痛；雨湿流行，脾肾受阻，则见腹痛清厥，意不乐，体重烦冤，甚则肌肉痿，行善瘛，中满食减，四肢不举；湿气偏胜，风气来复，则见腹胀，溏泄肠鸣，甚则太谿绝者死。

治则：扶肺金燥肾水，扶肝木解脾湿。用半夏辛温扶肺金以生水；附子辛甘大热、丁香辛温、藿香辛微温、肉豆蔻辛温以助肺金燥肾湿；用木瓜酸温、乌梅酸涩平、山茱萸酸涩微温以扶肝木解脾湿。

牛膝木瓜汤

原文：凡遇六庚年，坚成之纪，岁金太过，燥气流行，肝木受邪，民病胁、小腹痛，目赤眦痒，耳无闻，体重烦冤，胸痛引背，胁满引小腹。甚则喘咳逆气，背、肩、尻、阴、股、膝、髀、腨、胻、足痛。为火所复，则暴痛，胠胁不可反侧，咳逆，甚而血溢太冲绝者死。

治肝虚遇岁气，燥湿更胜，胁连小腹拘急疼痛，耳聋目赤，咳逆，肩背连尻、阴、股、膝、髀、腨、胻皆痛，悉主之。

牛膝（酒浸）木瓜各一两　芍药　杜仲（去皮，姜制，炒丝断）枸杞

子　黄松节　菟丝子（酒浸）天麻各三分　甘草（炙，半两）

上锉散。每服四钱，水盏半，姜三片、枣一个，煎七分，去滓，食前服。

分析：金运太过之岁，燥气流行，肝木受邪，燥属金，金克木，肝木受邪，则见胁、小腹痛，目赤眦痒，耳无闻，体重烦冤，胸痛引背，胁满引小腹；燥气流行，肺金受邪，则见喘咳逆气，背、肩、尻、阴、股、膝、髀、腨、胻、足痛；燥气偏胜，火气来复，则见暴痛，胠胁不可反侧，咳逆，甚而血溢太冲绝者，死。

治则：辛以散肝、补肝，酸以泻肝，苦以泄肺制火。用天麻甘平、杜仲甘温、菟丝子辛甘平、姜辛温以散肝补肝；牛膝苦甘酸平、芍药苦酸微寒、木瓜酸温以泻肝；松节苦辛温、甘草甘平、枣甘温以缓肝；牛膝苦甘酸平、枸杞甘平以泻肺。

川连茯苓汤

原文：凡遇六丙年，流衍之纪，岁水太过，寒气流行，邪害心火，民病身热烦心，躁悸阴厥，上下中寒，谵妄心痛，甚则腹大，胫肿喘咳，寝汗憎风。为土所复，则反腹满，肠鸣溏泄，食不化，渴而妄冒，甚则神门绝者，死。

治心虚为寒冷所中，身热心躁，手足反寒，心腹肿病，喘咳自汗，甚则大肠便血。

黄连　茯苓各一两　麦门冬（去心）车前子（炒）通草　远志（去心，姜汁制炒）各半两　半夏（汤洗去滑）黄芩　甘草（炙），各一分

上锉散。每服四钱，水盏半，姜钱七片、枣一枚，煎七分，去滓，食前服。

分析：水运太过之岁，寒气流行，邪害心火。寒属水，水克火，心火受邪，则见身热烦心，躁悸阴厥，谵妄心痛；寒气流行，脾肾受阻，则见上下中寒，甚则腹大，胫肿喘咳，寝汗憎风；寒气偏胜，土气来复，则见腹满，肠鸣溏泄，食不化，渴而妄冒，甚则神门绝者，死。

治则：补肾泻肾，治以咸冷，佐以甘辛，以苦平之。用车前子甘微寒以泻肾；黄连苦寒、黄芩苦寒、远志苦辛温坚肾补肾；半夏辛温、通草甘

淡微寒、姜辛温为佐兼以润肾；以茯苓甘淡平、麦门冬甘微苦微寒、枣甘温佐之。

2. **岁运不及之岁五方解** 陈无择据《素问》五运不及之岁的气候变化特点及民病症状特点，创立了岁运不及之岁五方，即木运不及苁蓉牛膝汤、火运不及黄芪茯神汤、土运不及白术厚朴汤、金运不及紫菀汤、水运不及五味子汤五首。方解如下：

苁蓉牛膝汤

原文：遇六丁年，委和之纪，岁木不及，燥乃盛行，民病中清，胠胁小腹痛，肠鸣溏泄。为火所复，则反寒热，疮疡痤痱痈肿，咳而鼽。

治肝虚为燥热所伤，胠胁并小腹痛，肠鸣溏泄，或发热，遍体疮疡，咳嗽肢满，鼻鼽。

肉苁蓉（酒浸）牛膝（酒浸）木瓜干　白芍药　熟地黄　当归　甘草（炙），各等分

上为锉散。每服四钱，水盏半，姜三片、乌梅半个，煎七分，去滓，食前服。筋痿脚弱，镑鹿角屑同煎。

分析：木运不及之岁，金乘木，燥乃盛行，则见中清，胠胁小腹痛，肠鸣溏泄；燥气偏胜，火气来复，则见燥热相交，疮疡痤痱痈肿，咳而鼽。

治则：酸以扶木，兼治火复，辛以佐金。用乌梅酸涩平、木瓜酸温、牛膝苦甘酸平、白芍苦酸微寒收肺补肺，兼治火复；姜辛温以宣肺；肉苁蓉甘咸温、熟地甘微温、当归甘辛温、甘草甘平以缓肝。

黄芪茯神汤

原文：遇六癸年，伏明之纪，岁火不及，寒乃盛行，民病胸痛，胁支满，膺背肩胛、两臂内痛，郁冒，蒙昧，心痛暴喑，甚则屈不能伸，髋髀如别。为土所复，则反惊溏，食饮不下，寒中肠鸣，泄注腹痛，暴挛痿痹，足不能任身。

治心虚挟寒，心胸中痛，两胁连肩背，肢满噎塞，郁冒蒙昧，髋髀挛痛，不能屈伸。或下利溏泄，饮食不进，腹痛，手足痿痹，不能任身。

黄芪　茯神　远志（去心，姜汁淹，炒）紫荷车　酸枣仁（炒），各等分

上锉散。每服四大钱，水盏半，姜三片、枣一个，煎七分，去滓，食前服。

分析：火运不及之岁，水乘火，寒乃盛行，则见胸痛，胁支满，膺、背、肩、胛、两臂内痛，郁冒，蒙昧，心痛暴喑；寒乃大行，肾气不化，则见屈不能伸，髋髀如别；寒气偏胜，土气来复，则见溏泻，食饮不下，寒中肠鸣，泄注腹痛，暴挛痿痹，足不能任身。

治则：治以甘热，佐以苦辛。用黄芪甘微温、茯苓甘淡平、枣甘温治以除热；紫河车甘咸温、远志苦辛温、姜辛温治以为佐。

白术厚朴汤

原文：遇六己年，卑监之纪，岁土不及，风气盛行，民病飧泄霍乱，体重腹痛，筋骨繇并，肌肉瞤酸，善怒。为金所复，则反胸胁暴痛，下引小腹，善太息，气客于脾，食少失味。

治脾虚风冷所伤，心腹胀满疼痛，四肢筋骨重弱，肌肉瞤动酸廝，善怒，霍乱吐泻。或胸胁暴痛，下引小腹，善太息，食少失味。

白术　厚朴（姜炒）半夏（汤洗）桂心　藿香　青皮各三两　干姜（炮）甘草（炙），各半两

上锉散。每服四钱，水盏半，姜三片、枣一枚，煎七分，去滓，食前服之。

分析：土运不及之岁，木乘土，风气盛行，则见飧泄霍乱，体重腹痛，筋骨繇复，肌肉瞤酸，善怒；风气偏胜，金气来复，则见胸胁暴痛，下引小腹，善太息，气客于脾，食少失味。

治则：甘以扶土健脾，辛温以助金制木，苦温以助火克金抑木。用白术甘苦温、甘草甘平以缓肝补脾；以厚朴苦辛温、青皮苦辛温以泻脾湿；半夏辛温、桂心辛甘热、藿香辛微温、炮姜苦涩温助肺金制肝木。

紫菀汤

原文：遇六乙年，从革之纪，岁金不及，炎火盛行，民病肩背瞀重，

鼽嚏，血便注下。为水所复，则反头脑户痛，延及囟顶，发热口疮，心痛。

治肺虚感热，咳嗽喘满，自汗衄血，肩背瞀重，血便注下。或脑户连囟顶痛，发热口疮，心痛。

紫菀茸　白芷　人参　甘草（炙）黄芪　地骨皮　杏仁（去皮尖）桑白皮（炙），各等分

上锉散。每服四钱，水盏半，枣一枚、姜三片，煎七分，去滓，食前服之。

分析：金运不及之岁，火乘金，炎火盛行，则见肩背瞀重，鼽嚏，血便注下；火气偏胜，水气来复，则见头脑户痛，延及囟顶，发热口疮，心痛。

治则：治以辛寒，佐以苦甘。用白芷辛温、生姜辛温以助金；人参甘微苦微温、桑白皮甘寒、黄芪甘微温、地骨皮甘寒、甘草甘平、枣甘温培土生金抑火；紫菀苦辛甘微温、杏仁苦微温泻肺气上逆。

五味子汤

原文：遇六辛年，涸流之纪，岁水不及，湿乃盛行，民病肿满身重，濡泄寒疡，腰、腘、腨、股、膝痛不便，烦冤足痿，清厥，脚下痛，甚则跗肿，肾气不行。为木所复，则反面色时变，筋骨并辟，肉瞤瘈，目视䀮䀮，肌肉胗发，气并膈中，痛于心腹。

治肾虚坐卧湿地，腰膝重着疼痛，腹胀满，濡泄无度，步行艰难，足痿清厥，甚则浮肿，面色不常。或筋骨并辟，目视䀮䀮，膈中咽痛。

五味子　附子（炮去皮脐）巴戟（去心）鹿茸（燎去毛，酥炙）山茱萸　熟地黄　杜仲（制炒）各等分

上锉散。每服四钱，水盏半，姜七片，盐少许，煎七分，去滓，食前服之。

分析：水运不及之岁，土乘水，湿乃盛行，则见肿满身重，濡泄寒疡，腰、腘、腨、股、膝痛不便，烦冤足痿，清厥，脚下痛，甚则跗肿，肾气不行；湿气偏胜，木气来复，则见面色时变，筋骨并辟，肉瞤疭，目视䀮䀮，肌肉疹疮，气并膈中，痛于心腹。

治则：辛温以补肾疏肝，酸以泻肝气，甘以缓肝急。用杜仲甘温、巴戟辛甘微温、附子辛甘大热温肾散肝补肝；五味子酸甘温、山茱萸酸涩微温以泻肝；鹿茸甘咸温、熟地甘微温以缓肝苦急。

3. **六气六方解** 陈无择依据《素问》六十年五运六气气候变化规律，按照六气司天和在泉的气候变化特点、各岁客气六个时段气候特点，以及民病症状创立了六气方。六气方有六首，即太阳寒水司天之静顺汤、阳明燥金司天之审平汤、少阳相火司天之升明汤、太阴湿土司天之备化汤、少阴君火司天之正阳汤、厥阴风木司天之敷和汤。

静顺汤

原文：辰戌之岁，太阳司天，太阴在泉，气化运行先天。初之气，乃少阳相火加临厥阴风木，民病瘟，身热头疼，呕吐，肌腠疮疡；二之气，阳明燥金加临少阴君火，民病气郁中满；三之气，太阳寒水加临少阳相火，民病寒，反热中，痈疽注下，心热瞀闷；四之气，厥阴风木加临太阴湿土，风湿交争，民病大热少气，肌肉痿，足痿，注下赤白；五之气，少阴君火加临阳明燥金，民气乃舒；终之气，太阴湿土加临太阳寒水，民乃悽惨孕死。治法，用甘温以平水，酸苦以补火，抑其运气，扶其不胜。

治辰戌岁，太阳司天，太阴在泉，病身热头痛，呕吐，气郁中满，瞀闷少气，足痿，注下赤白，肌腠疮疡，发为痈疽。

白茯苓　木瓜干各一两　附子（炮，去皮脐）牛膝（酒浸）各三分　防风（去叉）诃子（炮，去核）甘草（炙）干姜（炮）各半两

上为锉散。每服四大钱，水盏半，煎七分，去滓，食前服。其年自大寒至春分，宜去附子，加枸杞半两；自春分至小满，依前入附子、枸杞；自小满至大暑，去附子、木瓜、干姜，加人参、枸杞、地榆、香白芷、生姜各三分；自大暑至秋分，依正方，加石榴皮半两；自秋分至小雪，依正方；自小雪至大寒，去牛膝，加当归、芍药、阿胶炒各三分。

分析：陈无择静顺汤制方原则是抑其运气，扶其不胜。辰戌之岁太阳寒水司天，太阴湿土在泉，故静顺汤中，白茯苓、甘草甘平，防风甘温，扶其所不胜之土气以健脾祛湿。木瓜酸温、牛膝酸苦，培木气以生火气，诃子苦温、附子、干姜辛热则直接助阳气以散寒，共同作用扶其不及，抑

其有余，温阳散寒，健脾除湿。辰戌之年静顺汤六气各时段药物加减：初之气自大寒至春分，客气为少阳相火，故去辛热之附子，加枸杞滋阴清热；二之气自春分至小满，客气为阳明燥金，为主气少阴君火所克，故加附子辛温之药助肺金之气，兼用枸杞滋阴清火以抑君火。三之气自小满至大暑，客气为太阳寒水，克制主气少阳相火，民病寒，热郁于内，故去附子、干姜辛燥之药，去木瓜酸温以防其助木生火，且加入人参、枸杞、地榆滋阴泻火。四之气自大暑至秋分，客气为厥阴风木，主气太阴湿土，风湿交争，故加石榴皮酸温柔木助火。五之气自秋分至小雪，客气为少阴君火，主气为阳明燥金，火克金，故依正方。六之气自小雪至大寒，客气为太阴湿土，主气为太阳寒水，寒湿交加，故去牛膝苦寒之品，加当归、芍药、炒阿胶甘温以胜湿去寒。

审平汤

原文：卯酉之岁，阳明司天，少阴在泉，气化运行后天。初之气，太阴湿土加厥阴木，此下克上。民病中热胀，面目浮肿，善眠，鼽衄嚏欠，呕吐，小便黄赤，甚则淋；二之气，少阳相火加少阴君火，此臣居君位，民病疠大至，善暴死；三之气，阳明燥金加少阳相火，燥热交合，民病寒热；四之气，太阳寒水加太阴湿土，此下土克上水。民病暴仆，振栗谵妄，少气，咽干引饮，心痛，痈肿疮疡，寒疟，骨痿，便血；五之气，厥阴风木加阳明燥金，民气和；终之气，少阴君火加太阳寒水，此下克上，民病温。治法宜咸寒以抑火，辛甘以助金，汗之，清之，散之，安其运气。

治卯酉之岁，阳明司天，少阴在泉，病者中热，面浮鼻鼽，小便赤黄，甚则淋，或疠气行，善暴仆，振栗，谵妄，寒疟，痈肿，便血。

远志（去心，姜制炒）紫檀香各一两　天门冬（去心）山茱萸各三分　白术　白芍药　甘草（炙）生姜各半两

上锉散。每服四钱，水盏半，煎七分，去滓，食前服。自大寒至春分，加白茯苓、半夏汤洗去滑、紫苏、生姜各半两；自春分至小满，加玄参、白薇各半两；自小满至大暑，去远志、山茱萸、白术，加丹参、泽泻各半两；自大暑至秋分，去远志、白术，加酸枣仁、车前子各半两；自秋

分直至大寒，并依正方。

分析：陈无择审平汤制方原则是咸寒以抑火，辛甘以助金，汗之，清之，散之，安其运气。卯酉之岁阳明燥金司天，少阴君火在泉，且少阴君火克阳明燥金，故民病中热、小便黄赤等症。审平汤中紫檀香咸寒而抑火，山茱萸酸温，白术、甘草甘温而补土生金。其火热之气赖生姜汗之，远志散之，白芍、天门冬清之。诸药共同作用以安其运气。卯酉之年审平汤六气各时段药物加减：初之气自大寒至春分，客气为太阴湿土，主气厥阴风木，木克土，故加茯苓甘淡以助脾土，半夏、紫苏、生姜味辛之品佐金抑制木。二之气自春分至小满，客气为少阳相火，主气少阴君火，二火相逢，故加玄参、白薇滋阴泻火兼以凉血。三之气自小满至大暑，客气为阳明燥金，主气少阳相火，燥热相合，故去远志、山茱萸、白术温性之品，加丹参苦寒泻火，泽泻咸寒生水。四之气自大暑至秋分，客气为太阳寒水，主气太阴湿土，寒湿交争，故加酸枣仁扶木胜湿，车前子祛湿利水，因少阴君火在泉，故去远志、白术苦温以防少阴君火太过。五之气自秋分至大寒，客气为厥阴风木，主气为阳明燥金，依正方。六之气自小雪至大寒，客气为少阴君火，主气为太阳寒水，依正方。

升明汤

原文：寅申之岁，少阳相火司天，厥阴风木在泉，气化运行先天。初之气，少阴君火加厥阴木，民病温，气拂于上，血溢目赤，咳逆头痛，血崩胁满，肤腠中疮；二之气，太阴土加少阴火，民病热郁，咳逆呕吐，胸嗌不利，头痛身热，昏愦脓疮；三之气，少阳相火加相火，民病热中，聋瞑，血溢脓疮，咳呕鼽衄，渴，嚏欠，喉痹目赤，善暴死；四之气，阳明金加太阴土，民病满，身重；五之气，太阳水加阳明金，民避寒邪，君子周密；终之气，厥阴木加太阳水，民病开闭不禁，心痛，阳气不藏而咳。治法宜咸寒平其上，辛温治其内，宜酸渗之，泄之，渍之，发之。

治寅申之岁，少阳相火司天，厥阴风木在泉，病者气郁热，血溢目赤，咳逆头痛，胁满呕吐，胸臆不利，聋瞑渴，身重心痛，阳气不藏，疮疡烦躁。

紫檀香　车前子（炒）青皮　半夏（汤洗）酸枣仁　蔷蘼　生姜　甘

草（炙）各半两

上为锉散。每服四钱，水盏半，煎七分，去滓，食前服。自大寒至春分，加白薇、玄参各半两；自春分至小满，加丁香一钱；自小满至大暑，加漏芦、升麻、赤芍药各半两；自大暑至秋分，加茯苓半两；自秋分至小雪，依正方；自小雪至大寒，加五味子半两。

分析：陈无择升明汤制方原则为咸寒以平其上，辛温治其内，宜酸渗之，泄之，渍之，发之。寅申之岁少阳相火司天，厥阴风木在泉，且厥阴风木生少阳相火，风火相煽，火热加剧，故民病气郁热，血溢目赤聋瞑渴，疮疡烦躁等火热之症为主。升明汤中紫檀香咸寒以平其火气，半夏、青皮、生姜辛味之品扶金抑木，车前子甘寒以泻热，酸枣仁、蔷薇味酸以收肝木。寅申之年升明汤六气各时段药物加减：初之气自大寒至春分，客气为少阴君火、主气为厥阴风木，风火相煽，故加白薇、玄参滋阴泻火。二之气自春分至小满，客气为太阴湿土，主气为少阴君火，加丁香辛燥以胜湿。三之气自小满至大暑，客主二气皆为少阳相火，故加漏芦、升麻、赤芍苦味之品以泻火。四之气自大暑至秋分，客气为阳明燥金，主气太阴湿土，加茯苓。五之气自秋分至小雪，客气为太阳寒水，主气为阳明燥金，依正方。六之气自小雪至大寒，客气为厥阴风木，主气为太阳寒水，故加五味子酸温之品柔木祛寒。

备化汤

原文：丑未之岁，太阴湿土司天，太阳寒水在泉，气化运行后天。初之气，厥阴风木加风木，民病血溢，筋络拘强，关节不利，身重筋痿；二之气，大火正，乃少阴君火加君火，民病温疠盛行，远近咸若；三之气，太阴土加少阳火，民病身重胕肿，胸腹满；四之气，少阳相火加太阴湿土，民病腠理热，血暴溢，疟，心腹䐜胀，甚则浮肿；五之气，阳明燥金加阳明燥金，民病皮肤寒气及体；终之气，太阳寒水加寒水，民病关节禁固，腰脽痛。治法用酸以平其上，甘温治其下，以苦燥之、温之，甚则发之、泄之，赞其阳火，令御其寒。

治丑未之岁，太阴湿土司天，太阳寒水在泉，病者关节不利，筋脉拘急，身重萎弱，或温疠盛行，远近咸若，或胸腹满闷，甚则浮肿，寒疟血溢，腰脽痛。

木瓜干　茯神（去木，各一两）牛膝（酒浸）附子（炮，去皮脐，各三分）熟地黄　覆盆子各半两　甘草一分　生姜三分

上为锉散。每服四大钱，水盏半，煎七分，去滓，食前服。自大寒至春分，依正方；自春分至小满，去附子，加天麻、防风各半两；自小满至大暑，加泽泻三分；自大暑直至大寒，并依正方。

分析：陈无择备化汤制方原则为酸以平其上，甘温治其下，以苦燥之，温之，甚则发之，泄之，赞其阳火，令御其寒。丑未之岁，太阴湿土司天，太阳寒水在泉，且太阴湿土克太阳寒水，故天气变化以太阴湿土为主，民病也以胸腹满闷，浮肿，腰痛等湿邪为主又兼见寒邪之症。备化汤中木瓜、牛膝味酸，补厥阴风木之气以平太阴湿土之气。附子、生姜温热，茯神、熟地、覆盆子、甘草甘淡，甘温同行，利水除寒。丑未之年备化汤六气各时段药物加减：初之气自大寒至春分，客主二气皆为厥阴风木，且太阴湿土司天，风湿相合，依正方。二之气自春分至小满，客主二气皆为少阴君火，故去辛热之附子，加天麻、防风甘平之品补土生金。三之气自小满至大暑，客气为太阴湿土，主气为少阳相火，故加泽泻甘寒补土胜湿兼以泻火。大暑至大寒皆依正方。

正阳汤

原文：子午之岁，少阴君火司天，阳明燥金在泉，气化运行先天。初之气，太阳水加厥阴木，民病关节禁固，腰脽痛，中外疮疡；二之气，厥阴风木加少阴君火，民病淋，目赤，气郁而热；三之气，少阴君火加少阳火，民病热厥心痛，寒热更作，咳喘目赤；四之气，太阴土加湿土，民病黄瘅鼽衄，嗌干吐饮；五之气，少阳火加阳明金，民乃康；终之气，阳明金加太阳水，民病上肿咳喘，甚则血溢，下连少腹，而作寒中。治法，宜咸以平其上，苦热以治其内，咸以软之，苦以发之，酸以收之。

治子午之岁，少阴君火司天，阳明燥金在泉，病者关节禁固，腰痛，气郁热，小便淋，目赤心痛，寒热更作，咳喘。或鼻鼽，嗌咽吐饮，发黄瘅，喘，甚则连小腹而作寒中，悉主之。

白薇　玄参　川芎　桑白皮（炙）当归　芍药　旋覆花　甘草（炙）

生姜各半两上锉散。每服四钱，水盏半，煎七分，去滓，食前服。自大寒至春分，加杏仁、升麻各半两；自春分至小满，加茯苓、车前子各半两；自小满至大暑，加杏仁、麻仁各一分；自大暑至秋分，加荆芥、茵陈蒿各一分；自秋分至小雪，依正方；自小雪至大寒，加紫苏子半两。

分析：陈无择正阳汤制方原则为咸以平其上，苦热以治其内，咸以软之，苦以发之，酸以收之。子午之岁，少阴君火司天，阳明燥金在泉，且少阴君火克阳明燥金，故气候以热为主。民病多以气郁热、小便淋、目赤心痛、鼻衄等火热之邪为主症。正阳汤中旋覆花、玄参咸寒以平其少阴君火之气。白薇苦从内泄其火气，川芎、当归、生姜辛温助阳明燥金之气反侮少阴君火，桑白皮甘寒抑其火气，三方面共同作用，使少阴君火之气平和。正阳汤六气各时段药物加减：初之气自大寒至春分，客气为太阳寒水、主气为厥阴风木，故加杏仁、升麻辛温之品生金温水。二之气自春分至小满，客气为厥阴风木，主气为少阴君火，风火相煽，故加车前子、茯苓咸甘之品以泻火。三之气自小满至大暑，客气为少阴君火、主气为少阳相火，二火相逢，故加杏仁、麻仁苦味之品泻热兼以滋养阴液。四之气自大暑至秋分，客主二气皆为太阴湿土，加荆芥辛温化湿，茵陈利水祛湿。五之气自秋分至小雪，客气为少阳相火，主气为阳明燥金，依正方。六之气自小雪至大寒，客气为阳明燥金，主气为太阳寒水，金水相生，故加紫苏子辛温以防寒水太过。

敷和汤

原文：巳亥之岁，厥阴风木司天，少阳相火在泉，气化运行后天。初之气，阳明金加厥阴木，民病寒于右胁下；二之气，太阳水加少阴火，民病热中；三之气，厥阴木加少阳火，民病泪出，耳鸣掉眩；四之气，少阴火加太阴土，民病黄瘅胕肿；五之气，太阴土加阳明金，燥湿相胜，寒气及体；终之气，少阳火加太阳水，此下水克上火，民病瘟疠。治法，宜用辛凉平其上，咸寒调其下，畏火之气，无妄犯之。

治巳亥之岁，厥阴风木司天，少阳相火在泉，病者中热，而反右胁下寒，耳鸣，泪出，掉眩，燥湿相搏，民病黄瘅，浮肿，时作瘟疠。

半夏（汤洗）枣子　五味子　枳实（麸炒）茯苓　诃子（炮，去核）

干姜（炮）橘皮　甘草（炙，各半两）

上为锉散。每服四钱，水盏半，煎七分，去滓，食前服。自大寒至春分，加鼠粘子一分；自春分至小满，加麦门冬去心、山药各一分；自小满至大暑，加紫菀一分；自大暑至秋分，加泽泻、山栀仁各一分；自秋分直至大寒，并依正方。

分析：陈无择敷和汤制方原则为辛凉平其上，咸寒调其下，畏火之气，无妄犯之。巳亥之岁厥阴风木司天，少阳相火在泉，木生火，故气候以火热为主。民病多以中热、耳鸣、掉眩等火热上扰之症为主。敷和汤中枳实苦寒泄热，五味子味酸以泻风木，半夏、干姜、橘皮辛温补阳明燥金之气以抑厥阴风木，共同制约风木，以防风火相煽太过，兼用茯苓、甘草、大枣甘味之品扶助土气。敷和汤六气各时段药物加减：初之气自大寒至春分，客气为阳明燥金，主气为厥阴风木，故牛蒡子味辛，引全方以入肺金。二之气自春分至小满，客气为太阳寒水，主气为少阴君火，故加麦门冬、山药。三之气自小满至大暑，客气为厥阴风木、主气为少阳相火，风火相煽，故加紫菀苦味之品泻热。四之气自大暑至秋分，客气为少阴君火，主气为太阴湿土，故加泽泻、山栀子咸苦寒泻热之品，制其火热之气。自秋分至大寒，依正方。

五、张元素《医学启源》五运六气医学思想

《医学启源》为金代医家张元素所著。张氏一生著述甚多，有《医学启源》《脏腑标本寒热虚实用药式》《医方》《药注难经》《洁古家珍》《洁古本草》《珍珠囊》等，其中《医学启源》是其医学思想的代表作，对后世中医学发展产生重要影响。《医学启源》共三卷，上卷有脏腑经脉证法、五运六气主治要法、主治心法等；中卷有五运六气主病与病解、六气方治；下卷有用药备旨。在创新五运六气理论并指导临床运用，以及药物归经组方用药等方面具有特色。

1. **创立天地六位藏象说**　张氏在《医学启源》中将《黄帝内经》天人相应、五运六气思想贯穿始终，继前人之所成又有所发展。张氏将上中下

的天、人、地分别又分为上下两位，天之上下、人之上下、地之上下，共计六位。天之两位为太虚、天面，人之两位为风云之路、万物之路，地之两位为地面、黄泉。天人地六位自上而下的五行属性依次为金、火、木、火、土、水，五行之气运行天地之间为五运。按照此天人地六位自上而下所主的六气顺序依次为燥金主清、君火主热、风木主温、相火主极热、湿土主凉、寒水主寒。按照此天人地六位分主脏腑依次为肺上焦象天下络大肠、心包络下络小肠、肝中焦象人下络胆经、胆（无络属）、脾下焦象地下络胃、肾旁络膀胱。张氏认为人体生命禀赋天地之精气，故人体脏腑经络与天地之气相通应，自然界五运六气运行变化规律对人体生命活动及疾病变化具有影响，并创《天地六位藏象图》于卷首，图中简明清晰地将天人地六位与五运、六气、脏腑、经络的相应关系予以表述。见表10。

表10 天人地六位与六气、脏腑、经络的相应关系

天	太虚	金	燥金主清	肺上焦象天下络大肠
	天面	火	君火主热	心包络下络小肠
人	风云之路	木	风木主温	肝中焦象人下络胆经
	万物之路	火	相火主极热	胆(无络属)
地	地面	土	湿土主凉	脾下焦象地下络胃
	黄泉	水	寒水主寒	肾旁络膀胱

2. **提出四因之病三感治法**　张氏在“四因之病”节中，根据疾病之因气动和不因气动，将错综复杂的病因归为四类，云：“一者，始因气动而内有所成者……冲薄坠堕，风寒暑湿，斫射刺割等。”指出四种病因，一是因气动生于内者，如积聚，狂癫痫等。二是因气动生于外者，如痈肿疮疡等。三是不因气动而病生于内者，如留饮癖食，想慕忧结等。四是不因气动而病生于外者，如虫蛇蛊毒，斫射刺割等。

在“三感之病”节中，张氏基于《黄帝内经》“天之邪气感则害人五脏，水谷之寒热感则害于六腑，地之湿气感则害皮肉筋脉”，认为天、地、水谷寒热邪气性质不同，作用于人体的部位亦不同，治法也异，提出

了“三感治法”。张氏云：“《内经》治法云：天之邪气，感则害人五脏……地之湿气，感则害人肌肤……从外而入，可汗而已。”认为天之邪气感则害人五脏，五脏特性是实而不满，故可用下法；水谷寒热的邪气感则害人六腑，六腑的特性是满而不能实，故可用吐法；地之湿气感则害人之肌肤，因湿气从外而致，故可用汗法。

在“三才治法”节中，张氏引用华佗《石函经》中不同剂型的作用，阐释了不同剂型适合于不同疾病，云：“汤可以荡涤脏腑，开通经络……开肠利胃。”将药物汤、丸、散剂型分为三才，认为汤剂可涤荡脏腑经络之邪，丸剂可破坚积增进饮食，散剂可散风寒暑湿之气，又明确指出即便是同一个方剂的不同剂型，其功效也有所不同。

3. **详释五运六气病机** 张氏认为疾病的病因病机受五运六气变化影响，分析病机当依据五运六气变化规律。

详释五运病机。张氏重视五运变化与病机的密切关系，并列“五郁之病”“五运主病”“五运病解”专篇对其机理予以详释。依据《黄帝内经》五郁之病，详细解释病机，其观点均用“注云”标明。如阐释“土郁之病，脾甘土湿”时，云：“注云：故民病心腹胀，肠鸣而为数便……则脾热之生也。经曰：土郁夺之，谓下之令无壅滞也。”认为土郁所致的肠鸣腹胀等，当用《黄帝内经》“土郁夺之”之法，下之以除壅滞。在阐释五运主病时，以《黄帝内经》病机十九条五脏病机为主，专列“五运病解”章，以五行生克制化关系详解五脏病机，例如，解释“诸风掉眩，皆属肝木”的病机时，认为风性主动，木气过旺，金弱不能制木，木过旺则导致风动极从而发生肢体动摇震颤一类的病症，云：“掉，摇也。眩，昏乱眩运也。风主动故也。所谓风气甚则头目眩者，由风木旺，则必是金衰不能制木……风势甚，则曲直动摇，更加呕吐也。”

详释六气病机。首先，张氏明确指出以大寒为岁运岁气交接时日，之后列举“六气主治法要”“六气为病”“六气病解”“六气方治”专章对六气病因病机展开讨论。如在六气主治要法中，详述了六气中主气六步各步的起始节气点，六气各时间段的气候、物候及病候，尤其，与阴阳消长盛衰相应之脉象、治则、方药及宜忌。在阐释六气的六之气主治时，张氏指出：“大暑未上，四之气，大暑至秋分，太阴湿土之位……胀满气痞，手足无力。小儿亦如之。四之气病宜渗泄，五苓之类是也。”认为四之气大暑至秋分太阴湿土所主时段若见脉缓大长，燥金旺，多发暑热头身疼痛，不可当作热病治，不宜白虎汤类，而宜渗泄五苓之类。在阐释三之气主治时，云：“小满巳上，三之气，小满至大暑，少阳相火之位，阳气发万物俱盛，故云太阳旺……四肢厥冷，爪甲青色。三之气病，宜下清上凉及温养，不宜用巴豆热药下之。”认为小满至大暑这个时间段，若见脉洪大而长，多发热、口渴、烦满，治宜用下清上凉或温阳之法，禁忌巴豆等热性药物。

在阐释六气主病时，张氏以《黄帝内经》病机十九条为核心，将病机十九条中的症状归纳于六气主病之中，并专列“六气病解”章，以五行生克制化关系详解病机，例如，解释“诸热瞀瘛，暴喑冒昧，躁扰狂越，骂詈惊骇……暴病卒死，是皆属于火”中的酸疼病机时，认为火过亢而制金，金受到制约而减少对木的克制，从而木气过旺，木在五味中为酸，所以民病身体感到酸痛，云：“疼酸注云：酸疼也。由火实制金，不能平木，则木旺而为兼化，故酸疼也。”

治病不拘泥于古方。张氏指出：“运气不齐，古今异轨，古方新病不相能也。”认为古今异气，地理环境与气候的差异对人体生命活动及疾病所产生影响不同，所以用古方治病时不应一成不变，组方用药应当因时、因地制宜，知常达变，随机用药。

4. **重视生克制化的六十三方** 在“六气方治”章中，张氏按照主治将63首方剂分为风、暑热、湿土、火、燥、寒水六类，治风方12首、治暑热方10首、治湿土方9首、治火方11首、治燥方10首、治寒水方11首。查该63首方剂，其中23首方剂为张氏《医学启源》自创方剂，14首源自《太平惠民和剂局方》，9首源自《宣明论方》，5首源于《伤寒杂病论》，3首源于《外台秘要》，1首源自《魏氏家藏方》，1首源自《灵苑方》，1首源自《素问病机气宜保命集》，其余6首方剂出处尚不详。63首方剂具有以下特点：一是每方剂均有详细症状、方名、组成、剂量、将息法及禁忌；二是方剂组成特别注重五行生克制化的配伍关系，以调整由于六气失常所致五脏气机失调的病症，例如在治风方中的加减冲和汤方解中，张氏曰：“治中府之病，宣外阳，补脾胃，泻风木，实表里，养荣卫。”指出实脾土以治肝木的组方原则及目的；三是组方不拘泥于古方，药物及药量随病症变化加减化裁详细载于方下“加减法”中，例如，治火方中的凉膈散，张氏曰：“咽喉痛涎嗽，加荆芥半两，桔梗一两……斑疹，加葛根一两，荆芥半两，赤芍、川芎、防风、桔梗各半两。”

5. **据气味升降定用药法度** 在《医学启源》卷下《用药备旨》章节中，共有“气味厚薄寒热阴阳升降之图”“药性要旨”等19小节，强调了四气五味组方用药的关键是要依据自然界阴阳升降之气变化规律及脏腑气机升降之性，同时还要遵循《黄帝内经》中“高者抑之，下者举之”之理。

详释药物气味薄厚升降之理。张氏在“气味厚薄寒热阴阳升降之图”节，基于《黄帝内经》气味厚薄阴阳属性及作用的理论，进而提出了气味薄厚阴阳不同，药物作用趋向也有所差异的观点，指出药物阴阳的属性不同归经也不同，曰：“注云：味为阴，味厚为纯阴，味薄为阴中之阳；气为阳，气厚为纯阳，气薄为阳中之阴。”认为药物四气五味之中，气为阳，味为阴，而阴阳之中可再分阴阳，则气厚为纯阳，味厚为纯阴，气薄为阳中之阴，味薄为阴中之阳。并附药物气味阴阳作用趋势予以详细解读，例如张氏曰：“麻黄苦，为地之阴，阴也，阴当下行，何谓发汗而升上？经曰：味之薄者，阴中之阳，所以麻黄发汗而升上，亦不离乎阴之体，故入手太阴也。”解释了麻黄虽味苦属阴，却有发汗上升的作用，是因麻黄味薄为阴中之阳，其性为阴所以入手太阴经，又因其阴中有阳之性所以可发汗上行。

详释用药法度。张氏在“药物法象”章中收入中药106味，又将此106味中药分为五大类，风升生20味、热浮长20味、湿化成中央21味、燥降收22味、寒沉藏23味。张氏将每一味药物的气味薄厚，升降浮沉、主要入经、补泻主治、拣择制度与修合之法详细录入此章中，可见，张氏组方用药之时从药物的四气五味阴阳升降整体角度研究药物的作用，认为药物作用方向是多维立体的。例如：张氏曰：“升麻气平，味微苦。足阳明胃、足太阴脾引经药……此手足阳明经伤风之的药也……刮去黑皮腐烂者用，里白者佳。”详述了升麻的气味阴阳、主要入经、药用主治与择选度量等。

详释药物运用要旨。张氏以《黄帝内经》理论为基础，重视药物性味的升降作用。在“药性要旨”章中提出了重要观点，张氏曰：“苦药平升，微寒平亦升；甘辛药平降，甘寒泻火，苦寒泻湿热，甘苦寒泻血热。”认为苦味药与微寒的药性皆平且有上升趋势，甘辛药性则平降，甘寒性味的药物有泻火作用，苦寒性味的药物能泻湿热，甘苦寒性味的药物则可泻血热。并运用药物性味理论治疗五运六气太过不及致使人体脏腑功能失常的病症。如“治法纲要”云：“夫五运之政，犹权衡也，高者抑之，下者举之……病气寒，则退其寒，六气同法。”

《医学启源》基于《黄帝内经》五运六气整体医学思想，创新并发展了五运六气方证理论及其临床运用，对后世五运六气理论的研究及临床运用具有启发作用。

六、王肯堂《医学穷源集》五运六气医学思想

《医学穷源集》为明代医家王肯堂著，门人殷宅心评释。《医学穷源集》共六卷，全书以《黄帝内经》五运六气理论为基础，将五运六气理论运用于临床实践，是五运六气理论指导临床运用的典范。

1. **太虚元气为万物生化之源**　王氏秉承《黄帝内经》“太虚寥廓，肇基化元”的万物乃太虚阴阳之气所化的整体观思想，认为太虚寥廓，太虚之气周而复始地运行又充满生机；太虚之气混沌为本，继生太极，是自然万物生化之本源，如卷一《太虚图论》云：“由其本无者言之，曰太虚；由其自无之有者言之，曰太极……太极剖而阴阳立，天地其最钜者也。”指出太虚至太极的变化就是自然万物从无到有的化生过程。又云：“阳极阴生，阴极阳生。阳主生而阴主成，阴既屈而阳复兆，其循环不已也如此。”认为太极运行生阴阳两仪，阴阳消长盛衰循环往复的变化，化生了自然万事万物。又进一步指出，人体生命也是禀太虚元气而生而成，云：“人本一元之气，参两太之位，二五之精既具，万物之性皆备。”说明了人体生命亦是秉承太虚阴阳之气而生，二五之精具备，乃成为人，可见，太虚阴阳之气是自然界万事万物及人体生命生化之源。

2. **以易理卦象释运气变化**　王氏基于文王八卦、六十四卦、河图洛

书，将医理与易理相联系，阐释五运六气变化规律，并且强调学医当知易的重要性。在卷一《元会运世论》云："子建一阳卦复，丑建二阳卦临……戌建五阴卦剥，亥建六阴卦坤。"文中以卦象的阴阳变化来阐释一年四季天地阴阳变化趋势。在《三元运气论》中，又以洛书九宫分三元分别各主三宫理论为基础，将五运六气变化过程分为上、中、下三元，每元一甲子周期六十年，认为自然气候以六十年为一周期变化，每年五运六气变化规律又各不相同，人体生命活动及疾病也随之发生相应变化。

借助易理阐释运气病机。在卷二《太乙移宫说》中，运用后天八卦，以《灵枢·九宫八风》九宫八风图为指导，将卦象与人体脏腑相联系，研究一年九宫八风的气候变化规律、八风方位所导致病变规律，并将四时八风作为病因以分析八风的正邪属性，认为阴阳消长变化所致的八风对人体生命活动有重要影响，提出"实风主生长万物，虚风伤人也"的观点，对于临床治疗疾病有重要指导价值。同时，在卷三至卷六的医案分析中，亦多次借助易理阐释病机。

3. **承古启新创四诊脉法**　王氏基于《黄帝内经》六气之脉、四时之脉，以及《黄帝八十一难经》的"三部九候""独取寸口"等理论，又结合后世医家春夏秋冬四诊法，脉形、至数、举按、去来四诊法，四方风土高寒卑湿四诊法，创四诊脉法，指出切脉四诊当为"一曰会神，二曰审时，三曰宗理，四曰参究"，四诊脉法为，一是重视人之神气，因为同一脉证有神无神之后效，判若霄壤。二是认为脉各有时，岁气天和，在所当审。三是脉有百端，理唯一致，或舍证从脉，或舍脉从时。四是前人诸脉法当互参考订，撮其精也。

王氏继承《黄帝内经》三部九候脉法，在"脉说"节又提出人迎寸口分候手足三阴三阳的诊脉法，云："上古诊疾之法，人迎、寸口分候阴阳……人迎一盛，病在足少阳；一盛而躁，病在手少阳……脉口三盛，病在足太阴；三盛而躁，病在手太阴。"认为人迎脉以候手足三阳经之盛衰，寸口脉以候手足三阴经之盛衰，并以《黄帝内经》天地人三部九候诊脉法解释了人迎候阳、寸口候阴的道理，提出"分而候之，脉之真体乃得"。指出后世诊脉取寸口，虽然简捷，但是离经旨之意远矣。又认为正经有三部九候之法，奇经也有三部九候之法，云："气口一脉，分为九道，正经奇经，皆取诊焉。”

4. **以运气为纲分析医案** 《医学穷源集》全书共载十四年医案113个，所有医案的病机均运用五运六气变化规律为纲领来加以分析，提出“运气之说为审证之捷法”的观点，认为分析病机一定要参考病人发病之年的五运六气变化特点，运用五运六气变化规律分析病机是审证之捷径。书中按照病人发病时的岁运年，将113个医案分别列入木运年、火运年、土运年、金运年、水运年当中，结合当年岁运、六气客主加临变化及月建、齐化兼化的特殊变化分析发病机理。例如，“郑姓二十七，感冒风邪”案，病发于壬子岁，岁运木运太过，少阴司天，阳明在泉，主症为燥热无汗，脉象浮数无力，两尺沉细。病机分析认为与该年岁运岁气变化相关，木运太过，“土郁而不前，故中宫虚而致疾”。

5. **据岁运胜复组方用药** 王氏依据岁运的五行属性、岁运太过不及的胜复规律、气候变化特点、累及之脏来选药组方。该书记载了十四年间的113个医案的首次处方，部分医案首次处方后还有复诊处方，首次处方和复诊处方共计273首，用药530味。在273首方剂中，组方思路均是基于岁运五行属性、太过不及的胜复规律、气候特征、累及之脏选药组方。例如，木运之岁用药，王氏依据《黄帝内经》岁木太过之岁，风气流行，木胜克土，土虚不生金，金弱不生水，王氏认为宜用抑木、补土、培金、生水之法，方中以柴胡疏解肝气以平木；白术、茯苓、泽泻等舒土去湿以扶土；苁蓉、故纸以助土；干姜味辛入胃扶土生金；沙参、寄生取金水相生之意。岁木不及之年，燥乃大行，金来兼化，金胜木弱则郁，故用清金、滋木、舒木之法，方中用杜仲酒炒使金之燥气下行；用藤蔓荣筋以养木；用羊血以滋木；用沙参、苏子、陈皮清金理气，以除木郁。

火运之岁用药，王氏依据《黄帝内经》岁火太过之岁，炎暑流行，火胜克金，金虚不生水，王氏认为宜用滋阴降火、清火之法。方中用黄柏、知母等滋阴降火；用夏枯草与泽泻、木通同用使水气上行清火热；用荷花根水中之阳精以养火敛火；用龟板、首乌滋阴保水。岁火不及之年，寒乃大行，水来兼化，水胜克火则郁，弱火受制不能生土，医案云：“气即火，血即水。”故用散寒、补气之法。用川乌温养脏腑，散风寒湿痹；用山药、白芍以补气。

土运之岁用药，王氏依据《黄帝内经》岁土太过之岁，雨湿流行，土胜克水，水弱不养木，王氏认为宜用泄土生水、水木相生、固水敛木之法。用紫苏、广木香、泽泻、干姜、郁金、淡豆豉等以泄土生水；用黑豆本属水，经过水的滋润生根发芽，以取水木相生之意；用萸肉之酸助木固气佐以五味取固水敛木之意。岁土不及之年，风乃大行，木来兼化，木胜克土，故用升火助土之法。用藕节、神曲取母火生子土之意。

金运之岁用药，王氏认为《黄帝内经》岁金太过之岁，燥气流行，金胜克木，木虚火不旺土郁，王氏认为宜用保肺清金、生水养木舒土之法。用桑皮、辛夷、粳米、蛤蚧粉以平金；用苏子、桑皮、杜仲降金行水；用石英降金生水；用桑螵蛸固水气养木气。用薄荷、郁金、知母、木通取清金达木舒土之意。岁金不及之年，炎火乃行，火来兼化，故用扶金降火之法。用花粉、蒺藜助金；用黄芩、炒山栀等降火；用沙参、牛子、橘叶保金清浮火。

水运之岁用药，王氏认为《黄帝内经》岁水太过之岁，寒气流行，水胜克火土衰，王氏认为宜用抑水舒土、清金摄水、益火生土之法。用通草、麦冬、冬葵子、生地炭、香附、山慈菇、马兜铃等抑水舒土加辛金之味，金为水母，取金清水行之意。用丹皮将炎上之火下济，佐以山楂味酸借木味舒土，取用火生土之意。用肉果增土气，取土气旺而金气平，木气达而水气利之意。岁水不及之年，湿乃大行，土来兼化，水滞不能生木，木弱不能舒土，故用壮水生木之法。神曲、红曲引坤气上行，即火能生土；用马兜铃、泽泻导乾气下行，即生水养木。

《医学穷源集》基于《黄帝内经》五运六气医学思想，提出了太虚元气是万物生化之源等观点，将五运六气理论运用于临床病机分析及组方用药，尤其113个医案为后世五运六气理论的运用提供了重要参考资料。

七、汪机《运气易览》五运六气医学思想

《运气易览》为明代医家汪机所著，全书三卷。汪氏基于《黄帝内经》五运六气理论，又在陈无择“五运时气民病证治”“六气时行民病证治”

基础上，创立六气主病方剂，还附有歌诀图表便于理解和运用。

1. **重视三因制宜** 汪氏基于《黄帝内经》五运六气理论体系，重视三因制宜在诊治中的重要性。如《运气易览·序》云："冬有非时之温，夏有非时之寒，春有非时之燥，秋有非时之暖，此四时不正之气，亦能病人也。"指出："春气西行，秋气东行，夏气北行，冬气南行。卑下之地春气常存，高阜之境冬气常在。天不足西北而多风，地不满东南而多湿。又况百里之内晴雨不同，千里之邦寒暖各异……乌可皆以运气相比例哉？"又以"平生瘦弱血少逢岁金太过深秋发燥"的医案，说明四时寒热温凉不同，地域方位及地势高低各异，致使人体体质强弱各异，所以疾病亦不同，故强调辨治疾病要因时因地因人制宜。

汪氏多次强调在三因制宜基础上，务须随机达变，根据地域气候变化实际状况来辨治疾病，如《运气易览·序》中云："运气一书，古人启其端倪而已，圆机之士，岂可徒泥其法，而不求其法外之遗耶？……务须随机达变，因时识宜，庶得古人未发之旨，而能尽其不言之妙也。"认为研究五运六气不能胶于定法，虽然气候变化有规律可循，但是常中有变，变中有常，知常才能达变，宜"即其时当其处，随其变而占焉，则吉凶可知"。

2. **运气交接时日为大寒** 汪机明确指出大寒是运气交接时日。古代医家多认为五运六气交接时日为大寒，也有认为立春等。汪机基于《黄帝内经》及前人王冰、滑寿等医家的观点，提出运气交接时日为大寒，卷一《论交六气时日》云："非小寒之末，无所于授，大寒之初，无所于承，隔越一气，不相接续，而截自大寒为次年初气之首也。"此观点承前启后，对后世五运六气理论的研究，以及气候变化规律与人体疾病节律的研究起到了规范性的作用。

汪机还认为研究气候与疾病要关注元会运世的运气大周期变化。元会运世，是北宋邵雍《皇极经世书》计算历史年代的时间周期单位，即三十年为一世，十二世为一运，三十运为一会，十二会为一元，一元之数为十二万九千六百年。汪机在研究五运六气周期气候变化时，运用了元会运世的大周期规律，认为研究运气不拘泥于一年一时的变化，元会运世各时间周期均具有同一规律，他指出："一说自开辟来，五气秉承元会运世，自有气数，天地万物所不能逃。”研究五运六气应注意“元会运世”的超年节律，为其后大司天理论的提出奠定了坚实基础。汪机又以“近世当是土运，是以人无疾而亦痰”为例，从五运六气大司天角度解释了无疾而痰的病因病机，研究五运六气不能忽视大周期五行属性背景对人体生命活动的影响。

3. **甲己土运为南政** 古代医家对南政北政的研究提出不同的观点，主要观点有甲己土运为南政、戊癸火运为南政、岁支的亥子丑寅卯辰为南政、岁运太过为南政等。汪机在《运气易览·论南北政》中明确提出甲己土运为南政，云：“五运以湿土为尊，故甲己土运为南政。”其道理是“土以成数，贯金木水火，位居中央，君尊南面而行令，余四位以臣事之，北面而受令，所以有别也。”即土居中央以灌溉四方，所以土的地位在五行中尤为重要，故令其为南政以示区别，并举“伤寒三阳合病，面戴阳，气口皆长而弦，医诊左尺不应，以为肾已绝”的医案，指出“适是年岁运左尺，当不应，此天和脉非肾绝也”，提示南北政对人体脉象有影响。

4. **创立六气主病方剂** 汪机基于《黄帝内经》五运六气变化规律，在陈无择“五运时气民病证治”“六气时行民病证治”方剂基础上，创立了6首六气主病方剂，即风胜燥制火并汤、水胜湿制风并汤、火胜寒制湿并汤、土胜风制燥并汤、金淫热制寒并汤、火胜阴精制雾沤渎并汤。此6首方剂以五行生克制化理论指导的组方，以药物归经理论指导用药。方中组方思路及层次清晰并具有规律性，即每首方剂的第一组药物依据五行相克规律，选择了能够克制偏胜之气的药物；第二组药物依据“实则泻其子”的原则，选择了能泻其子以抑制偏胜之气的药物；第三组药物为引经药，引药入邪气偏胜之经，以制服邪气；在风胜燥制火并汤、土胜风制燥并汤这两首方剂中，还有能发散胜气之势的第四组药物。这六首方剂思路明确，布阵整齐，显示了六气主病方剂的主要功效。

例如，厥阴风木偏胜，用风胜燥制火并汤。方中天南星、北桔梗、小栀子为第一组药，入手太阴肺经，助金以克木；川黄连为第二组药，入手少阴心经，泻火以抑制木气之胜；青皮为第三组药，引诸药至风胜之地；防风、薄荷为第四组药，以散风之势。

太阳寒水偏胜，用水胜湿制风并汤。方中苍术、白术、甘草为第一组药，入足太阴脾经，助土以制水；吴茱萸、姜为第二组药，入厥阴肝经，泻木以抑制水气之胜。附子为第三组药，引诸药至水胜之地。

少阳相火偏胜，用火胜寒制湿并汤。方中黄柏、盐知母为第一组药，入足少阴肾经，助水以制火；片黄芩、栀子为第二组药，入足太阴脾经，助土以抑制火气之胜；黄连为第三组药，引诸药至火胜之地。

太阴湿土偏胜，用土胜风制燥并汤。方中川芎、当归为第一组药，入足厥阴肝经，助风化以制其湿；南星、桑白皮为第二组药，泻金以抑制土气之胜；大枣为第三组药，引诸药至湿胜之地；川萆薢为第四组药，以散其湿。

阳明燥金偏胜，用金淫热制寒并汤。方中肉桂入手少阴心经，助热化以制金甚，当归助木生火以制燥胜，为第一组药；泽泻入足少阴肾经，泻水以抑制金气之胜，为第二组药；独活、桔梗引诸药至燥胜之地，为第三组药。

少阴君火偏胜，用火胜阴精制雾沤渎并汤。方中天门冬、生地黄为第一组药，入阴精，助水以制热甚；柴胡、连翘、黄芩为第二组药，入足太阴脾经，泻土以抑制火气之胜；地骨皮、黄柏为第三组药，引诸药至热盛之地。

5. **创制运气歌诀图表**　《运气易览》中共有歌诀 44 首，插图 35 幅，表格 11 个，生动直观简洁易懂，高度凝练了五运六气的基本内容和重要观点，便于记忆和传承。

歌诀以便记诵。《运气易览》中共有 44 首歌诀，包括五行五运类 18 首、六气六化类 10 首、运气相合类 8 首、天文历法类 3 首、南北政类 2 首、其他类 3 首。歌诀与插图相配合，用简洁凝练、富有韵律的文字概括了五运六气的推算规律和基本内容，朗朗上口，易于记诵。

图表以揭其要。《运气易览》插图 35 幅，包括五行五运类 11 幅、六气六化类 6 幅、运气相合类 5 幅、天文历法类 3 幅、南北政类 4 幅和其他类 6 幅，用直观的方式阐释了诸多五运六气重要问题。《运气易览》中共有表格 11 个，包括 5 个五运所化表和 6 个六气所化表，简洁明了地呈现了各年干对应的岁运、五气经天、气候总体特征、南北政、五音、气候物候、民病症状以及各年支对应年份的司天在泉、六气的主气、客气、天时、民病，将散在各处的内经条文加以整理、提炼，便于初学者领会要点。

《运气易览》发展了《黄帝内经》五运六气整体医学思想，源于五运六气又不拘泥于运气，创制了六气主病方剂，创新了五运六气的传承形式，对后世研究五运六气理论及其临床运用具有重要价值。

八、张介宾之象数理与运气本源

张介宾，字会卿，号景岳，明代医家，浙江绍兴人。张氏不仅医术精湛，且精通易理、象数、天文、气象、星纬、律吕、兵法之学，精研《黄帝内经》，费时三十年著《类经》一书。张氏又运用河图洛书八卦、太极图说、古代天文历法研究自然万物生化、人体生命活动及疾病变化，以及五运六气中的九九制会、南北政、五运三纪、岁有胎孕不育、九宫八风等诸多中医学疑难问题，尤其对于中医理论中寓义艰深、言而不能尽意之处，另撰《类经图翼》，运用图文互注的方法精辟地阐述，方法独特，义理深明。张氏研究中医学独特的方法及视角，与其精通易理、穷研博览、精通百家密不可分。

1. **以河图洛书研究生命之源**　医易同源，学医当知易。张氏从河图洛书、伏羲八卦六十四卦、文王八卦入手阐述了医易同源的关系，强调了学医当知易的重要性。在《类经附翼·医易义》中指出："天地之道，以阴阳二气，而造化万物；人生之理，以阴阳二气，而长养百骸。易者，易也，具阴阳动静之妙；医者，意也，合阴阳消长之机。虽阴阳已备于《内经》，而变化莫大乎周易。故曰天人一理者，一此阴阳也；医易同原者，同此变化也，岂非医易相通，理无二致，可以医而不知易乎？"

人禀天地二五之精而生。张氏对"天人相应"整体观有深刻的认识，认为人体"禀二五之精，为万物之灵"，天地之合辟即人身之呼吸，昼夜之潮汐即人身之脉息，天之北辰为群动之本，人体之心为全身之君。人体脏腑组织经络营卫运行皆不出乎天地阴阳变化之理，指出卦爻与人体相应关系，云："以爻象言之，则天地之道，以六为节；三才而两，是为六爻；

六奇六偶，是为十二。故天有十二月，人有十二脏；天有十二会，人有十二经；天有十二辰，人有十二节。知乎此，则营卫之周流，经络之表里，象在其中矣。以藏象言之，则自初六至上六，为阴为脏，初六次命门，六二次肾，六三次肝，六四次脾，六五次心，上六次肺；初九至上九，为阳为府，初九当膀胱，九二当大肠，九三当小肠，九四当胆，九五当胃，上九当三焦。知乎此，而脏腑之阴阳，内景之高下，象在其中矣。”（《类经附翼·医易义》）八卦应形体不同部位为乾为首，阳尊居上也；坤为腹，阴广容物也；坎为耳，阳聪于内也；离为目，阴明在外也；兑为口，拆开于上也；巽为股，两垂而下也；艮为手，阳居于前也；震为足，刚动在下也。运用天不足西北、地不满东南之理，阐述了人体具有耳目之左明于右、手足之右强于左的一般规律。

天地氤氲，生命生生不息。张氏以天地氤氲万物化醇、男女构精万物化生之道，运用八卦变化解释自然万物及人体生命生生不息之理。“‘乾’道成男，‘坤’道成女，‘震’‘坎’‘艮’，是为三男（长男中男少男），‘巽’‘离’‘兑’是为三女（长女中女少女）。欲知子强弱，则‘震’‘巽’进而前，‘艮’‘兑’退而止……欲明布种法，则天时与地利，亏盈果由气，冬至始阳强，阴胜须回避”（《类经附翼·医易义》）。张氏运用河图洛书之数阐述五行方位与人体脏腑的相应关系，论述了人之精神总统于心，精神魂魄意分属于五脏。指出北一水，肾藏精；南二火，心藏神；东三木，肝藏魂；西四金，肺藏魄；中五土，脾藏意。木火同气，故神魂藏于东南，金水同原，故精魄藏于西北。卦气方隅相关。张氏以先天八卦与后天八卦方位顺序之差异，阐述了天地之气始于子中，阳气自北方而生至北方而尽、洛书九宫八卦分位以及子午为阴阳之极、卯酉为阴阳之中的四正等问题。《类经附翼·卦气方隅论》指出中国形胜，山脉起于昆仑，故中国之山自西北而来，中国之水也自西北而发。东南阳胜，下而多水，其气熏蒸，春夏多烟雾；西北阴胜，高而多寒，其气多凛冽，秋冬多风霾等。习医者不可不知，要因地制宜。

2. **用太极图说究万物生化**　太极乃天地万物之始。张氏引用《周易》理及程朱理学的“太极图说”深入研究自然生化之理。认为“太极者，天地万物之始也”。《类经图翼·太极图论》中指出：“太极之初，廓然无象，自无而有，生化肇焉。化生于一，是名太极。太极动静而阴阳分。”还认为“不知一（太极），不足以知万（万物）；不知万，不足以言医”，太极阴阳之学是学医者首当学习的内容。对于“太极”“象数”“理”“气”之关系，张氏提出了重要观点，认为太极者，理而已矣。象数未行理已具。天下无理外之气，亦无气外之理；理不可以离气，气不可以外理；理在气亦在，气行理亦行。认为自然万物变化，太极之理无所不在；理气阴阳之学也是医道开卷之学，习医者也不可不通。太极阴阳体象有先后天之分。张氏研究了太极阴阳体象的先后天关系，其与方位、自然物象及人体相应相合关系。《类经图翼·太极图论》指出：“开物者为先天，成物者为后天；无极而太极者先天，太极而阴阳者后天；数之生者先天，数之成者后天；无声无臭者先天，有体有象者后天。先天者太极之一气，后天者两仪之阴阳。”

天地万物皆具有阴阳五行之气。张氏提出：“二五之气，无乎不具。”人体之气与自然之气相通应：天有四象，人有耳目口鼻以应之；地有四象，人有气血骨肉以应之。三百六十骨节以应周天之度数；一万三千五百息以通昼夜之潮汐。头圆象天，足方履地。总结了地域与人体性情特征、植物特征的差异为近东南者多柔而仁，近西北者多刚而义；植物得东气者多长而秀，得南气者多茂而郁，得西气者多强而劲，得北气者多坚而曲，万物化生总由一气。

以太极阴阳释人体阳气的重要性。张氏运用太极阴阳之理，阐述人身阳气的重要性。指出“命之所系惟阴与阳，不知阴阳焉知医理”。阴阳当中，阳气占主导地位，指出“天之大宝，只此一丸红日；人之大宝，只此一息真阳”（《类经图翼·太极图论》）。临床诊治要慎用苦寒之物，以免克伐阳气。张氏还认为天地生成莫不有数，五行之理原出自然，察河图可推而定之。他根据自然万物生化推演了五行生数成数，指出人体要法阴阳和术数，先岁气，合天和。

3. 以亢害承制解病机胜复 自然亢害承制影响疾病病机。张氏立足《素问》运气七篇亢害承制规律，以运气七篇为基础，又结合临床实际，深入研究疾病变化的胜复机理，研究不同年份气候胜复对疾病病机变化的影响，总结发病规律及治疗规律。例如研究《素问·六微旨大论》“亢则害，承乃制，制则生化”问题时，张氏在《类经》二十三卷中指出“亢者，盛之极也。制者，因其极而抑之也。盖阴阳五行之道，亢极则乖，而强弱相残矣。故凡有偏盛，则必有偏衰，使强无所制，则强者愈强，弱者愈弱，而乖乱日甚。所以亢而过甚，则害乎所胜，而承其下者，必从而制之。此天地自然之妙，真有莫之使然而不得不然者。天下无常胜之理，亦无常屈之理”。认为制则生化是制之常，害则败乱生化大病是无制之变。亢害承制是自然规律，五运六气胜复之理，“不期然而然者矣”，它是自然气候变化的客观规律和客观存在。求之于人，则五脏更相平也，五志更相胜也，五气更相移也，五病更相变也，即承制之在天地者，出乎气化之自然；而在人为亦有之。指出医生若能掌握其胜复之理、知其微妙，得其道，则能把握疾病变化。若不明承制盛衰“则败乱可立而待也”。

复杂的病证表现与气候胜复变化有关。张氏在研究《素问・气交变大论》“五运太过不及下应民病”时，在《类经》二十四卷中阐述了五运太过和不及年所致的常见病证的发病机理。认为复杂的病证表现与气候胜复变化相关，五运太过不及的气候胜复变化直接影响相应五脏功能及症状表现。如指出岁木太过“民病飧泄食减，体重烦冤，肠鸣腹支满”的主要机理是木胜克土，脾脏受邪，脾虚不运，水谷不化。体重烦冤与脾气衰、脾脉上膈注心中有关。指出“五运之有太过不及，而胜复所以生也。太过者其气胜，胜而无制，则伤害甚矣。不及者其气衰，衰而无复，则败乱极矣。此胜复循环之道，出乎天地之自然……在人则有脏腑疾病之应”。同时又指出“读运气者，当知天道有是理，不当曰理必如是也”，强调了研究运气与医学的关系时一定要灵活运用。张氏还就运气七篇中的六十年运气病治、五郁之发之治、六气之胜五脏受邪脉应、六气补泻用有先后、气机升降出入等问题进行了深入研究，提出了自己的观点，指出了临床运用。

4. **以天文历法释运气疑难**　张氏在研究五运六气理论中的疑难问题时，运用古代天文历法等自然科学知识一一阐明。以其广博的自然科学知识，揭示了五运六气产生的古代自然科学背景，以及五运六气气候规律的科学性。对二十四节气、二十八宿、斗纲、中星、岁差、气数等疑难且重要的问题进行了科学的论述。例如在《类经》二十七卷中，张氏研究了

《灵枢·九宫八风》记载的“太一游宫”的天文历法基础。指出太一即北极星。“北极居中不动而斗运于外，斗有七星，附者一星。自一至四为魁，自五至七为杓。斗杓旋指十二辰，以建时节……斗杓所指之辰，谓之月建，即气令所王之方……以周岁日数分属八宫，则每宫得四十六日，惟乾巽天门地户两宫止四十五日，共纪三百六十六日，以尽一岁之数。后仿此。坎宫四十六日，主冬至、小寒、大寒三节”，继而又指出了斗杓一年旋指天空八个方位（四方四隅）所历时的二十四节气，各节气风向变化和气候变化特征、邪气伤人的脉证表现。张氏在《类经》二十三卷中对《素问·六节藏象论》中“夫六六之节、九九制会者，所以正天之度、气之数也……行有分纪”这段文字有更精辟的以天文学理论为基础的阐述，云：“天体倚北，北高南下，南北二极居其两端，乃其枢轴不动之处也。天有赤黄二道。赤道者，当两极之中，横络天腰，中半之界也……日月循天运行，各有其道，日行之道是为黄道。黄道之行，春分后行赤道之北，秋分后行赤道之南。月行之道有九，与日不同。九道者，黑道二，出黄道北；赤道二，出黄道南；白道二，出黄道西；青道二，出黄道东。故立春春分，月东从青道；立秋秋分，月西从白道；立冬冬至，月北从黑道；立夏夏至，月南从赤道。”继而又以斗建一岁旋指十二辰指出了日月所会的以二十八星宿为标志的方位、五行星运行轨迹、天之度为三百六十五度又四分度之一的道理，以及根据气盈朔虚（即太阳年、太阴年）的天文学背景确定历法（包括闰日、闰月）的道理等。从这些对天度气数的精确计算中，不难发现张氏对天文历法研究的深厚功底，同时也说明了中医运气理论产生的自然科学基础。

5. **气候物候紧密相关**　张氏研究运气理论时，重视气候变化所导致的各种物候现象，认为物候受气候影响，人体生命活动及疾病变化亦随气候变化。如张氏详细补充了《素问·六节藏象论》中的“五日谓之候”各候的物候表现。“五日谓之候”，即指自然界生物生长壮老已的变化及自然景象由于受气候的影响，每五天就有一个相应动态变化现象。《黄帝内经》虽运用了候、气、时、岁，但没指出各候的物候表现，而可贵的是张氏在《类经图翼·运气》详细补充了一年七十二候和自然界物候表现。云：“正月，立春；初候，东风解冻；二候，蛰虫始振；三候，鱼陟负冰……大寒：初候，鸡乳；二候，征鸟厉疾；三候，水泽腹坚。”张氏还对王冰根据东西南北物候变化将华夏之域分为三区进行了进一步的补充与说明，在《类经》二十五卷中指出：“王氏此论，以中国之地分为九宫，而九宫之中复分其东西南北之向，则阴阳寒热各有其辨，不可不察也。详汉蜀江，即长江也……则四隅之气可察矣。”文中指出地理方位、地势高低不同，其气候、物候迥然，各地域人体体质、易发疾病及寿夭亦异。

6. **五虫胎孕不育与运气有关** 张氏还以毛、羽、倮、介、鳞五虫为例，对岁有胎孕不育的自然物候现象进行了描述，说明自然界各种生物均有其各自生存所需的包括自然气候在内的各种生存条件。各年不同岁运、司天在泉所致的不同气候变化，直接影响着各种生物的孕、育、不成及是否耗损。张氏在《类经附翼·医易》中，作“医易义”，从河图洛书入手，将医与易结合起来，阐述了医易同源的关系。在释阴阳时，引用了《易》理及程朱理学的“太极图说”，认为阴与阳、气与数、八卦与运气之间相互渗透，相互资生，共生同源。对伏羲六十四卦予以确切解释，使艰深难明的八卦之理、运气之学一目了然。

7. **制图以解运气之要** 张氏将深奥又复杂的运气理论，在《类经图翼》第一、二两卷中进一步用图表明示。《类经图翼》《类经附翼》共制图58幅，有图有论，图文互释互注，简明晓畅。为后人研究及传承提供了方便，后世医家在研究运气时多以此图文为基础，近代运气著作及教材之图以多以此为重要参考。

九、马印麟《瘟疫发源》五运六气医学思想

《瘟疫发源》为清代医家马印麟编纂。马氏自幼习医，并各处寻访名师贤友，昼夜苦读穷究《类经》，将瘟疫一门由博返约，采集一册，名曰《瘟疫发源》，基于《黄帝内经》五运六气理论，详述五运六气与瘟疫发病关系，阐述瘟疫之源及临床防治，对于临床防治瘟疫类外感流行性疾病具有重要指导意义。现归纳其五运六气医学思想及方药特点，概述如下：

1. **阴阳五行乃运气之源** 阴阳化生五行流为十干，运化五方位。马氏

曰："阴阳化生五行。""天干运化于五方位。"认为天地阴阳在先，阴阳的消长变化化生五行，进而化生出十干和五方位。十天干运化于五方五位，即甲乙东方木，丙丁南方火，壬癸北方水，戊己中央土，庚辛西方金。天干化生五运：木为初运，火为二运，土为三运，金为四运，水为终运。此为主运，分别主治一年五时的五运之气，它能反映各年五时气候的常规变化，年年如此，固定不变。

阴阳化生十二地支配合五行，运化五方位。马氏曰："阴阳化生地支十二。""阴阳配合五行，运化五方位。"认为天地阴阳化生十二地支，十二地支中的子、寅、辰、午、申、戌为六阳年；丑、卯、巳、未、酉、亥为六阴年。十二地支又与五行相配合，运化为五方五位，即寅卯五行为木属春，配属东方；巳午五行为火属夏，配属南方；申酉五行为金属秋，配属西方；亥子五行为水属冬，配属北方；辰戌丑未五行为土属四季，配属中央。

天地阴阳运行化为岁运，每岁迭迁。马氏曰："甲与己合，化土之岁，土运统之……戊与癸合，化火之岁，火运统之。此乃客运，每岁迭迁。"文中将岁运称为客运，随年干不同而每岁更迭。这是因为各年岁运的五行属性是随着年干不同而变化的，犹如客之往来，故名客运。

阴阳刚柔对冲，化为六气。马氏认为岁运居上下之中，主气交之化。天气与地气相互作用，上下运转，阴阳刚柔属性相冲，从而化生风、火、暑、湿、燥、寒六气，如马氏曰："阴阳刚柔对冲，化为六气，风、火、暑、湿、燥、寒也。"六气的产生和变化亦离不开阴阳五行，六气配合阴阳五行是依据年支推求的，是推演六气中客气变化的关键，其配属规律与《素问·五运行大论》"子午之上，少阴主之……巳亥之上，厥阴主之"相一致，例如：子午之岁，少阴君火司天属阳，阳明燥金在泉属阴，阴阳对冲，上下气交，化生为火气；巳亥之岁，厥阴风木司天属阴，少阳相火在泉属阳，阴阳对冲，上下气交，化生为风气。

岁运岁气起始时日为大寒，主岁者司天。马氏在"司天在泉解"中明确提出岁运岁气起始日为大寒，马氏曰："司天主行天之气令，其位在上。自大寒节起，以主上半年。"主岁者为司天，位当三之气，司天之气主行天之气令，从大寒节开始起运，经过十二个节气至大暑日，主管上半年气候变化。在泉之气主管地之气化，自大暑节起，经过十二个节气至大寒日，主管下半年气候变化。可见，各年岁运岁气的起始时日为大寒。

2. **瘟疫乃运气变化所致** 时医当明运气乃瘟疫之源。马氏基于《素问》“医之道，上知天文，下知地理，中知人事，方可言医”，在《五运六气瘟疫发源》中云：“天地人三才地位，阴阳五行之变化，莫不上达于天。”马氏认为瘟疫流行与天地阴阳五行之气变化相关，但是，“今之时医，不知医之源流，阴阳胜衰、五行生克制化、天文地理人事不晓，更不知五运六气为何物”，凡遇瘟疫之症流行，不知瘟疫受病之由，颠倒错乱，误人性命。因此，时医当明运气之理，探求瘟疫之源，方能准确诊治。

一乡并兴及众人同病乃运气变化所致。马氏认为“一乡并兴”之病和“众人而患同病”乃五运六气变化所致，马氏云：“或疫气偏行，而一方皆病风温；或清寒伤脏，则一时皆犯泻痢。”一方皆病及一时皆犯之病，均是运气变化所致，其中，客气的变化最为关键，正如马氏所云：“然岁中客气之流行，即安危之关系。”马氏认为医之道运气而已，诊治瘟疫不从五运六气入手怎么能探求其中蕴含的深奥道理呢。

长幼同感瘟疫属异名同类。马氏认为成人与小儿虽然同感瘟疫，但是，症状和名称是不同的。成人患瘟疫称为疫疠，小儿患瘟疫多为痘疮，马氏曰：“大人感之，而成疫疠，小儿受之，多患痘疮。”又指出即或是同感瘟疫，发病情况也因人而异，例如：痘疹盛行，有的人病情凶险，有的人症状轻微；天时气运不同，疔毒侵犯人体亦不相同，其阴阳属性不同，所患疾病亦各从其类，其本质皆与运气变化相关。天运有胜衰，人气有虚实，医之诊病必当明此。

3. **天时民病有五行生克规律** 五运天时民病具有五行胜复规律。马氏认为五运太过之岁，主岁之运偏胜有余为阳干之年，本运之气偏胜，所胜者受邪，所胜之子来复，五运不及之岁，主岁之运偏衰不足为阴干之年，本运之气偏衰，所不胜者乘之，本气之子来复。马氏曰：“岁运有余属先天，为太过之年。岁运不及属后天，为不及之年。”例如六甲之岁，土运太过，土邪有余则脾经自病，土胜则克水故肾脏受邪，土胜极则木气复之。再如六丁之岁，木运不及，木不生火则脾寒，金气乘木则肝病，金胜极则火气来复。岁运的五运天时民病发病具有五行胜复规律，当须识此，切勿有误。

六气天时民病具有五行生克规律。马氏认为六气天时民病发病具有运气变化规律，当以六气客主加临为主分析发病规律。六气运行各有次序与位置，主气六步年年固定不移，客气六步随年支不同每岁迭迁。客气胜复变化、间气升降不前、司天在泉之不迁正不退位、客主加临等因素，皆会导致六气异常，致使气候发生异常变化，从而引起天时民病，例如，马氏曰："少阴司天，其化以热……民病胸中烦热、嗌干等症，皆君火上炎，肺金受伤也。"六气司天在泉的气候变化五行属性各不同，影响相应五脏之气盛衰，其病受其五行生克关系影响亦具有规律性。例如少阴司天，热气为胜气，热属火，火克金，故心病肺病多见；太阴司天，湿气淫胜，湿属土，土克水，故脾病肾病多见。六气胜复之变化，亦属天时变化，也能引起天时民病，故六气胜复变化及天时民病都具有五行生克规律。

五运六气天时民病治具有生克规律。马氏在五运天时民病节中提出了"泻胜补虚"的治疗原则。例如六甲之年土运太过，雨湿流行，治当除湿补肾；六癸之年火运不及，寒水乘之，治当补心逐寒等。马氏在六气天时民病节中，根据《素问·至真要大论》"夫气之胜也，微者随之，甚者制之。气之复也，和者平之，暴者夺之……以平为期"，提出了天时民病"以平为期"的治疗原则，例如，子午之岁，少阴司天，其化以热，热淫于上，君火上炎，肺金被火伤故诸病皆主于肺，治当清肺降火；阳明燥金在泉，金气燥淫胜于下，故肝胆受伤，治当清燥补肝，说明诊治天时民病当考虑五运六气变化的五行属性生克乘侮关系，马氏又强调不要拘泥于五运六气的生克胜复，要根据实际气候变化灵活运用。

4. 五瘟丹乃五郁致疫基础方　《瘟疫发源》之"五运六气药方"中，共载药方 7 首，查此 7 首方剂均取自他著，一是运气五瘟丹，源自《伤暑全书》卷下，为《韩氏医通》卷下"五瘟丹"之异名，又名凉水金丹；二是泻黄散，别名泻脾散，源自《小儿药证直诀》卷下；三是连翘青黛饮，与《松峰说疫》卷六之连翘解毒饮同；四是龙胆泻肝汤，源自《医方集解》引《太平惠民和剂局方》的原方加两味；五是凉膈散，为《太平惠民和剂局方》原方加一减一；六是泻白散，出自《小儿药证直诀》的原方加一味；七是竹叶导赤散为《小儿药证直诀》原方加六味。

五瘟丹乃五郁致疫各方剂的基础。五瘟丹方专治时行瘟疫，方中共有甘草、黄芩、黄柏、栀子、黄连、南香附、真紫苏叶 7 味药，运用时根据不同岁运年君药亦不同，为君者药量加一两，以应当年运气变化，马氏曰："甘草甲己年为君，黄芩乙庚年为君，黄柏丙辛年为君，栀子丁壬年为君，黄连戊癸年为君，南香附去毛、真紫苏叶各一两。"方法是服用五郁之年各相应方剂同时，再配服五瘟丹。

五郁致疫性质各异，所用方剂亦不同。马氏曰："天地有五运之郁，人身有五脏之应……而郁病作矣。""瘟疫受病，皆因五行相克，阴阳不得升降，以致五运五郁。"马氏认为五疫属性各不相同，组方用药应以五郁致疫性质为依据，例如龙胆泻肝汤治疗木郁为疫，其脏应肝胆，然木喜条畅，木郁当达之，应清利肝胆实火湿热。凉膈散治疗相火郁而为疫，此为火热之属，火易结聚敛伏，火郁发之，应泻上中二焦实热。马氏基于《黄帝内经》五郁治则，依据五郁致疫的运气属性变化来组方用药，这也是其运用五运六气理论指导临床组方用药的特点之一。

《瘟疫发源》将瘟疫一门由博返约，探本求源，据运气之理探瘟疫之源，基于五运六气理论组方用药，对于瘟疫类疾病的诊治有所创新和突破，对五运六气理论运用于瘟疫防治起到了传承及发展的作用，对于指导瘟疫类外感流行性疾病诊治具有重要价值和意义。

第五章

五运六气与明清时期温疫防治再挖掘

温疫始终伴随着人类，自古以来，人类与温疫的斗争从来就没有停止过。历代中医学家重视天地阴阳五行之气变化与温疫的关系，在与温疫抗争的历史中留下了宝贵的文献资料。明清时期温疫流行，多数医学家认为温疫发生与五运六气变化、气候异常等自然环境有关，与人体正气不足有关，并运用五运六气理论及天人相应的整体医学观指导临床防治温疫，多有成效，并给后人留下了宝贵的著作。仅举例如下：

一、温疫发生与五运六气变化相关

1. **创六气主病方剂治时病**　明代医家汪机秉承《黄帝内经》五运六气理论，传承了陈无择“五运六气时行民病证治”，依据五运六气规律，创制了六气主病方剂。《运气易览·序》云：“冬有非时之温，夏有非时之寒，春有非时之燥，秋有非时之暖。此四时不正之气，亦能病人也。”6首六气主病方剂，即风胜燥制火并汤、水胜湿制风并汤、火胜寒制湿并汤、土胜风制燥并汤、金淫热制寒并汤、火胜阴精制雾沤渎并汤。方剂以五行生克制化理论指导予以组方，以中药四气五味及归经指导选药，层次清晰并具有规律性。每首方剂共由三组药组成，第一组药依据五行相克规律，选择能够克制偏胜之气的药物；第二组药依据“实则泻其子”的原则，选择能泻其子以抑制偏胜之气的药物；第三组为引经药，引药入邪气偏胜之经；风胜燥制火并汤、土胜风制燥并汤这两首方剂还有散胜气之势的第四组药，例如厥阴风木偏胜，用风胜燥制火并汤，方中天南星、北桔梗、小栀子为第一组药，入手太阴肺经，助金以克木；川黄连为第二组药，入手少阴心经，泻火以抑制木气之胜；青皮为第三组药，引诸药至风胜之地；防风、薄荷为第四组药，以散风之势。汪机强调辨治疾病必须因时、因地、因人制宜，随机达变、不可拘泥，要客观地根据实际气候变化辨治时病，例如，《运气易览》序言中云："运气一书，古人启其端倪而已，员机之士，岂可徒泥其法，而不求其法外之遗耶？"气候变化常中有变，变中有常，知常才能达变，宜"即其时，当其处，随其变而占焉，则吉凶可知"。

2. **外感内伤辨治据运气** 明代王肯堂的《医学穷源集》中，五运六气理论用于临床的特点比较突出，是五运六气理论指导临床的典范。王肯堂认为太虚阴阳为万物之源，结合易理探求五运六气变化，将五运六气变化分为上、中、下三元，每元一甲子周期六十年。认为自然气候以六十年为一周期变化，每年五运六气变化各不相同，人体疾病也随之发生相应变化。进而以五运六气变化规律来分析外感内伤疾病的病机、脉象与岁气的关系，认为"脉各有时，岁气天和，在所当审"。

尤其是根据岁运和岁气来分析医案，这一特点也比较突出。在《医学穷源集》中记录的 14 年 113 个医案全部都是运用五运六气变化分析机理、组方用药的，提出了"运气之说为审证之捷法"的观点。认为运用五运六气变化规律分析病机是审证之捷径。医案均是按照病人发病时的五运岁运年，结合六气客主加临变化及月建、齐化兼化的特殊变化来分析发病机理。例如，"郑姓二十七，感冒风邪"案，病发于壬子岁，岁运木运太过，少阴司天，阳明在泉，主症为燥热无汗，脉象浮数无力，两尺沉细；主要病机是"土郁而不前，故中宫虚而致疾"。即木运太过，肺被风袭，邪气侵袭手足太阴内郁则生热，出现表实阳陷之症。最后，依据五运六气变化组方用药，《医学穷源集》273 首方剂，均是以五运六气变化为指导思想，按照五行生克制化关系组方用药的。

3. **温疫与六气关系密切** 明末清初，医家吴鞠通认为温疫易发时段与六气时段密切相关。他在《温病条辨》首卷《原病篇》援引《黄帝内经》有关温病的记载，并加以注释，说明温病的始原，并指出温疫好发年份为辰戌、寅申、子午、巳亥之岁，如"六元正纪大论"曰："辰戌之岁，初之气，民厉温病。卯酉之岁，二之气，厉大至，民善暴死。终之气，其病温。寅申之岁，初之气，温病乃起。丑未之岁，二之气，温厉大行，远近咸若。子午之岁，五之气，其病温。巳亥之岁，终之气，其病温厉。”可见，温疫好发于初之气、二之气、五之气、终之气，虽然好发时段不同，但好发时段的客气均为少阴君火和少阳相火。在《温病条辨·杂说·寒疫论》中提出：“盖六气寒水司天在泉，或五运寒水太过之岁，或六气中加临之客气为寒水，不论四时，或有是证。”即年支为辰、戌、丑、未之年，或年干为丙即水运太过之年，或客气为太阳寒水的时段均容易发寒疫。

4. **一方皆病乃运气变化所致**　清代医家马印麟在《瘟疫发源》中，精述五运六气与瘟疫发病关系，阐述瘟疫之源及其临床防治。他指出阴阳五行乃运气之源，阴阳刚柔对冲化为六气，瘟疫发生乃五运六气变化所致，时医当明运气乃瘟疫之源。在《瘟疫发源·五运六气瘟疫发源》中云：“天地人三才地位，阴阳五行之变化，莫不上达于天。”认为瘟疫流行与天地阴阳五行之气变化相关，但是“今之时医，不知医之源流，阴阳胜衰、五行生克制化、天文地理人事不晓，更不知五运六气为何物”，凡遇瘟疫之症流行，不知瘟疫受病之由，颠倒错乱，误人性命。时医当明运气之理，探求瘟疫之源，方能正确诊治瘟疫。

马氏指出“一乡并兴”之病和“众人而患同病”是瘟疫，这是五运六气变化所致，其中客气的变化最为关键，正如马氏云：“盖岁中客气之流行，即安危之关系。”诊治瘟疫宜从五运六气入手。还指出五运天时民病具有五行胜复规律，六气天时民病具有五行生克规律。五运六气不同年份、不同性质的瘟疫，同时服用五瘟丹。五瘟丹共有甘草、黄芩、黄柏、栀子、黄连、南香附、真紫苏叶 7 味药，运用时，根据不同岁运年君药亦不同，为君者药量加一两，以应当年运气变化。例如，用龙胆泻肝汤治疗木郁的瘟疫时，以及凉膈散治疗相火郁的瘟疫时，同时服用五瘟丹。

5. **疫与气运所致伏邪有关**　林之翰《温疫萃言》认为，疫病是由于感受天地之疠气，与岁运、地理位置、四时气候所致伏邪有关。林之翰提出：“伏气发为温热，与感受风热而成风温，与沿门合镜传染之疫，同一证也，但感受不同耳。”并将“行邪”与“伏邪”进行了详细区别，云：

“假令行邪者，如正伤寒，始自太阳，或传阳明，或传少阳，或自三阳入胃……若果在经，一汗而解，若果传胃，一下而愈，药到便能获效。”而伏邪是“先伏而后行者，所谓温疫之邪，伏于膜原，如鸟栖巢，如兽藏穴，营卫所不关，药石所不及……方其侵淫之际，邪毒尚在膜原，此时但可疏利，使伏邪易出。邪毒既离募原，乃观其变，或出表，或入里，然后可导邪而出，邪尽方愈”。林之翰认为伤寒等“行邪”为病，明辨其病位、传变特点的话，则“一下而愈”。但是，感受伏邪之温疫，邪伏膜原，则需明辨表里虚实，病情之轻重缓急而施治，方可“万举万全”。

6. **据运气选方治疫** 清代医家杨璇在《伤寒瘟疫条辨》卷一中，首先提出治病须知运气。指出“天以阴阳而运六气，须知有大运，有小运，小则逐岁而更，大则六十年而易”；还提出“有于大运则合，岁气相违者，自从其大而略变其间也，此常理也。有于小则合，于大相违，更有于大运岁气俱违者，偶尔之变，亦当因其变而变应之”。可见杨氏对运气理论有很深的研究，他十分重视气运变化对气候的影响，进而影响到人体发生疾病，还指出在治疗温疫类疾病时，应根据该年气运选取相应治疗方法。

7. **疫之防治当参通运气** 明清医家们认为疫之防治不参通运气“焉能取效”。清代医家余师愚在《疫疹一得・运气便览》中云：“运气者，所以参天地阴阳之理，明五行衰旺之机，考气候之寒温，察民病之虚实，推加临补泻之法，施寒热温凉之剂。故人云：治时病不知运气，如涉海问津。”强调“夫人在气交之中，与天地相为流通，苟不立其年以明其气，临病施治之际，乌乎以用补泻之药哉？但运气不可不知也”。认为温疫之证每与运气有关，《疫疹一得・运气之变成疾》中云：“夫五运六气，乃天地阴阳运行升降之常也。五运流行，有太过不及之异；六气升降，则有逆从胜复之差。凡不合于德化政令者，则为变眚，皆能病人，故谓之时气。一岁之中病症相同者，五运六气所为之病也。”还在《疫疹一得・论疫疹因乎运气》中云：“此天时之疠气，人竟无可避者也。原夫至此之由，总不外乎气运。人身一小天地，天地有如是之疠气，人即有如是之疠疾。”强调气运失常为疫证之因，疫证流行与四时运气关系密切，如他在《疫疹一得・论四时运气》中云：“天有不正之气，人即有不正之疾，疫症之来，有其渐也，流行传染，病如一辙，苟不参通司天大运、主气小运，受病之由，按经络源流而施治，焉能应手取效？”

8. **霍乱与六气所主时令相关** 清代医家王孟英在《随息居重订霍乱论》中指出，霍乱热证多发生于春分以后、秋分之前，受少阳相火、少阴君火、太阴湿土的影响。天之热气下降，地之湿气上腾，人处在气交之中，湿热之气由口鼻侵入人体，气机升降失常而致霍乱。王孟英《随息居重订霍乱论》“自序”中云：“今避乱来上海，适霍乱大行，司命者罔知所措，死者实多。”因该书著于1862年，当年为壬戌年，属木运太过之年，太阳寒水司天，太阴湿土在泉。“岁木太过，风气流行，脾土受邪。民病飧泄食减，体重烦冤，肠鸣腹支满。”根据《素问·六元正纪大论》“太阴所至为中满霍乱吐下”，可知霍乱主要症状是呕吐、下利；病在脾，岁木太过，脾土受邪。

9. **时病必按四时运气分治** 清代医家雷少逸《时病论》对疫病的发生时段与运气之间关系极为重视，在《时病论》中云：“治时令之病，宜乎先究运气。”“夫春时病温，夏时病热，秋时病凉，冬时病寒，何者为正气，何者为不正气，既胜气复气，正化对化，从本从标，必按四时五运六气而分治之，名为时医。是为时医必识时令，因时令而治时病，治时病而用时方，且防其何时而变，决其何时而解，随时斟酌，此丰时病一书所由作也。”故雷少逸论治时病时，注重把握时令节气。例如，秋分之后，燥金主气，凉气袭人，常见“秋凉”证。雷少逸认为霜降之后燥金司令，人感之当称凉燥；春分前是风木司权，人感之风邪为害。故伤寒之证应在小雪至大雪的寒水主政之时，可称之为一独特见解。雷氏对于时令病的发生，认为是由感受六淫之气所致。对于新感与伏邪，雷少逸称感而即病者为新感，感而后发者为伏气。症状不同，辨治有异，病初在表即有区别。雷少逸通过临证治病的经验总结出：新感“病势由渐而加”，伏气则“一病津液即伤，变证迭出”。

二、温疫发生与人体正气不足相关

五运六气理论认为，“五运更治，上应天期，阴阳往复，寒暑迎随”

可致使人之“六经波荡，五气倾移，太过不及，专胜兼并”。即岁之太过不及可致使人之六经五脏发生太过不及、专胜兼并、虚盈盛衰的变化。温疫发生与运气致六经五脏之虚有关。《素问·六元正纪大论》指出岁运太过不及、六气胜复的治疗原则是折其郁气资其化源，抑其运气扶其不胜。明清医家谨遵《素问·刺法论》“正气存内，邪不可干”，以及天虚、脏虚、神虚三虚致疫理论，在防治温疫的实践中，对于温疫与人体正气的关系均有进一步的理解及认识，认为人体正气强弱、精气盛衰决定着是否患温疫，决定着温疫的轻重、转归及预后，并在疾病过程中起着主导作用。仅举例试述如下：

1. **本气充满，邪不易入**　明代医家吴又可在《温疫论》中，强调人体正气强弱决定着是否发温疫，疠气虽是疫病发生的必要条件，但并不是侵犯每个人。他指出“凡人口鼻之气，通乎天气，本气充满，邪不易入”。疫病发生与人体正气关系密切。吴又可举例说：有三个人“冒雾早行，空腹者死，饮酒者病，饱食者不病”。说明在同样条件下，其中饱食者，体内有水谷精微之气充养，则脾胃之气充足，气血旺盛，故不感受疫毒之邪。

2. **冬不藏精，伏气春温**　明末清初医家喻嘉言，《尚论篇》中把《黄帝内经》的“冬伤于寒，春必病温”“冬不藏精，春必病温”解释为“盖冬伤于寒，邪藏肌肤，即邪中三阳之谓也。冬不藏精，邪入阴脏，即邪中三阴之谓也”，故“冬伤于寒，又冬不藏精，至春月同时病发”。喻昌归纳伏气春温的成因主要有三种情况：一是冬伤于寒；二是冬不藏精；三是冬伤于寒，又不藏精；即温病三纲学说。对“冬伤于寒”，喻嘉言解释云：“冬伤于寒，邪藏肌肤，感春月之温气而始发。”对“冬不藏精”，喻氏解释云：“人身至冬月，阳气潜藏于至阴之中……精动则关开而气泄。冬月关开气泄，则寒风得入之矣……至春月，地气上升……于是吸引肾邪，勃勃内动。”认为“冬即伤于寒，冬又不藏精，至春月两邪同发”，与伤寒两感无异。

3. **元气不足易发暑病**　明代医家张凤逵的《增评伤暑全书》中强调暑温与人体阴虚、元气不足有关。指出暑病的发生与夏季的气候特点有直接关系，阴虚之人和元气不足之人容易患暑温。即阴虚之人，夏暑之时，“湿热蒸人”，致使人体阴液更加耗伤，病暑温。人体元气不足之人，夏暑时节，被暑邪所伤，暴伤元气，使人体元气更加耗伤，病暑温，即“夏属阴虚，元气不足，湿热蒸人，暴伤元气，人初感之，即骨乏腿软，精神倦怠，昏睡懒语，其形如醉梦，间或无汗，或微汗不断，或大汗不止，烦渴饮水，胸膈痞闷，小便黄而少，大便溏而频，或呕或泻，或结或霍乱不止，此等证与伤寒大异，按时而施治，据证而急疗，无不应手者。语曰勿伐天和，正因时之道也”。强调了暑温与人体正气不足有关，治疗暑温要顺应时令，不要违背天之寒暑气候规律。

4. **时疫养正以祛邪**　清代医家戴天章在《广瘟疫论》中提出，治疗时疫时适当采取补法，即补阴以济阳，补阳养正以祛邪。他认为热病极易伤阴，养阴护阴是温病治疗中的关键问题，所谓“留得一分津液，便有一分生机”。在温病后期，邪少虚多的情况下可以补阴，因为温病为热证，伤阴者多。对于因用药太过伤阳者，则应补其阳，但是温病补阳要谨慎。无论补阳或补阴，应视其症状而定。戴天章云：“凡已经汗、下、清、和而烦热加甚者，当补阴以济阳……当其汗、下、清、和，热退而昏倦痞利不止者，当补阳。所谓养正以却邪者是。”

5. **温疫大汗则伤正**　清代医家林之翰在《温疫萃言》中指出，冬时触犯邪气，伏于经中，至春分前后，乘阳气发动而为温病；此证大忌发汗，若误与表散，必燥热无汗，闷乱不宁而死。温疫热证禁忌发汗，否则，伤正耗阴、伤精损神，最终病情加重而死，云：“凡治伏气发温，复感客邪，轻者只宜小柴胡去参半，加橘皮、瓜蒌根、葱白、香豉；热病更加石膏、知母。”林之翰认为后期饮食调理有助于正气恢复，否则会出现食复或停饮，并将温疫病不可食之物列在其后，例如温疫病后，不可食蛏、鳝鱼、羊肉、生菜、黄瓜等。

6. **疫入三焦宜调气机护正气**　清代医家杨栗山认为疫毒杂气从口鼻进入三焦，依次上、中、下三焦传变，他在辛凉宣透、攻逐解毒的基础上，重视通畅上中、下、三焦气机，使三焦之气机畅通，津液得复，在《伤寒瘟疫条辨》的组方用药中，甘草、生姜、人参、大枣、白芍、当归、半夏、白术等药物的使用率占比较高，意在调理气机、扶助正气。

7. **春温乃冬不藏精，邪直入肾**　清代医家熊立品《治疫全书》引用

《素问·金匮真言论》之“夫精者，身之本也。故藏于精者，春不病温”解释春温，他认为“冬伤于寒，冬不藏精，致寒邪深入，遇春感发”。指出春温为冬不藏精，邪气直接损伤肾中精气，非邪藏肌肤引发。熊立品提出疫病宜调节饮食，顾护脾胃，重者宜先行消导再理气扶脾，气足脾气健运，则疫自除；还指出，疫病预后需注意“自复”“劳复”“食复”三种情况与正气尚未完全恢复有关。

8. **不护正气，疫难以愈** 清代医家刘奎在《松峰说疫》中，指出了瘟疫的宜忌及善后对于扶助正气、预防瘟疫复发的重要性。刘氏指出：“不知所宜，不能以速愈；不知所忌，更足以益疾。”认为房屋中只宜焚降香，不可烧诸香；不宜见日光、灯光；足宜常暖，不必戴帽，衣被不可太暖；不可恼怒，不宜过饱；忌鱼肉、忌房事、忌劳心力、忌饮烧酒等。并强调淫欲、劳顿、忍饥是人最易忽略之处。

9. **疫疹乃胃虚感疠气** 清代医家余师愚认为疫疹病机主要是胃虚又感受四时疠气。他在《疫疹一得》中指出：“疫症者，四时不正之疠气，夫疠气，乃无形之毒，胃虚者感而受之。”认为“时行疫疹，未经表下，如热不一日而即发”，是因其胃本不虚，偶感邪气不能入胃。余师愚认为“有迟至四、五日而仍不透者”，是因为“其发愈迟，其毒愈重”，此类疫疹，非属胃虚受毒已深，而为发表攻里过当之故。因为“胃为十二经之海，十二经都朝宗于胃，能敷布于十二经，荣养百骸。毫发之间，靡所不贯。毒既入胃，势必亦敷布于十二经，残害百骸。使不有以杀其炎炎之势，则百骸受其煎熬，不危何待？瘟既曰毒，其为火也明矣”，所以对于疫疹发病机制，余氏既重视火毒疠气，又顾护胃气，突出了火毒疠气与胃及十二经的关系。余师愚在《疫疹一得》中强调，治疫祛邪的同时，要扶助正气，瘥后更以扶助正气为本，书中补益剂、补虚药所占比例也证明了这一点。

10. **调节饮食起居防瘟疫** 清代医家陈耕道在《疫痧草》中强调，慎起居、寡嗜欲、节饮食可以预防瘟疫，指出：“人之气禀厚，正气旺，精神强固，气血充和，呼吸之间，疫毒无自而干。”文中指出谨慎地调理饮食起居及情志，可以使正气充足，预防瘟疫。又指出：“即或气禀薄，正气弱，而能寡嗜欲……使脏气和谐，精神清畅，疫毒虽厉，究亦邪不胜正。”即虽然正气弱，但若注重摄生，也可以达到保养正气、防治邪气的目的。

11. **霍乱邪退以米汤扶正气** 清代医家王孟英在《霍乱论》中提出，霍乱后期，吐泻太过，邪气衰退正气虚弱之时，当补养正气，应给予“清米汤温饮之，以为接续，不可禁之太过，反致胃气难复”。霍乱病后有三忌、三慎、三宜。三忌，指忌米汤，忌姜糖，忌热汤、酒醴、澡浴；三慎，指慎痧丸、慎延医、慎服药；三宜，指宜凉爽、宜镇静、宜泛爱。王氏认为只有霍乱初起夹寒者可酌情少用姜，除此之外，姜断不可用。谨慎地调理饮食对于扶正祛邪很重要，如果饮食过饱，“胃气壅塞，脾运艰迟”“为痧胀成霍乱者最多”；过凉过热之物亦应慎食，“瓜果冰凉等物，虽能涤热，过食骤食，既恐遏伏热邪，不能泄越，又虑过度而反为所伤，并宜撙节为妙”。因此，平素饮食以清淡为主较好，饮酒以草汁和米蘖而成者为佳。

12. **守神以防疫，调食以护胃** 清代医家陈虬在《瘟疫霍乱答问》中指出人的精神对于预防瘟疫亦有一定作用，提出：“一切耗神之事，总宜戒断”“戒多饮猛酒，戒多吸干烟，戒远视，戒久立，戒远行，戒多言，戒多用心思，致令彻夜不寐”，耗神则伤精气，正气不足，易患瘟疫。他还指出瘟疫后期要调护胃气，瘟疫热邪已清，要“宜先以绿豆饮试之，继以番茄丝干煎汤，后方可以泡饭取汤，略和胃气。唯舌绛身和，汗出多者，属真阴渐亏，宜用薄粥。”重视瘟疫后期胃气调护。他还指出了瘟疫属于热证的宜禁食，即患热病后应禁食，是因为进食会使疫病加重或复发，“禁食者恐余热未尽，得食则热着而复发也”。

三、知运气 急祛疫

明清时期，温疫频发，据史料记载温疫共发生 527 次。吴又可、张凤逵等医家认为温疫与五运六气变化有关，故在诊治过程中，谨遵《黄帝内经》五运六气“抑其运气”“折其郁”的治疗原则，根据温疫发生运气时段、地域所在及病变部位属性，一致认为治疗温疫祛邪为当务之急，并因时因地因人制宜，取得了很好的效果，留下了宝贵的经验。仅举例如下：

1. **早拔去病根为要** 吴又可在《温疫论》中指出：“时行疫气之法，

皆当按斗历占之。”“所谓杂气者，虽曰天地之气，实由方土之气也。”“大凡客邪贵乎早治，乘人气血未乱，肌肉未消，津液未耗……早拔去病根为要耳。”认为温疫乃气候时常，也要因地制宜，温疫邪伏膜原，汗之不得，下之不可，当疏利透达膜原湿浊，创立了著名的达原饮、三消饮诸方，使疫邪溃散，表里分消。达原饮中，槟榔攻下破结除伏邪，厚朴破戾气所结，草果辛烈气雄宣透伏邪，三味协力可直达膜原逐邪外出。若达原饮中加大黄、葛根、羌活、柴胡、生姜、大枣即为三消饮。三消即消内、消外、消不内外，表里分消使疫邪溃散。吴氏治疗温疫善用下法，认为“无邪不病，邪去而正气得通”。在《温疫论·注意逐邪勿拘结粪》中指出：“温疫可下者约三十余证，不必悉具。”在临证时因人、病之缓急、邪之轻重而异，施以承气类。

2. **早辨早治**　张凤逵在《增评伤暑全书》中详细论述了五运六气与暑病的关系，汇集古代名医暑证治疗，针对暑邪多变且发展迅速的特点，针对不同的暑病及同一暑病的不同病变阶段，提出治疗暑病要当机立断、果断用药，即“宜早辨而早治之”，治则主张“清泄内火”“辛以散之”“酸以收之”等；从书中黄连、黄芩等药物出现的次数和使用的频率，可以看出张凤逵在暑证的早期辨证论治中，善用苦寒之品以清热燥湿、泻火解毒，张氏提出“暑证不分表里，一味清内，得寒凉而解，苦酸而收，不必用下。”对于暑病治疗，轻者或五苓散、或香薷饮、或藿香正气散，重者或人参百度散、或桂苓甘露饮、或竹叶石膏汤等。

3. **急以逐秽为第一要义**　杨栗山在《伤寒瘟疫条辨》卷首提出治病须知运气，“须知有大运，有小运，小则逐岁而更，大则六十年而易”。温疫是“各随其气而为诸病”，指出治疗温疫要根据气运，针对“温气盛行，死者枕藉”疫毒邪气来势凶猛且变化多端的特点，杨栗山强调“急以逐秽为第一义”，即第一时间祛除疫毒，指出：“上焦如雾，升而逐之，兼以解毒；中焦如沤，疏而逐之，兼以解毒；下焦如渎，决而逐之，兼以解毒。恶秽即通，乘势追拔，勿使潜滋。”又根据“怫郁内炽，温病之所由来也”的病机特点，温疫怫热自内达外，先见表证的，用辛凉透邪、轻浮解郁之品，可使表邪散，邪热得以外泄。针对温疫热毒炽盛的特点，推崇吴有性等“温病下不厌早”之说，提出攻逐解毒的治疗大法，用升降散之辛凉宣透，祛除火毒内郁三焦、气机不畅之疫。

4. **痧疹贵乎早治** 萧霆在《痧疹一得》中指出了疫痧的发病原因为“天地之气，有善有恶。善为和气，有人受其祥。恶为疠气，人受其殃”。“疫痧感非时之气，互相传染，于岁气尤为吃紧”，指出疫痧与五运六气异常气候相关。疫痧之邪由鼻而入，传于肺，客于胃。肺是经过之所，胃乃邪气发动之处。“痧疹重在发苗，医者苟能见微知著，见其发热、咽痛、咳嗽、喷嚏，便知其为发痧之候，即便疏解透肌，治之甚易。”若视为轻症不早治或不服药，以致轻症变重症，悔之晚矣。萧氏指出了不同岁气情况下的治疗痧疹的方药，表里解毒汤、化斑解毒汤、十宣解毒散、白虎解毒汤、承气解毒汤等，及时祛除疫邪。

明清温疫学家治疗温疫时，善于根据温疫不同性质，各自制定专方，这也是个明显的特征。例如，吴有性之达原饮、三消饮，吴鞠通之新加黄龙汤、宣白承气汤，杨璇之升降散等。专方治疫体现了温疫学的病原、病机、病位一体的整体观思想，即吴有性“以物制气”“一病只一药之到病已”的主张；同时，古代医家又认为“瘟疫不可先定方，瘟疫之来无方也”，循规蹈矩是不切合临床实际的，必须见到温疫病人，根据实际症状，结合地域气候及症状，机圆法活。刘松峰《治疫症最宜变通论》中所言：“惟至于疫，变化莫测，为症多端，如神龙不可方物。临症施治者，最不宜忽也。”

5. **单刀直入批隙导窾** 刘奎在《松峰说疫》中指出：“治疫者，必先明乎化水化火之微，客气主气之异，司天在泉之殊致，五运六气之分途”，重视五运郁发的天时民病和治法，制方从治郁入手，例如，火郁为疫用竹叶导赤散，水郁为疫用连翘解毒饮等，急以祛邪，还配合使用解毒、针刮、涌吐、罨熨、助汗、除秽、宜忌、符咒八法，以及时祛除病邪。在其代表作《松峰说疫》中云：“所以瘟疫用药，按其脉症，真知其邪在某经……单刀直入，批隙导窾。”应用清热解毒之法，但不用芩、连、栀、柏；针刮法初感瘟疫用之更佳，不必待到瘟邪入里；涌吐之法不论瘟疫日数，主要用以发散邪气；罨熨之法使滞行邪散；助汗法以散邪。强调了除秽的重要性，云：“使不思所以除之，纵服药亦不灵。”

6. **用药必须过峻数倍于前人** 余师愚在《疫疹一得》开篇向轮气运变

化与疫疹的关系，云：“参合司天、大运、主气、小运，著为《疫疹一得》”，认为气运之变为疫疹之因，戊子岁岁运及司天皆为火，二火合行其令，运气衍变为火毒引发疫疹。疫疹乃胃虚感疫毒之邪，用加减之清心凉膈散、清瘟败毒饮直中病因病机。尤其是针对温疫“五十二证”，除“舌长”和“战汗”二症外，均以清瘟败毒饮为主方，药量加减变化并不多，认为尽管暑热疫变化无恒，只要能治病求本，则诸证自消。余氏认为病重，毒邪嚣张，石膏药量需大；病轻，石膏药量亦减。余氏在自序写道：“因读《本草》，言石膏性寒，大清胃热，味淡而薄，能表肌热；体沉而降，能泄实热。恍然大悟，非石膏不足以治热疫，遇有其症，辄投之无不得心应手。三十年来，颇堪自信，活人所不治者，笔难罄述。”余氏面对温疫恶候，提出了“用药必须过峻，数倍前人”的主张。

7. **疫痧属火，首当清热解毒** 陈耕道在《疫痧草》中指出疫即疠，疫痧之因为“结于天应寒而反大热，天应热而反大寒……此疫气之所由结也。”治疗烂喉痧时，宜“观其喉”“察其痧”，要紧紧抓住神、脉、喉、痧四者，用“清”法截断病势，挫邪退又不伤正。例如，疏达之剂葛根汤等，清散之剂葛犀汤等，清化之剂夺命饮等。观其治疗温疫清热药约占总用药量的50%，这是其用药特色。痧为火热之毒所致，当务之急清火热之邪，他在《疫痧草》中云：“烂喉发痧，实起于今年也。”认为“痧为阳邪”“疫痧之症，不出乎火”“疫痧之火”“疫痧火症”，痧病最易出现火热证，故其选药清热之性居多，故首选连翘，此药可清热解毒，疏散风热，其次多用牛蒡子。

还有医家善用大黄以祛疫邪，例如，吴又可、熊立品、李炳等均善用大黄治疫。认为疫病由口鼻而入，继而阻遏上焦之气，表现在舌则见白苔。若疫邪壅遏胃气，表现在舌则见舌根黄渐至中央。故提倡加大黄。大黄虽寒，其性走而不守，当温疫胶固之时，得此一番推荡，通其大腑，胃气得下行为顺，而后阳气上升，疫邪自除。

8. **祛邪至尽** 王孟英认为霍乱的发生与五运六气关系密切，在《随息居重订霍乱论》指出，不必拘泥于太阴湿土是司天还是在泉，只要是太阴湿土之气来临，脾土不及又感湿邪，随即引起中满，霍乱吐下。王氏根据五运六气“岁木太过，风气流行，脾土受邪”分析了1862年霍乱的病因病机。对于霍乱的治疗，强调要使邪有出路，力求做到祛邪至尽。因为霍乱与其他疾病不同，其他病证在正虚邪浅之时可采用养正则邪自去的治疗原则，但是治疗霍乱时，务必要使邪去才能达到正安的目的。在《随息居重订霍乱论》的62首方剂中，急以祛邪的方剂有紫雪丹、行军散等开窍剂13首，平胃散祛湿剂11首，竹叶石膏汤、甘露消毒丹等清热祛暑剂18首。用内治法的同时，还提出了伐毛、取嚏、刮法、焠法、刺法、搨洗法、熨灸7种外治法，以配合祛除疫邪，使邪有出路外泄，邪出则霍乱症状减轻。

总之，明清医家在治疗温疫时，均认为当务之急是祛除疫邪。温疫过程中虽有发热、阴伤、窍闭、痉厥、出血、发斑等诸多症状及病机变化，引起这些变化的始动原因就是疫邪为患。疫邪不除，机体一日不安，诸变难息，因此，欲平诸变，须除热邪。明清医家一致认为对来势凶猛的温疫之病，祛邪为第一要务，可救治于初起，也可挽病于垂危。

四、依运气　施方药

明清温病学家认为，温疫与五运六气变化有关，故治疗温疫当基于当年五运六气变化规律、实际气候、温疫毒邪的性质、疾病主症及疫邪所在部位来组方用药，使治疗更有针对性，及时祛除疫邪。

1. **吴又可创达原饮**　吴又可认为温疫乃感天地之疠气所致，疫自口鼻而入，伏于膜原，汗之不得，下之不可，创立了达原饮，开达膜原、分消内外、通里和表。达原饮中的槟榔攻下破结，能除伏邪；厚朴能破戾气所结；草果辛烈以宣透伏邪，三味可直达膜原，能祛除疫邪。达原饮加大黄、葛根、羌活、柴胡、生姜、大枣，就是三消饮。三消，能消内、消外、消不内外，使疫邪溃散。吴氏还基于《黄帝内经》因势利导的原则，邪入里、邪传入于下则应下法祛邪，在《温疫论》中指出："温疫可下者约三十余证，不必悉具。"其证或见温疫初起，或见邪气分传之后，或见温疫后邪气复聚而下证，因人、因病之缓急、因邪之轻重，施以承气类。此外，还用三甲散、茵陈汤、托里举斑汤等以治疗邪气不同阶段之疫。

2. **张凤逵善用五苓散** 张凤逵认为暑病与夏暑之时令气候相关，阴虚或元气不足之人易患。张氏指出治疗暑病“清泄内火”“辛以散之”“酸以收之”，提出了“暑证不分表里，一味清内，得寒凉而解，苦酸而收，不必用下”。主张首用辛凉，继用甘寒，终用酸泄酸收，不必用下法。善用五苓散、香薷饮、藿香正气散、十味香薷饮、桂苓甘露饮、竹叶石膏汤、生脉散、清暑益气汤、补中益气汤、败毒散、黄连解毒汤、二陈汤等。

3. **萧霆用诸解毒汤** 萧霆认为疫痧是由于感受了天地之恶气毒邪，即疠气，故“治痧先明岁气”，萧氏在《痧疹一得》中列举了不同岁气情况下，治疗痧疹的方药，处方用药紧密结合气候时令以祛除疫毒之邪。例如天寒，肌肤密闭，痧疹难于发越，应用麻黄解毒汤（麻黄、荆芥、防风、牛蒡、蝉蜕、连翘、黄芩、桔梗、楂肉、甘草、灯心草、草头子）以“辛温透发”；天气温暖，肌窍空疏之时，痧疹容易发散，应用荆防解毒汤（荆芥、防风、蝉蜕、连翘、黄芩、山栀、桔梗、甘草、灯心草，无汗加葛根）以辛凉解散，其痧易出且易收；若天令暄热，内外炎热，痧疹则易复发，当连翘解毒汤以辛寒双解（连翘、黄芩、荆芥、防风、薄荷、牛蒡、蝉蜕、桔梗、甘草、灯心草、茅根，热重加石膏）；当天气乍暖乍寒，则宜葛根解毒汤以辛平透肌。千万不要把痧误认为是伤寒，“慎勿误认伤寒，妄施汗下，以致逆其岁气，反伐天和”。萧霆的《痧疹一得》书中共有方剂 40 首，其中有 35 首方名叫做解毒汤，所用之法均不外乎为表里兼治之法。另有 5 首方剂分别为治疗血虚色白的益荣汤和治疗痧疹过期不出的透肌神功散及外用的痦粉方、独圣散、擦药方。

4. **杨栗山创升降散** 认为温疫与五运六气相关，在大运小运之中，要重视大运。杨栗山在《伤寒瘟疫条辨》卷一中，首先提出治病须知运气，指出：“有于大运则合，岁气相违者，自从其大而略变其间也，此常理也。有于小则合，于大相违，更有于大运岁气相违者，偶尔之变，亦当因其变而变应之。”杨氏认为疫邪由口鼻入三焦，邪气是上、中、下纵向传变，“由口鼻入，直行中道，流布三经，散温不收，去而复合，受病于血分，故郁久而发”认为治疫当辛凉宣透、攻逐解毒、调理上、中、下三焦气机，创立治疫名方升降散。升降散由白僵蚕、全蝉蜕、广姜黄、川大黄及黄酒、蜂蜜六味组成。该方配伍精当，制方严谨，相反相成；寒温并用，表里双解，升降兼使，透泄并举。此外，还善用清化汤、芳香饮、增损三黄石膏汤、加味凉膈散、增损大柴胡汤、增损双解散、增损普济消毒饮、加味六一顺气汤、解毒承气汤等。

5. **李炳创清气饮** 李炳认为疫病与普通外感当予以区别。感受之疫邪系浑浊之地气，疫邪中人从口鼻而入，为肺胃之所司，治当以轻清芳香之法，轻清以开肺舒气，芳香以醒胃辟邪，创立清气饮。清气饮乃治暑之方，李氏认为古人治暑方，如香薷饮、大顺散、人参白虎汤等，作用是发散温里清热，皆非治气之方。而长夏炎热之气，从口鼻吸入之症最多，症见发热头目昏蒙、胸满胁胀，因此，创立清气饮，疗效颇佳。清气饮：杏霜、桔梗、蝉蜕、金银花、广藿香、苏叶、神曲、谷芽、广皮、半夏、赤茯苓。重者日三服。此后，每逢行疫之年，李氏察疫邪亦从口鼻而入，且也为伤气而致，均用清气饮治疗疫病并有效验，并将此方移为治疫之主方。

6. **刘奎创诸避瘟方** 刘奎认为温疫与感受非其时而有其气相关。其中，瘟疫是感受温热邪气，寒疫是“不论春夏秋冬，天气忽热，众人毛窍方开，倏而暴寒，被冷气所逼即头痛、身热、脊强”。刘氏在《松峰说疫·五运五郁天时民病详解》中，指出温疫与五运六气规律之郁发有关，创立瘟疫六经治法，创制瘟疫六经治方18首，其中12首方是从《伤寒论》方化裁。18首方中用药频率最高者为浮萍，“但瘟之愈，终由汗解，能发瘟疫之汗者，莫过于浮萍，其性浮散，入肺经，达皮肤，发汗甚于麻黄”，认为浮萍可代麻黄解表。避瘟方药分析：在卷五有避瘟方68首，使用频率占前5位的药物依次是雄黄、苍术、赤小豆、细辛、酒。观全书，治疗瘟疫的方药中大多数用寒凉药，而避瘟之方则多选温热性的药物。善用金豆解毒煎、绿糖饮、除秽靖瘟丹、苍降反魂香等。

7. **余师愚创立清瘟败毒饮** 余师愚认为气运之变为疫疹之因，在《疫疹一得》中将六十年之五运配十干之岁、六气为司天之步、南政北政、药之主宰逐一详述，认为当随气运变化予以治疗。指出疫疹乃二火失调变衍为火毒，根据病因病机，创立了清瘟败毒饮以治之。

疫证初起，六脉沉细而数，用大剂；沉而数者，用中剂；浮大而数者，用小剂。方中生石膏为君药，重用石膏直入胃经，使其敷布于十二经，退其淫热；佐以黄连、犀角（已禁用，以水牛角代）、黄芩泻心肺火于上焦，丹皮、栀子、赤芍泻肝经之火，而救欲绝之水，桔梗、竹叶载药上行；使以甘草和胃也。此外，还运用升降散、大小清凉散、大小复苏饮、神解散等。

8. **吴鞠通创银翘散** 吴鞠通对五运六气之理研究颇深，认为温疫发生时段与六气变化关系密切，六气客气司天不同，所致疫之性质也异；乃至运用胜复之理、正化对化、从本从标之道分析方药运用。吴氏以《黄帝内经》五运六气制方原则处方用药。《温病条辨·凡例》中指出："本论于各方条下，必注明系用《内经》何法。"如其在辛凉平剂银翘散方论中指出："本方谨遵《内经》'风淫于内，治以辛凉，佐以苦甘；热淫于内，治以咸寒，佐以甘苦'之训。"其在化斑汤方论中云："此热淫于内，治以咸寒，佐以苦甘法也。"在栀子柏皮汤方论中云："此湿淫于内，以苦燥之，热淫于内，佐以甘苦法也。"吴氏治疗温疫用下法别具特色。在《伤寒论》三承气汤的基础上，创制了新加黄龙汤、宣白承气汤、导赤承气汤、牛黄承气汤、增液承气汤、护胃承气汤、承气合小陷胸汤、加减桃仁承气汤等，避免了滥用承气汤攻下的危害。此外，创制了加减复脉汤、救逆汤、一甲复脉汤、二甲复脉汤、三甲复脉汤、大定风珠、三仁汤、杏仁汤、杏仁石膏汤等方来治疗不同阶段的温疫。

9. **陈耕道善用葛根汤** 陈耕道认为疫痧乃"天应寒而反大热，天应热而反大寒"的非其时有其气的异常气候所致。痧有疫痧、风痧、时痧之别。以"清"截断病势，清散并用，全书45味药中，清热药约占50%。他认为疫在表之时，宜"疏中兼清""达而兼化"。在《疫痧草》中云："汗虽无，身灼热；痧虽隐，无颗粒；脉虽郁，喉已腐；舌虽垢，神已烦。疏不兼清每多凶，达而兼化每多吉。"基于反复的临床实践，又曰："症虽乍起，而灼热无汗，肌如红纸，痧隐不透，其症险，宜清散并用。""疫痧重者，疏散清化，宜并进也。表邪未解，疏散固不可少。疫火内炽，清化岂可以缓。"清散以截断病势扭转危机。陈氏善用疏达、清散、清化之葛根汤、加减葛根汤、葛犀汤、犀豉饮、香豉散、犀角地黄汤、犀羚二仙汤、夺命饮、清肺饮、下夺之双解散及四虎饮。重视温疫后期救液之五鲜饮、育阴煎的运用。

10. **王孟英创甘露消毒丹** 王孟英著有《温热经纬》《随息居重订霍乱

论》。王氏认为温疫及霍乱的发生与五运六气密切相关。在《温热经纬》中，他分析了湿温、暑温、疫毒的性质，认为初起疫邪留于气分，湿热并重，治疗宜利湿化浊、清热解毒，创立甘露消毒丹。甘露消毒丹组成：滑石、茵陈、连翘、藿香、石菖蒲、黄芩、木通、川贝、薄荷、射干、白蔻仁。在《随息居重订霍乱论》中，王氏指出五运六气性质不同，霍乱寒热性质亦不同，根据《黄帝内经》五运六气理论，指出霍乱之热证是由于“土郁之发”引起，“诸郁之发，必从热化。土郁者，中焦湿盛，而升降之机乃窒”，霍乱之昏闷抽搐、烦躁不安、转筋小便浑浊、呕吐物酸臭、暴注下迫等都是火热之邪引起，六气原因是春分至秋分之前的少阳相火、少阴君火、太阴湿土致使气机升降失常。霍乱热证用新汲井水、鸡矢白散等；霍乱之寒证是由于脾胃素虚之人，又逢岁土不及之年，中阳不足，虚寒湿偏盛，导致泄泻呕吐而为霍乱，湿盛用胃苓汤，七情郁结寒食停滞用厚朴汤、治中汤，内虚阴盛格阳用理中汤。此外，还运用驾轻汤、蚕矢汤、连朴饮、燃照汤、致和汤、黄芩定乱汤、解毒活血汤、昌阳泻心汤、太乙玉枢丹、行军散、绛雪等。见表11。

表11　明清温病学家治疫代表方剂

医家	治疫方
吴又可《温疫论》	创制达原饮;三消饮;三甲散;茵陈汤;托里举斑汤
吴鞠通《温病条辨》	创制新加黄龙汤;宣白承气汤;创制导赤承气汤;创制牛黄承气汤;创制增液承气汤;加减复脉汤;救逆汤;一甲复脉汤;二甲复脉汤;三甲复脉汤;大定风珠;三仁汤;杏仁汤;杏仁石膏汤
张凤逵《增评伤暑全书》	五苓散;香薷饮;藿香正气散;十味香薷饮;桂苓甘露饮;竹叶石膏汤;生脉散;清暑益气汤;补中益气汤;败毒散;黄连解毒汤、二陈汤
余师愚《疫疹一得》	清瘟败毒饮等
杨璇《伤寒瘟疫条辨》	升降散;大、小清凉散;大、小复苏饮;神解散;清化汤;芳香饮;增损三黄石膏汤;加味凉膈散;增损大柴胡汤;增损双解散;增损普济消毒饮;加味六一顺气汤;解毒承气汤
陈耕道《疫痧草》	葛根汤;加减葛根汤及香豉散;葛犀汤;犀豉饮;犀角地黄汤;犀羚二仙汤;夺命饮;清肺饮;双解散;四虎饮

续表

医家	治疫方
萧霆《痧疹一得》	35首解毒汤;益荣汤;透肌神功散;独圣散;擦药方
刘奎《松峰说疫》	金豆解毒煎;绿糖饮;除秽靖瘟丹;苍降反魂香
李炳《辨疫琐言》	清气饮等
王士雄《随息居重订霍乱论》	驾轻汤;蚕矢汤;连朴饮;燃照汤;致和汤;黄芩定乱汤;解毒活血汤;昌阳泻心汤;太乙玉枢丹;太乙紫金丹;行军散;绛雪
雷丰《时病论》	《肘后》葱豉汤;《局方》二陈汤;仲景桂枝汤;刘河间天水散;清暑方;李东垣补中益气汤
林之翰《温疫萃言》	六神通解散;人参败毒散

煎药之水及煎药之法。明清医家还指出了治疗瘟疫的方药，在煎药时，对于所用的水及煎药的方法，如果谨慎遵守的话则能提高疗效。例如，陈虬治疗温疫所用煎药之水很有特点，在他的《瘟疫霍乱答问》中共有18首方剂，提出用地浆、阴阳水、雪水的方剂居多。《本草纲目》对这三种水均有记载，如“地浆解中毒烦闷，解一切鱼肉果菜药物诸菌毒，疗霍乱及中暍卒死者”“以新汲水百沸汤合一盏和匀，故曰生熟。今人谓之阴阳水”“腊雪甘冷无毒，解一切毒。治天行时气瘟疫，小儿热痫狂啼，大人丹石发动，酒后暴热，黄疸仍小温服之。藏器洗目退赤；煎茶煮粥，解热止渴”。可见，陈氏对煎药用水多选择具有清热解毒之水。

陈虬的煎药方法亦有特殊之处，如利济定乱第七方定乱救焚汤，其煎药方法甚为特殊，他注明“用井华水浸三时许，不时恣服”。据《本草纲目》记载：井华水是早晨第一次汲取的井泉水，此水味甘平无毒，有安神、镇静、清热、助阴等作用。而对于为何采取这种用浸不用煎的制药方法，陈氏明确说明：“大吐大泻之后，脏津内槁，一切汤液，皆经煎沸，阴精已漓，浓浊之味，与脏津不相周浃，故取天一真气，使其浸淫灌溉，一气相生，以资吸摄。”见表12。

表 12　明清温病学家治疫其他方法举例

治法	出处	具体操作	适应证
针刺法	陈虬《瘟疫霍乱答问》	“大指向里如韭叶许，先用力将患者两手臂从上捋下，使恶血聚于指头，以油头绳札住寸口，用针刺之。又重者，须看舌下有黑筋三股，男左女右，用竹箸嵌磁锋，刺出恶血。又两臂弯，及两膝弯，先以温水拍之，露出青紫红筋者刺之。”	“瘟疫霍乱与痧，同源异派，皆秽毒所酿而成，故在气皆宜刮，在血皆宜刺，均所以解散其毒气也。”
	刘奎《松峰说疫》	针法有二，有刺、有挑。	初感温疫用之更佳，不必待到温邪入里
	王士雄《随息居重订霍乱论》	可刺少商穴、曲池穴、委中穴等；对于痧证引起的头晕，可刺风府、风池；腹痛而吐者可刺上脘；腹痛而泻者可刺下脘；腹痛而欲吐不吐，欲泻不泻者可刺中脘	霍乱、痧证引起的头晕，腹痛而欲吐不吐，欲泻不泻者，腹痛而泻者，腹痛而吐者
刮刺法	陈虬《瘟疫霍乱答问》	“背脊两乳，直上两肘臂两腿弯，如项下，及大小腹软肉处，可以食盐研细，用手擦之，或以指蘸清水撮之”	“凡当刮刺者，谓其有秽毒蕴结也”
	刘奎《松峰说疫》	刮法有四，有用蛤壳，有用磁盅，有用麻蒜(刮臀)，有用铜钱。凡刮，或蘸清水、或盐水、或香油、或麻汁(捣蓖麻仁稍加水，取浓汁。)	初感温疫即可使用刮挑之法
罨熨法	刘奎《松峰说疫》	用生姜、生葱、生萝卜捣烂后布包，入锅炒热后，熨患处。	诸结胸痞气，支结脏结，其有中气虚弱不任用药攻击者
搨洗法	王士雄《随息居重订霍乱论》	选取简便易得之药用于搨洗。如：生大蒜杵烂，贴两足心；棉絮浸酒中煎滚取出，乘热裹患处；以烧酒摩擦其患处，以软散为度等。	霍乱
熨灸法	王士雄《随息居重订霍乱论》	炒盐一包，熨其心腹令气透；吴茱萸、食盐各数两，炒热包熨脐下等。	霍乱转筋，干霍乱属寒的病证
取嚏法	王士雄《随息居重订霍乱论》	霍乱是由正气被邪气所阻，浊气不能出，清气不能入，气乱于中，取嚏是使气道通，邪有出路外泄，邪出则症状减轻。	霍乱

五、辨寒热　调善后

《黄帝内经》五运六气理论指出，治用药不可太过，适可而止；疾病后期善后调理有助于人体正气恢复。《素问·五常政大论》指出：“大毒治病，十去其六；常毒治病，十去其七；小毒治病，十去其八，无毒治病，十去其九。谷肉果菜，食养尽之。无使过之，伤其正也。”明清医家重视温疫预后转归、病后调理，认为温疫过程中，大邪已去之时，善后调理得当，有助于恢复正气，祛除余邪，避免温疫复发；如果调理不当，则正气难复，余留的邪气缠绵不去，温疫容易复发。

1. **疫后善用食物调理**　吴鞠通《温病条辨》的药食调护之法取《黄帝内经》药食同源之理。《素问·脏气法时论》云：“毒药攻邪，五谷为养，五果为助，五畜为益，五菜为充，气味合而服之，以补精益气。”《素问·异法方宜论》中把草药称为毒药。吴氏受此影响，在温病治疗过程中，选用药食进行调理。吴氏在温病治疗及善后调理中，选用梨皮、梨汁、藕汁、谷芽、粳米、秫米、鸡子黄、鸡子白、牛乳、猪肤、猪脊髓、羊腰子、乌骨鸡、海参、鲍鱼等益气阴、清余热之品以调养之；而雪梨浆方、五汁饮、牛乳饮等方剂的创立更是针对于此。

2. **疫后养阴清余热**　吴又可在《温疫论》中提出温疫后期宜养阴清余热，忌投参术；重视饮食调理，顾护胃气；谨防劳复、食复、自复等。提出温疫治疗三禁忌：一忌辛温解表，强发其汗，因为温疫初起，邪在膜原；二忌苦寒攻下，因为温疫初起，邪在膜原不在里，下之徒伤胃气；三是不可强汗，邪伏膜原，邪虽可从汗解，但不可强汗，这是因为此时“邪气盘踞于膜原，内外隔绝，表气不能通于内，里气不能达于外”，强汗不得，反生变证。

3. **疫后食物有禁忌**　林之翰对于温疫后期调理有详细阐述，在《温疫萃言》中，将禁忌食物列于方剂之后。他认为温疫病期，饮食如有不慎，则可能导致食复或停饮，“食物忌者列之，可以为药者，列方于后。知其可以为药，则知其可食也”，将温疫病不可食之物列在其后，例如温疫病后期，不可食蛏、鳝鱼、羊肉、生菜、黄瓜等。

4. **治痧尤贵慎乎终**　萧霆重视痧后调摄，他在《痧疹一得》中云：“治痧固贵谨乎始，尤贵慎乎终。”他看到有些医家“每见病家病势少退，饮食起居即便随意任情”的情况，不禁痛心疾首道：“不知病每加于小愈，倘一不慎，感冒风寒，势必为肿为热。不忌酸咸，势必为喘为咳。泻痢乃多餐之故，饱胀实多气之因。”萧氏提出痧后宜“避风寒，节饮食，坐卧宜暖，饮食宜淡，起身宜迟，荤腥宜戒。履薄临深，庶免病后余波之患”，要在饮食、起居、衣被等方面要如履薄冰、如临深渊地谨慎调理。

5. **疫后防“三复”** 三复，指“自复”“劳复”“食复”。熊立品在《治疫全书》中，提出疫病愈后，要注意“自复”“劳复”“食复”三种情况，这三种情况容易使疫病复发。“自复”，是指在服疏解药病愈一二日后又复发，用前法前方治疗已愈，愈后又发，或又加重，终至殒命。熊立品认为温疫病情反复的原因是厉气伏于膜原，一时祛除未尽所导致的。“劳复”，是指疫邪虽然祛除，但是身体元气未复，此时，若因梳洗或沐浴或情志过于激动，或由于过度劳作，致使机体真气亏损，疫病复发。“食复”，是指疫病初愈之时，恣意饮食，且多肥甘厚味，食积停于脾胃，加之外感疾病复发。劳复之轻者，嘱患者静养即可痊愈，重者则需补气血，血气和真元之气乃足，则余火自消。食复之轻者，忌食油腻，宜清淡饮食即可痊愈，重者宜先行消导之法，再理气扶脾，则脾能统胃而疫之余邪得除。

6. **不知所忌，不足以益疾** 刘奎重视温疫的宜忌及善后，他在《松峰说疫》中云：“不知所宜，不能以速愈；不知所忌，更足以益疾。”指出房中只宜焚降香，不可烧诸香；不宜见日光、灯光；足宜常暖，不必戴帽，衣被不可太暖；不可恼怒，不宜过饱；忌鱼肉、忌房事、忌劳心力、忌饮烧酒等，并强调淫欲、劳顿、忍饥是人最易忽略之处。

7. **勿食生冷坚硬** 陈耕道认为疫痧多凶险，即使病愈后也要谨慎调摄。在《疫痧草》中列举了由于病后调摄不当而导致的恶症，甚至死亡的病例，如“曾见食坚硬而腹胀死，食生冷而水肿死”“如此之类，不可胜记”。病后调摄不当引发变症恶症数不胜数。而究其原因，陈氏云：“疫痧之症，二火内炽，津液为之涸，脏腑为之伤。其后病愈未久，或火虽退而正气甚虚，或正既虚而余火未净，偶有所犯，则邪火复炽。”陈氏把愈后调摄不当复发，称为“摧粪墙，折朽木，往往有直干脏腑而立毙者”。用粪墙、朽木比喻病后虚弱的身体，正气已大伤，稍有不慎就会邪火复燃，

“夫疫痧恶症，其愈虽难，痧后不慎，其毙甚易，思既愈而复毙之可畏，自必谨慎调摄已”。

8. **三忌、三慎、三宜** 王孟英在提出霍乱病后，要三忌、三慎、三宜。三忌，指忌米汤，忌姜糖，忌热汤、酒醴、澡浴。热汤、酒醴、澡浴，驱散表寒作用的同时，还能助热，故霍乱忌用。姜性辛微温，糖可助湿热而腻滞满中，热湿毒之霍乱应忌用。霍乱初起夹寒者可酌情少用姜，除此之外姜断不可用。三慎，指慎痧丸、慎延医、慎服药；认为治痧药方较多且主证不一，以免适得其反。慎延医，是指选择医生要慎重，不要道听途说。慎服药，指服药需要慎重。三宜，指宜凉爽、宜镇静、宜泛爱。宜凉爽，居住之处保持空气流通；宜镇静，病人要镇静勿心烦。宜泛爱，医生要以博爱之心尽快治疗霍乱，对于周围的人要予以及时帮助。

9. **热病后期先以绿豆饮** 陈虬基于《素问·热论》：“病热少愈，食肉则复，多食则遗。”提倡热病禁食，以免疫邪缠绵不去或复发。在《瘟疫霍乱答问》中云：“禁食者恐余热未尽，得食则热着而复发也。”强调如果热邪已清可以进食，“宜先以绿豆饮试之，继以番茄丝干煎汤，后方可以泡饭取汤，略和胃气。唯舌绛身和，汗出多者，属真阴渐亏，宜用薄粥”。陈氏也认为患热病后应禁食，并说明“禁食者恐余热未尽，得食则热着而复发也”。

温疫后期调理至关重要，调理内容包括饮食、起居、情志、劳逸等多方面，其中，以饮食调理和禁忌最为关键。借鉴明清医家温疫后期禁忌及注意事项，对于今之温疫类疾病的治疗及善后，定有裨益。

六、慎所宜　重预防

《素问》指出了针刺、饮食、情志、小金丹、药浴、吐法等预防疫疠的方法。明清医家重视温疫的预防，基于《素问》诸法，提出了环境、饮食、饮水、起居、情志等全方位的温疫预防方法。

1. **环境卫生** 清代医家熊立品在《治疫全书》中提出“伤寒无鬼，气候相传”，伤寒不是鬼神作怪，是气候异常；陈虬《瘟疫霍乱答问》中提出，预防温疫要从环境及自身做起，“沟渠宜打扫清洁，衣服宜浆洗干净”“房屋大者宜多开窗牖，小者须急放气孔，而尤要者，则厕桶积秽之处，日施细炭屑其上，以解秽毒”。王孟英认为“或疏浚河道，毋须积污，或广凿井泉，毋须饮浊”。对居住的房屋，王孟英提出：“卜居最宜审慎，住房不论大小，必要开爽通气，扫除洁净。”保持室内空气畅通，不要居住潮湿、秽浊之地。

2. **饮水卫生** 饮水要洁净，可将赤小豆、糯米，浸到水缸中，每日取水用；或用贯众浸水，或苍术浸水（刘奎《松峰说疫》）。还有的医家说用新布包上赤小豆，置井中，三日取出，全家人服用，男十粒，女二十粒。《增评伤暑全书》记载用贯众一二枚，浸入日用水缸中，泡茶煮饭。

3. **远离人群** 熊立品指出：“祸福无门，惟人自召。”提示疫病的预防是要与病家隔离。王孟英指出要远离人群密集之处，这一点对于预防疫病也是不可忽视的，王孟英认为“人烟稠密之区，疫疠时行，以地气既热秽气亦盛也”，人口密集之处，地气亦热，温疫之时，秽浊之气也盛，容易被传染。

4. **医之防护** 医生在未入疫室前，“以雄黄末涂鼻孔中，或香油涂鼻孔中”；从疫家出来宜取嚏。熊立品指出，医生去病家时切忌“不识向避”，要做到“凡遇此等，尚其慎重而谨防之”。不能与病人面对面而坐，医生要侧身，要坐在上风口，要与病人保持一定距离。陈虬在《瘟疫霍乱答问》中提出：“切不可使病人之气，顺风吹入吾口，又须闭口不言。”即医生接触病患时，不仅要保持精神饱满，而且还要避开风口或坐在上风口，尽量少说话，不宜在病家久留。

5. **勿接触疫者** 熊立品指出与病患密切接触容易被传染，一是伺候病人左右的人，为病人端茶送水，洗衣梳洗，日复一日，受疫气之熏蒸，难保疫邪之气不相互传染；结果失于治疗，延误病情而亡；二是对疫者的尸体处理不得当，殓骨焚棺时，没有掩埋封闭尸气，致使疫邪之秽气萦绕于空气中扩散；三是感染疫毒之人，不及时治疗，反倒错误认为是鬼神作怪，于是求符请咒，通宵达旦摆设巫术，于是劳神费力，神疲体倦，不仅自己病情加重，还连累参与的其他人在席间贪恋荤食酒肉而致伤食冒寒，因而几日后，参与求神之家人及邻里感受疫邪。

6. **调精神慎起居** 精神调摄及起居对于防治温疫也很重要。例如，陈虬（《瘟疫霍乱答问》）认为人之精神饱满对于预防温疫亦有一定的促进作用，陈氏提出：“一切耗神之事，总宜戒断。”陈耕道（《疫痧草》）强调慎起居护正气是预防疫病的有效方式，“正气旺……疫毒无自而干”。强调了人体正气充盛对于防治疫病的重要性。然若“即或气禀薄，正气弱，而能寡嗜欲，节饮食，调寒暖以慎起居，使脏气和谐，精神清畅，疫毒虽厉，究亦邪不胜正”，文中指出虽然正气虚弱，但若注重摄生，也可以达到保养正气、防治邪气的目的。

王孟英云：“冬夏衣被过暖，皆能致病，而夏月为尤甚。”认为有的温疫是因过暖而造成的，也有因病后畏寒而加衣被致热郁于内导致病情加重的。王孟英同时说明“勿过于贪凉迎风淋浴，夜深露坐，雨至开窗”，也就是说无论冬夏衣被要以适宜为主，不可过暖，亦不可过凉，否则皆易感邪致病。

王孟英提出：“饥饱劳逸，皆能致疾，以饱暖为酿病之媒。”饮食过饱，可致“胃气壅塞，脾运艰迟”，偶尔感染外邪，但邪无出路，故而“为痧胀，成霍乱者最多”。过凉过热之物亦应慎食，“瓜果冰凉等物，虽能涤热，过食骤食，既遏伏热邪，不能泄越，又虑过度而反为所伤，并宜撙节为妙”。平素饮食以清淡为主为好。陈虬对于饮食方面的预防要“水泉宜早汲，用沙沥过，鱼蔬忌久顿，用冰更佳”。

7. **中药内服外用**　明清治疫医家的著作中，均有药物预防的方法，有内服、有外用，外用法主要有嗅鼻、焚香、外涂、佩戴、纳鼻等，以达到避疫防病的目的。仅举例如下，见表13。

表13　避疫中药举隅

治疫医家	代表作	避疫方药	使用方法
王孟英	《随息居重订霍乱论》	苍术、雄黄避秽，大蒜、酒驱邪	嗅鼻
		每年夏天在井中加入白矾、雄黄	内服
		常饮枇杷叶汤可预防外感时邪	
		天气潮湿时，可于室内焚大黄、茵陈之类以解秽气	焚香
		用川椒研末涂鼻孔防止吸入秽气	外涂

续表

治疫医家	代表作	避疫方药	使用方法
林之翰	《温疫萃言》	未入病室前“以雄黄末涂鼻孔中，或香油涂鼻孔中”，出病室后“自以纸条探鼻深入，喷嚏为佳妙”	外涂
		应用赤雄鸡、小金丹、辟瘟丹、救疫神方、孩儿菊、松叶、雄黄等避瘟	内服
		病家不染方，香油和雄黄，苍术末，涂鼻孔。既出，纸条探嚏	外涂
		屠苏酒方、麻豆投井方，即苍术、贯众、赤小豆等进行饮用水的消毒	内服
		避瘟丹：乳香、苍术、细辛、生甘草、川芎、降真香、白檀	
		太苍公避瘟丹：苍术、台芎、黄连、白术、川芎、草乌、细辛、柴胡、防风、独活、甘草、藁本、白芷、香附、当归、荆芥、天麻、官桂、甘松、干姜、山柰、麻黄、牙皂、白芍、麝香	
		神砂避瘟丸：雄黄、雌黄、山甲、龙骨、鳖甲、猬皮、川芎、禹余粮、真珠、羚羊角、虎头骨、樗鸡、雄鸡头	焚香
刘奎	《松峰说疫》	神圣避瘟丹：苍术、香附、羌活、甘松、山柰、白芷、赤箭、大黄、雄黄	
		避瘟丹：苍术、乳香、甘松、细辛、芸香、降真香	
		太乙紫金锭：雄黄、朱砂、麝香、五倍子、红芽大戟、千金子仁	
		务成子萤火丸：萤火虫、鬼箭羽、蒺藜、矾石、雄黄、雌黄、羚羊角、煅灶灰、锤柄	
		除秽靖瘟丹：苍术、降真香、川芎、大黄、虎头骨、斧头木、鬼箭羽、桃枭、羊踯躅、羌活、甘草、草乌、藁本、白芷、荆芥、干葛、猬皮、山甲、羚羊角、红枣、干姜、桂枝、附子、煅灶灰、川椒、山柰、甘松、排草、桂皮、明雄、朱砂、乳香、没药	佩戴
		太乙流金散：雄黄、羚羊角、雌黄、白矾、鬼箭羽	佩戴、焚香
		藜芦散：藜芦、踯躅、干姜、丹皮、皂角、细辛、桂枝、附子、朱砂	佩戴、纳鼻
陈耕道	《疫痧草》	用大黄、茵陈、降香、茅术烟熏作空气消毒。	焚香

七、明清医家对温疫的共识点

明清时期温疫流行，医家们在与温疫做斗争的过程中，将积累的丰富经验记载于各自的著作。吴又可的《温疫论》是中国疫病学史上划时代的温疫学著作。此后在《温疫论》的影响下，研究温疫者层出不穷，如戴天章所著的《广瘟疫论》。晚清医家杨栗山全面继承吴又可温疫学说，并加以阐发，著有《伤寒瘟疫条辨》。力主火毒致疫说的余师愚著有论治疫疹的重要专著《疫疹一得》。刘松峰《松峰说疫》、陈耕道《疫痧草》、熊立品《治疫全书》、李炳《辨疫琐言》、王士雄《霍乱论》等大量有关温疫专著的问世。仅将明清时期医家对温疫认识的共同点概述如下：

1. **温疫病因的共识**　温疫发生与运气相关。明清治疫大家在临床辨治温疫的过程中，重视五运六气变化规律对温疫发病的影响，其观点集中体现在温疫发生时段、温疫发生地域性及温疫主症与运气相关性这三个方面。

一是温疫发生时段与运气相关。吴鞠通、王孟英、雷少逸、陈虬、余师愚、杨栗山、萧霆等医家，在关于温疫发生时段与六气变化规律相关性方面具有高度共识。如吴鞠通在《温病条辨·原病》中提出六气之中温疫发生时段为初之气、二之气、五之气、终之气，与现代某些传染性疾病的好发季节相近，并且指出温疫好发之时虽然主气各不相同，但客气均为少阴君火和少阳相火。王孟英《随息居重订霍乱论》认为霍乱热证多发生于春分以后、秋分之前，受少阳相火、少阴君火、太阴湿土的影响，天之热气下降，地之湿气上腾，人处在气交之中，湿热之气由口鼻侵入人体，气机升降失常而致霍乱。雷少逸《时病论》对疫病的发生时段与运气之间关系极为重视，认为“春时病温，夏时病热，秋时病凉，冬时病寒，何者为正气，何者为不正气，既胜气复气，正化对化，从本从标，必按四时五运六气而分治之，名为时医。是为时医必识时令，因时令而治时病，治时病而用时方，且防其何时而变，决其何时而解，随时斟酌，此丰时病一书所由作也”。

二是温疫发生地域与运气相关。陈虬《瘟疫霍乱答问》明确阐述了霍乱病情轻重有其地域性，此观点与运气理论所述密切相关，并提出“本年五月，七赤入中宫，五黄到震木，上克土，本方为杀气方，故偏东如沪闽等处独甚。六月六白入中宫，二黑到坎，下克本方，则壬子癸为死气方，故京都独盛”。

三是温疫主症与运气相关。王孟英《随息居重订霍乱论》“自序”曰：“今避乱来上海，适霍乱大行，司命者罔知所措，死者实多。”因该书著于 1862 年，当年为壬戌年，属木运太过之年，太阳寒水司天，太阴湿土在泉。“岁木太过，风气流行，脾土受邪。民病飧泄食减，体重烦冤，肠鸣腹支满”。根据《素问·气交变大论》“太阴所至为中满霍乱吐下”，故提示当年可能以呕吐下利为主的脾病为多发。

林之翰《温疫萃言》认为，疫病是由于感受天地之疠气，与岁运、地理位置、四时气候有关。林之翰提出：“伏气发为温热，与感受风热而成风温，与沿门合镜传染之疫，同一证也，但感受不同耳。”余师愚在《疫疹一得》中详论气运变化失常导致疫疹发生及其证候特点，如“夫五运六气，乃天地阴阳运行升降之常也。五运流行，有太过不及之异；六气升降，则有逆从胜复之差。凡不合于德化政令者，则为变眚，皆能病人，故谓之时气。一岁之中病症相同者，五运六气所为之病也”。

四是温疫发生与伏邪相关。林之翰《温疫萃言》详论“行邪”与“伏邪”之别，曰：“假令行邪者，如正伤寒，始自太阳，或传阳明，或传少阳，或自三阳入胃……若果在经，一汗而解，若果传胃，一下而愈，药到便能获效。”“先伏而后行者，所谓温疫之邪，伏于膜原，如鸟栖巢，如兽藏穴，营卫所不关，药石所不及……方其侵淫之际，邪毒尚在膜原，此时但可疏利，使伏邪易出。邪毒既离膜原，乃观其变，或出表，或入里，然后可导邪而出，邪尽方愈。”林之翰认为，伤寒等行邪为病，若明辨其病位、传变特点，则“一下而愈”。但感受伏邪之温疫则需辨表里虚实、病情之轻重缓急而施治，方可“万举万全”。

五是温疫是否发生与人体正气强弱相关。吴又可《温疫论》强调正气强弱和邪正力量的对比决定温疫的发病。疠气虽是疫病发生的必要条件，但并不是每个人都会感受，且感受疠气之人并不是都会发病，疫病发生与人体正气关系密切，即“凡人口鼻之气，通乎天气，本气充满，邪不易入”。张凤逵《增评伤暑全书》强调暑病的发病与人体阴虚、元气不足有关。张凤逵指出，暑病的发生与夏季的气候特点直接相关，即夏暑之时

“湿热蒸人”，导致人体阴液耗伤，即文中所说“夏暑阴虚”。另一方面又与人体元气不足密切相关，而暑邪伤人又最易耗伤人体阴液和元气，相互影响致使暑病发生，即“夏属阴虚，元气不足，湿热蒸人，暴伤元气，人初感之，即骨乏腿软，精神倦怠，昏睡懒语，其形如醉梦间，或无汗或微寒不断，或大汗不止，烦渴饮水，胸膈痞闷，小便黄而少，大便溏而频，或呕或泻或结，或霍乱不止。此等证与伤寒大异，按时而施治，据证而急疗，无不应手者。语曰勿伐天和，正因时之道也”，强调了人体正气在暑病发生中的决定作用。

2. **温疫防治的共识** 一是依据运气理论防治瘟疫。温疫林之翰《温疫萃言》在论述“寒疫”时，指出：“若春、夏、秋三时，感冒非时暴寒，谓之寒疫”，认为此证不必拘伤寒六经例治，大率春分以后，则少阳风木主令，况春时之寒，必兼之以料峭之风，风伤少阳，少阳在内，则太阳阳明在外，所以提倡临床治疗寒疫不必细分三阳诸证，但见某经证多，则可加某经之药。余师愚强调治疗疫病应重视随气运变化而采取不同治法，即“运气者，所以参天地阴阳之理，明五行衰旺之机，考气候之寒温，察民病之虚实，推加临补泻之法，施寒热温凉之剂。故人云：治时病不知运气，如涉海问津”，例如，其在治疗疫病时的用药上，即参合每一岁主运客运、主气客气、南北政、寸尺不应，其相应的用药原则、药之主宰、治疗原则均与之相对应；药之主宰即甲己岁甘草为君，乙庚岁黄芩为君，丁壬岁栀子为君，丙辛岁黄柏为君，戊癸岁黄连为君。“医者不按运气，固执古方，百无一效。”余师愚指出，疫症之来，病如一辙，一岁之中病症相同，五运六气所为病。所以其每遇此症，“静心穷理，格其所感之气，随症施治，无不效若影响”。

杨栗山《伤寒瘟疫条辨》指出，在治疗温疫类疾病时，应根据该年的气运变化来选取相应的治疗方法。《伤寒瘟疫条辨》记载：“乾隆九年甲子，寒水大运，证多阴寒，治多温补。自兹已后，而阳火之证渐渐多矣。”乾隆九年是1744年，往前推三年是1741年辛酉年，若该年运气失常，三年变大疫，丙辛主化寒水，证多阴寒，治多温补。

萧霆《痧疹一得》列举了不同岁气治疗痧疹的方药，例如，当天气严寒，肌肤密闭，痧疹难于发越之时，应当选用麻黄解毒汤以“辛温透发”；

而当天气温暖，肌窍空疏之时，痧疹易发散，此时应用荆防解毒汤之类辛凉解散之药，自然易出且易收；若遇天令暄热之时，内外炎热，痧疹则易见重，此时当以连翘解毒汤辛寒双解；若天气时暖时寒，则宜以葛根解毒汤以辛平透肌，"慎勿误认伤寒，妄施汗下，以致逆其岁气，反伐天和"。同一种疾病，岁气不同则治法亦不相同。

刘松峰《松峰说疫》认为，治疗温疫应重视五运六气，指出"治疫者，必先明乎化水化火之微，客气主气之异，司天在泉之殊致，五运六气之分途"。书中专设《五运五郁天时民病详解》，论述五运郁发的天时、民病和治法时，均突出一个"郁"字；制方也从治郁入手，如用竹叶导赤散"治君火郁为疫，乃心与小肠受病，以致斑淋吐衄血，错语不眠，狂躁烦呕，一切火邪等症"。

二是扶助正气防治温疫。明清医家重视人的体质和正气状况在温疫发生发展及预后过程中的主导地位认为扶正不仅能补充人体损伤的正气，而且能增强人体的抗病能力，从而有助于祛邪外出，所以扶助正气、固护阴液是防治温疫的根本。

余师愚《疫疹一得》强调，治疫在祛邪的同时，更不忘扶助正气，瘥后当以扶助正气为本，在该著作中，补益剂、补虚药所占的大量比例正说明于此。可见益气养血、滋阴固液在温疫的治疗中起着决定性的作用。这与《素问》遗篇《刺法论》所云"正气存内，邪不可干"是一脉相承的，这说明虽然疫疠毒邪暴戾猖獗，但正气还是占主导地位的。在温疫病变过程中，邪气不断损伤正气，因此，适当扶助正气更有利于驱除邪气，加快机体恢复。

杨栗山《伤寒瘟疫条辨》在攻逐解毒的基础上，更加重视调理气机、扶助正气，具体体现在甘草、生姜、人参、大枣、白芍、当归、半夏、白术等药物的高频率使用上。戴天章《广温疫论》提出时疫补法包括补阴以济阳，补阳养正以祛邪。认为热病极易伤阴，养阴护阴是温病治疗中的关键问题，所谓"留得一分津液，便有一分生理"。而单纯地施以补阴，多在温病后期邪少虚多的状况下运用，否则有恋邪之虞。温病虽为热证，伤阴者多，但是也有因用药太过而伤阳者，则应补其阳，戴天章强调温病补阳要谨慎。总之，无论补阳抑或补阴，应视其症状而定。戴天章曰："凡已经汗下清和而烦热加甚者，当补阴以济阳……当其汗下清和，热退而昏倦痞利不止者，当补阳，所谓养正以却邪者是。”戴天章还列举了15种当补之阴证，7种当补之阳证，均极具临床意义。

三是基于伏邪理论防治温疫。林之翰《温疫萃言》曰：“凡治伏气发温，复感客邪，轻者只宜小柴胡去参半，加橘皮、瓜蒌根、葱白、香豉；热病更加石膏、知母。”另外，林之翰还指出，有冬时触犯邪气，伏于经中，至春分前后，乘阳气发动而为温病。此证大忌发汗，若误与表散，必燥热无汗，闷乱不宁而死。以其邪伏经中，日久皆从火化而发，其热自内达外，必用辛凉以化在表之热，苦寒以泄在里之热，内气一通，自能作汗。综观明清温疫学家对疫病理论的发展及临床诊治，无不蕴含着开拓创新的意识和灵活变通的思维，给后世以莫大启发。近年来严重急性呼吸综合征（SARS）、新型冠状病毒肺炎、甲型流感、禽流感等瘟疫类烈性传染性疾病给人类造成了巨大威胁，如何借鉴明清医家在治疗温疫类疾病方面独特的理论和经验，发挥中医药优势和特色，进一步创新和完善温病辨证理论，提高温病临床治疗水平则具有更加重要的意义。

八、四部著作防治温疫方药规律研究（一）

中医学在几千年的疫病防治过程中积累了丰富的经验。近年无论严重急性呼吸综合征（SARS）还是新型冠状病毒肺炎（COVID-19），中医药防治的优势及疗效令世人瞩目，展现了中医药的强大生命力，以及中医学的科学性、实用性和超前性。挖掘整理古代医学著作中防治温疫的方药及其使用规律，对于温疫类传染病的防治具有重要意义。

本节将吴又可《温疫论》、杨栗山《伤寒瘟疫条辨》、余师愚《疫疹一得》、吴鞠通《温病条辨》四部防治瘟疫著作的方药统计研究结果概述如下。

1. **整理方法** 2004年我们对于这4部书中治疗温疫和温病的方剂及药物进行统一分类。其中，方剂根据普通高等教育“十五”国家级规划教材《方剂学》的分类方法按功效分类，如教材中未记载，则根据这4部书中所载方剂的治疗主证及主证的病机确定其主功效，再按照“十五”普通高等教育国家级规划教材《方剂学》的分类方法进行分类，更能体现医家当时选方的真实意图。中药按功效分类，参考普通高等教育中医药类规划教材《中药学》的药物分类法进行分类，如教材中未记载，则查《中药大辞典》和《中药药典》写明其功效，并给予分类。

2. **研究内容** 对吴又可《温疫论》、杨栗山《伤寒瘟疫条辨》、余师愚《疫疹一得》、吴鞠通《温病条辨》四部著作防治温疫方和药进行统计，探求其方药使用规律。包括总体用药频度；不同功效方剂使用频率；不同功效方剂使用频次比较；不同功效药物使用频率；不同功效药物使用频次比较。

3. **统计结果** 对吴又可《温疫论》、杨栗山《伤寒瘟疫条辨》、余师愚《疫疹一得》、吴鞠通《温病条辨》四部著作防治温疫方和药进行统计，发现四部著作中，共有方490首，用药329味，药物共出现频率3 214次。排在前43位的药物依次是甘草227次，人参118次，白芍114次，生姜110次，茯苓83次，黄芩89次，当归78次，大枣77次，黄连69次，桂枝68次，半夏63次，生地59次，麦冬58次，干姜56次，陈皮56次，附子53次，大黄52次，白术52次，栀子50次，厚朴49次，知母42次，石膏38次，柴胡36次，杏仁36次，黄柏33次，枳实33次，连翘32次，桔梗30次，熟地29次，竹叶28次，芒硝27次，五味子、金银花、丹皮、僵蚕各24次，滑石23次，元参、豆豉、禹余粮、阿胶各21次，麻黄、犀角、泽泻各20次。单味药物使用频率统计，见表14；不同功效方剂使用频率统计，见表15；不同功效方剂使用数量比较，见图30；不同功效药物使用频率统计，见表16；不同功效药物使用频率比较，见图31。

表14 单味药物使用频率统计

序号	药物	次数(次)	占总体比例(%)	序号	药物	次数(次)	占总体比例(%)
1	甘草	227	7.06%	3	白芍	114	3.55%
2	人参	118	3.67%	4	生姜	110	3.42%

续表

序号	药物	次数(次)	占总体比例(%)	序号	药物	次数(次)	占总体比例(%)
5	茯苓	83	2.58%	25	黄柏	33	1.03%
6	黄芩	89	2.77%	26	枳实	33	1.03%
7	当归	78	2.43%	27	连翘	32	1.00%
8	大枣	77	2.40%	28	桔梗	30	0.93%
9	黄连	69	2.15%	29	熟地	29	0.90%
10	桂枝	68	2.12%	30	竹叶	28	0.87%
11	半夏	63	1.96%	31	芒硝	27	0.84%
12	生地	59	1.84%	32	五味子	24	0.75%
13	麦冬	58	1.80%	33	金银花	24	0.75%
14	干姜	56	1.74%	34	丹皮	24	0.75%
15	陈皮	56	1.74%	35	僵蚕	24	0.75%
16	附子	53	1.65%	36	滑石	23	0.72%
17	大黄	52	1.62%	37	元参	21	0.65%
18	白术	52	1.62%	38	豆豉	21	0.65%
19	栀子	50	1.56%	39	禹余粮	21	0.65%
20	厚朴	49	1.52%	40	阿胶	21	0.65%
21	知母	42	1.31%	41	麻黄	20	0.62%
22	石膏	38	1.18%	42	犀角	20	0.62%
23	柴胡	36	1.12%	43	泽泻	20	0.62%
24	杏仁	36	1.12%				

表 15　不同功效方剂使用数量统计

序号	类别	数量(首)	总体比例(%)
1	清热剂	113	23.06
2	补益剂	95	19.39
3	祛湿剂	58	11.84
4	泻下剂	40	8.16
5	温里剂	37	7.55
6	和解剂	31	6.33
7	解表剂	28	5.71
8	祛痰剂	15	3.06
9	治燥剂	10	2.04
10	固涩剂	9	1.84
11	理气剂	9	1.84
12	祛暑剂	8	1.63
13	安神剂	7	1.43
14	开窍剂	6	1.22
15	理血剂	6	1.22
16	治风剂	6	1.22
17	驱虫剂	5	1.02
18	涌吐剂	4	0.82
19	消食剂	3	0.61

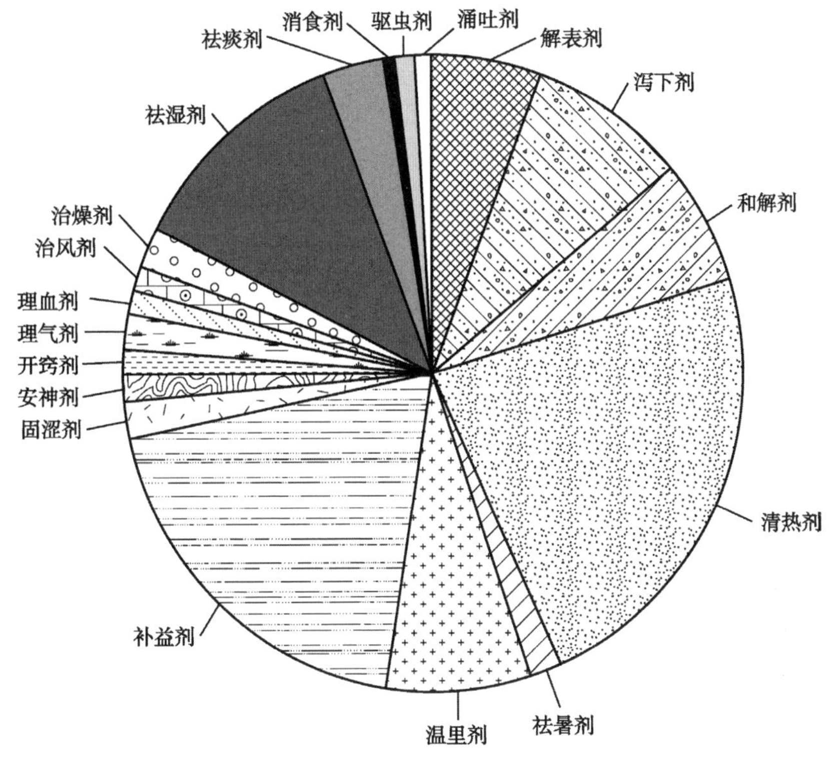

图 30　不同功效方剂使用数量比较

表 16　不同功效药物使用频率统计

序号	类别	次数（次）	总体比例（%）	第一位药
1	清热药	617	19.20	黄芩
2	补气药	536	16.68	甘草
3	解表药	379	11.79	生姜
4	补血药	247	7.69	白芍
5	利水渗湿药	242	7.53	茯苓
6	化痰止咳平喘药	184	5.72	半夏
7	温里药	164	5.10	干姜
8	理气药	135	4.20	陈皮
9	补阴药	118	3.67	麦冬
10	泻下药	105	3.27	大黄
11	活血化瘀药	91	2.83	川芎

续表

序号	类别	次数(次)	总体比例(%)	第一位药
12	化湿药	89	2.77	厚朴
13	收涩药	79	2.46	五味子
14	平肝息风药	59	1.84	僵蚕
15	安神药	35	1.09	远志
16	补阳药	28	0.87	菟丝子
17	消食药	21	0.65	神曲
18	祛风湿药	19	0.59	防己
19	开窍药	18	0.56	麝香
20	解毒杀虫拔毒药	17	0.53	雄黄
21	止血药	16	0.50	炮姜
22	驱虫药	11	0.34	槟榔
23	涌吐药	4	0.12	瓜蒂

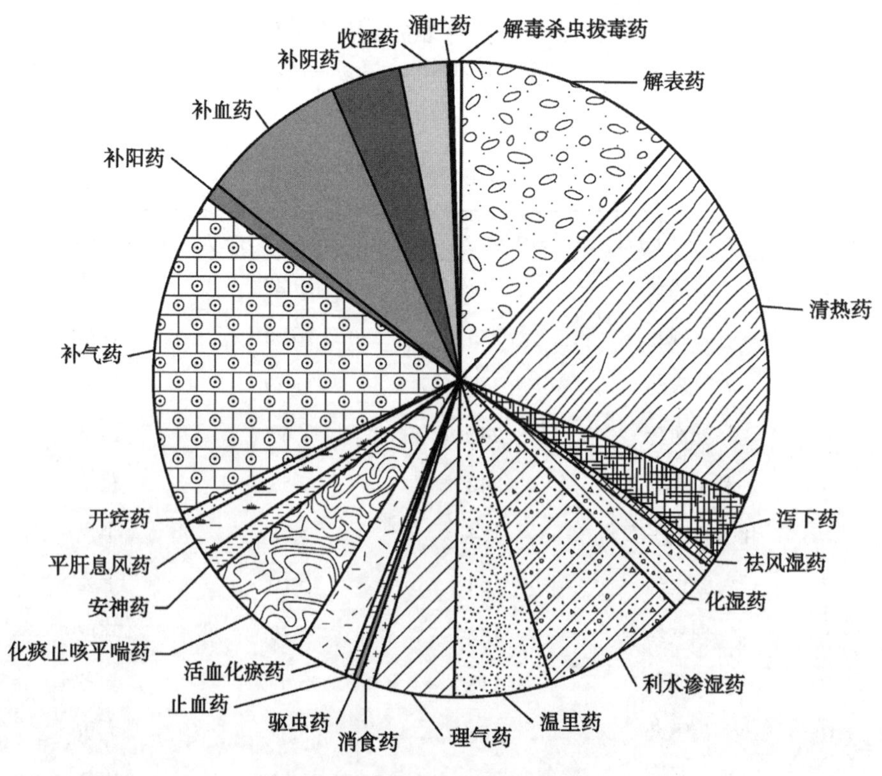

图 31　不同功效药物使用频率

4. **结果分析** 对四部著作方药使用频率统计的结果进行分析，不难发现四部著作防治温疫的医学思想及防治思路。

一是祛邪为当务之急。针对疫邪性质及其所侵部位，尽早驱除邪气。

疫为温邪，首当清解。上述四部著作方药统计研究发现，清热剂是治疗温疫的最常用的一类方剂，占方剂总数的23.06%，如果加上所用的8首祛暑剂，则占方剂总数的24.69%。同样，清热药是治疗温疫病最常用的一类药物，占总用药频率的19.20%。这是因为疫邪为温邪，温疫病变过程中最易出现热证，本着“热者寒之”的原则，清热方药为第一阵容，清热药中黄芩、黄连、生地、栀子、知母、石膏使用频率排列靠前，其中，黄芩排位第一。《本草正》云黄芩“枯者清上焦之火，消痰利气。定喘嗽……风热湿热头痛……疗肺痿肺痈……大肠闭结”。《温热论》云：“温邪上受，首先犯肺，逆传心包，肺主气属卫，心主血属营。”所以，黄芩应用最多。

黄连，苦寒，清热燥湿，泻火解毒，善除脾胃大肠湿热；生地，甘寒质润，苦寒清热，入营分、血分，为清热凉血养阴生津之要药，《珍珠囊》云生地“凉血，生血，补肾水真阴”。

温邪伤人易耗阴液，生地既清热又有养阴生津之效，故用生地；栀子“泻三焦火，清胃脘热，治热厥心痛，解热郁，行结气”（《本草衍义补遗》），而疫疠之气能犯上中下三焦，同时栀子还有清热利湿、凉血解毒之功。知母，清热泻火、滋阴润燥，《本草纲目》云：“知母之辛苦寒凉，下则润肾燥而滋阴，上则清肺金而泻火，乃二经气分药也。”“石膏性寒，大清胃热；味淡而薄，能表肌热；体沉而降，能泄实热”（《疫疹一得》）。由于发热是温疫病变的主症，四位医家根据病人个体差异、感邪轻重、病变程度将清热药应用在温疫病变全过程。

宣发解表，透热外达。宣发解表不仅可以解除表邪，也可引里邪出表。表15显示：解表剂占所用方剂总数的5.71%，表16显示：解表药占总体用药频率的11.79%，居于第三位，解表祛温疫之邪的药物以辛凉为主。可知温疫初起表证居多，或为主证或为兼证或为伴随证，出现在不同阶段。即使像杨栗山认为温病没有表邪，其在治疗时仍然用解表药以透达使邪热出表。“透邪外出”的祛邪思路在四位医家著作中均有所体现，故解表药使用频率较高。其中，生姜应用占总用药频率的 3.42%，在药物使用频率排序中居于第四位，生姜既能发汗解表、温中止呕，又能宣肺祛邪止咳。

祛湿清热，畅达气机。祛湿剂占所用方剂总数的 11.84%，仅次于清热剂和补益剂。表 16 显示：利水渗湿药占总用药频率的 7.53%、化湿药占 2.77%、祛风湿药占 0.59%，三类药物合计约占总用药频率的 10.90%。这是因为温疫多兼湿邪，湿阻困阻气机，疫邪难除，故以淡渗利湿（茯苓为第一位药，占总用药频率的 2.58%）、苦温燥湿（厚朴为第一位药，占总用药频率的 1.52%）、芳香化湿等药物化湿除秽浊，以助清解邪热。尤其在《温疫论》中用药味数最多的是利水渗湿药，分别为茯苓、泽泻、茯神、猪苓、草果仁、车前子、灯心草、木通、赤小豆、草果、茵陈蒿、滑石，共计 12 味。湿邪为患，阻碍气机，适当配以理气剂疏通气机，四部著作中，理气剂占方剂总数的 1.84%。理气药占总用药频率的 4.20%，多用陈皮、枳实等。

攻下祛邪，邪去正安。四部著作方药使用频率的统计研究结果，表 15 显示：泻下剂占所用方剂总数的 8.16%，攻下祛邪也是四位医家比较认同的治疫之法。吴又可在《温疫论·注意逐邪勿拘结粪》中专篇论述攻下法，列举攻下的适应证，指出攻下法不必拘泥“腹满燥实”之结粪证，“无邪不病，邪去而正气得通”“温疫可下者，约三十余证，不必悉具”。吴鞠通在《温病条辨》中创制新加黄龙汤、宣白承气汤、导赤承气汤、牛黄承气汤、增液承气汤等系列承气方剂，是下法在温疫中运用的典范。泻下药虽然占总体用药频率的 3.27%，应用频率不是很高，实际是四位医家应用时是以泻下为主药，再针对病机配合其他药物，使祛邪不伤正。在泻下药中首用大黄，取“大黄，推陈致新，去陈垢而安五脏”（《汤液本草》）的作用。

和解祛邪，直中病所。四部著作中，和解剂占所用方剂总数的 6.33%，高于解表剂应用的数量，说明治疗温疫更加注重用和解、疏泄、分消等方法，以祛除温邪。医家发现，温疫初期，有些病证邪不在卫表又未完全入里，而是处于少阳、膜原等半表半里的部位，正如吴又可云：“邪从口鼻而入，则其所客，内不在脏腑，外不在经络，舍于伏脊之内，去表不远，附近于胃，乃表里之分界，是为半表半里，即《针经》所谓横连膜原是也。”所以，四位医家在治疗温疫时，根据温邪性质及侵犯部位，以透解邪热、疏泄分消、宣通气机之法，用达原饮为代表的和解剂直达病所，祛除温疫之邪。

祛痰止咳，宣肺平喘。四部著作中，祛痰剂占所用方剂总数的3.06%。咳与肺相关，温疫之邪首先犯肺，出现咳嗽、咯痰、喘息等证，故用祛痰剂化痰止咳，宣肺平喘。止咳平喘药占总用药频率的5.72%，占很大的比例。其中，多用半夏、杏仁、桔梗等。《药性论》指出半夏“消痰涎，开胃健脾，止呕吐，去胸中痰满，下肺气，主咳结”。

上述分析可知，温疫为疫疠之外邪所致，祛邪为当务之急。祛邪务必早、快、尽。正如吴又可《温疫论》云：“大凡客邪贵乎早治，乘人气血未乱，肌肉未消，津液未耗，病人不至危殆，投剂不至掣肘，愈后亦易平复。欲为万全之策者，不过知邪之所在，早拔去病根为要耳。”

二是扶正以助祛邪。

四部著作方药统计结果，表15显示：补益剂占方剂总数的19.39%，其中，补阴剂占所用方剂的6.53%、补气剂占6.12%、补血剂占0.41%、气血双补剂占2.04%、补阳剂占3.88%、阴阳双补剂占0.4%。表16显示：补虚药在总用药频率中占28.90%，其中，补气药占16.68%、补阳药占0.87%、补血药占7.69%、补阴药占3.67%。

补气药在总体用药频率中居于第二位，再加上补血、补阳、补阴药，补益药物所占总的比例高于清热药。四位医家治疗温疫重视扶助正气，强调人体正气在温疫发病过程中的主导作用。吴又可《温疫论》云：“邪之所着，有天受，有传染，所感虽殊，其病则一。凡人口鼻之气，通乎天气。本气充满，邪不易入，本气适逢亏欠，呼吸之间，外邪因而乘之。”

补虚药中，甘草、人参、白芍、当归、大枣、麦冬、白术等使用频率较高，其中，甘草应用频率居诸药之首，占总用药频率的7.06%，除解表药、清热药、补血药、利水渗湿药以外，超过其他各类药所占的比例。《本草正》云：“甘草，味至甘，得中和之性，有调补之功，故毒药得之解其毒，刚药得之和其性，表药得之助其外，下药得之缓其速。助参、芪成气药之功，人所知也，助熟地疗阴虚之危，谁其晓焉。祛邪热，坚筋骨，健脾胃，长肌肉。随气药入气，随血药入血，无往不可，故称国老。”

人参使用频率仅次于甘草，占总用药频率的3.67%，《本草经疏》云：“人参能回阳气于垂绝，却虚邪于俄顷，功魁群草，力等丸丹矣。其主治也，则补五脏。盖脏虽有五，以言乎生气之流通则一也，益真气则五脏皆补矣……邪气之所以久留而不去者，无他，真气虚则不能敌，故流连而不解也，兹得补而真气充实，则邪不能容。”

补血药占总用药频率的7.69%，以白芍、当归、熟地为常用，其中，白芍使用频率最高，在药物使用频率排序中位居第三，仅次于补气药的甘草和人参，《注解伤寒论》云：“芍药之酸收，敛津液而益荣。”“芍药之酸，收阴气而泄邪气。”养血敛阴，常与甘草相配。

补阴药占总用药频率的3.67%，前四位为麦冬、鳖甲、鸡子黄，其中，麦冬在补阴药中使用频率最高，占总用药频率的1.80%。温疫之邪为阳邪，最易耗津伤阴，尤其温病后期，阴伤之象明显影响预后，故四位医家均认为在温疫的各个阶段均当顾护阴液，以助邪气外出，吴鞠通云：“盖热病未有不耗阴者，耗之未尽则生，耗之尽则阳无以恋，必气绝而死矣。”

安神剂的使用：在四部著作中，安神剂共有7首，其中《疫疹一得》（共选方28首）中用了6首，安神剂在《疫疹一得》的方剂使用数量中位居第二，竟超过了清热剂的使用数量。余师愚认为疫疹多为暑燥疫，其发生与天时运气之于火毒有关。

其他类别药物的运用：在四部著作中，温里药也占有一定比例。分析病机可知，一方面是温疫病机里热炽盛，又有兼外寒束表的“寒包火”之症，故清里热药基础上，配以温热之品，另一方面，温疫后期，或可见阳气欲脱之象，以温里药回阳救逆。收涩药、安神药、开窍药、平肝息风药、止血药、活血化瘀药、消食药、驱虫药、涌吐药、解毒杀虫拔毒药的使用，也占有相应比例。见表16、图31。

以上对《温疫论》《伤寒瘟疫条辨》《疫疹一得》《温病条辨》四部著作方药使用频率统计研究，发现四位医家治疗温疫的思路是祛邪为当务之急、扶正以助祛邪、防治瘟疫扶正祛邪并重，基本上反映了明清时期治疗温疫的医学思想、用药规律及特点。

九、四部著作防治温疫方药规律研究（二）

本节概述清代雷丰的《时病论》、陈耕道的《疫痧草》、熊立品的《治疫全书》、王士雄的《随息居重订霍乱论》四部著作防治温疫方药统计分析的结果。

1. **整理方法及研究内容** 整理方法：对四部著作防治温疫方药进行统一分类。中药分类根据“十五”规划教材《中药学》，如教材缺如者，据《中药大辞典》和《中国药典》标准给予分类。方剂分类根据21世纪规划教材《方剂学》。教材缺如者，据《中医大辞典·方剂分册》给予分类。整理项目：单味药物使用频次统计，不同功效方剂使用频次统计，不同功效药物使用频次统计。

2. **统计结果** 四部著作按功效分类统计有方剂371首，用药292味，药物共出现频率2 839次。排在前的药物依次是甘草215次，生姜102次，陈皮80次，白芍67次，黄芩63次，人参、厚朴各57次，石膏51次，生地49次，桔梗48次，连翘、白术各47次，灶心土46次，大黄45次，苍术、大枣各43次，当归40次，佩兰37次，黄连、防风各36次，麦冬35次，杏仁32次，滑石31次，柴胡、玄参各30次，瓜蒌28次，知母27次，牛蒡子、豆豉、葛根、干姜各26次，羌活25次，芒硝、半夏、附子、枳实、茯苓、麝香各24次，栀子、藿香各23次，川芎、桂枝、蝉蜕各22次，芦根21次，麻黄、荆芥、雄黄、荷叶各20次。见表17。

表17 单味药物使用频次统计

序号	中药名称	使用频次	序号	中药名称	使用频次
1	甘草	215	7	石膏	51
2	生姜	102	8	生地	49
3	陈皮	80	9	桔梗	48
4	白芍	67	10	连翘 白术	47
5	黄芩	63	11	灶心土	46
6	人参 厚朴	57	12	大黄	45

续表

序号	中药名称	使用频次	序号	中药名称	使用频次
13	苍术　大枣	43	22	知母	27
14	当归	40	23	牛蒡子　葛根 豆豉　干姜	26
15	佩兰	37	24	羌活	25
16	黄连　防风	36	25	芒硝　半夏　附子 枳实　茯苓　麝香	24
17	麦冬	35	26	栀子　藿香	23
18	杏仁	32	27	川芎　桂枝　僵蚕	22
19	滑石	31	28	芦根	21
20	柴胡　元参	30	29	麻黄　荆芥 雄黄　荷叶	20
21	瓜蒌	28			

《时病论》方药统计。共选方 106 首，用药 199 味，药物共出现频率 1 427 次。其中出现频率占前的依次是甘草 112 次，陈皮 53 次，生姜 51 次，茯苓 45 次，半夏 36 次，厚朴 34 次，人参、苍术各 29 次，白术、连翘、杏仁各 28 次。

《治疫全书》方药统计。共选方 130 首，用药 174 味，药物共出现频率 874 次。其中出现频率占前的依次是甘草 71 次，生姜 43 次，白芍 38 次，黄芩 36 次，大黄 24 次，当归 23 次，生地 21 次，柴胡 19 次，石膏、人参各 17 次。

《疫痧草》方药统计。共选方 13 首，用药 45 味，药物共出现频率 126 次。其中出现频率占前的依次是连翘 8 次，牛蒡、桔梗、马勃各 7 次，荆芥、犀角各 6 次，蝉蜕、甘中黄、沙参各 5 次，甘草、焦栀各 4 次。

《霍乱论》方药统计。共选方 63 首，用药 134 味，药物共出现频率 461 次。其中出现频率占前的依次是甘草 28 次，麝香 16 次，半夏 14 次，雄黄、木香 12 次，人参 11 次，茯苓、厚朴各 10 次，黄连 9 次。

该四部著作中，防治温疫方剂按不同功效分类统计共 371 首，包括清热剂86首；祛湿剂61首；解表剂42首；温里剂33首；补益剂27首；祛暑剂22首；理气剂18首；治燥剂14首；泻下剂13首；开窍剂11首；治风剂10首；固涩剂9首；祛痰剂5首；和解剂5首；理血剂5首；表里双解剂2首；安神剂2首；消导化积剂2首；治疡剂2首；涌吐剂2首。四部著作不同功效方剂使用频次统计，见表18；不同功效方剂使用情况比较，见图32。

表18 不同功效方剂使用频次统计

序号	方剂类别	方剂数量(首)	占总体比例(%)
1	清热剂	86	23.18
2	祛湿剂	61	16.44
3	解表剂	42	11.32
4	温里剂	33	8.89
5	补益剂	27	7.27
6	祛暑剂	22	5.92
7	理气剂	18	4.85
8	治燥剂	14	3.37
9	泻下剂	13	3.50
10	开窍剂	11	2.96
11	治风剂	10	2.69
12	固涩剂	9	2.42
13	祛痰剂	5	1.34
14	和解剂	5	1.34
15	理血剂	5	1.34
16	表里双解剂	2	0.53
17	安神剂	2	0.53
18	消导化积剂	2	0.53
19	治疡剂	2	0.53
20	涌吐剂	2	0.53

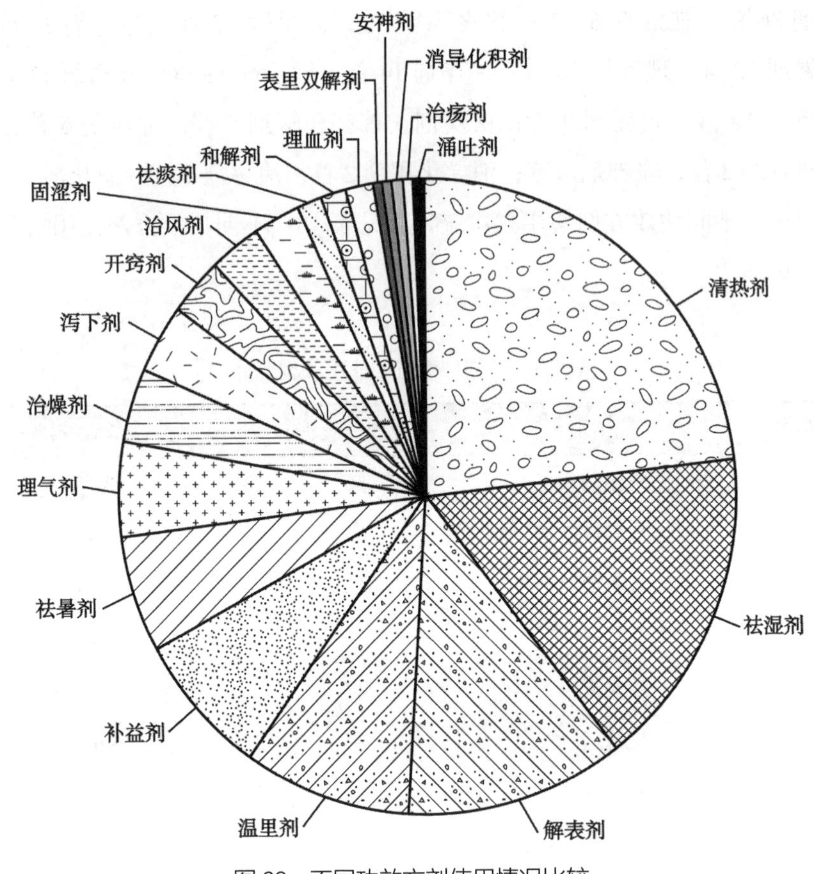

图 32　不同功效方剂使用情况比较

该四部著作中，不同功效药物使用频率统计结果，清热药使用次数520次，占总体比例18.32%，第一位药为黄芩；解表药使用次数443次，占总体比例15.60%，第一位药为生姜；补气药使用次数为424次，占总体比例14.93%，第一位药为甘草；化湿药使用次数为201次，占总体比例7.08%，第一位药为厚朴；化痰止咳平喘药使用次数为191次，占总体比例6.73%，第一位药为桔梗；理气药使用次数为157次，占总体比例5.53%，第一位药为枳实；补血药使用次数为128次，占总体比例4.51%，第一位药为白芍；补阴药使用次数为122次，占总体比例4.30%，第一位药为麦冬；利水渗湿药使用次数为121次，占总体比例4.26%，第一位药为滑石；温里药使用次数为104次，占总体比例3.66%，第一位药为干姜；泻下药使用次数为92次，占总体比例3.24%，第一位药为大黄；开窍药使用次数为 56 次，占总体比例 1.97%，第一位药为麝香；活血化瘀药使用次数为 50 次，占总体比例 1.76%，第一位药为川芎；止血药使用次数为 48 次，占总体比例 1.69%，第一位药为灶心土；安神药使用次数为 48 次，占总体比例 1.69%，第一位药为朱砂；祛风湿药使用次数为 38 次，占总体比例 1.34%，第一位药为独活；平肝息风药使用次数为 31 次，占总体比例 1.09%，第一位药为僵蚕；驱虫药使用次数为 22 次，占总体比例 0.77%，第一位药为槟榔；收涩药使用次数为 18 次，占总体比例 0.63%，第一位药为乌梅；消食药使用次数为 13 次，占总体比例 0.46%，第一位药为神曲；补阳药使用次数为 9 次，占总体比例 0.32%，第一位药为破故纸；涌吐药使用次数为 3 次，占总体比例 0.11%，第一位药为瓜蒂。不同功效药物使用频次统计，见表 19；不同功效药物使用情况比较，见图 33。

表 19　不同功效药物使用频次统计

序号	类别	次数	占总体比例	第一位药
1	清热药	520	18.32%	黄芩
2	解表药	443	15.60%	生姜
3	补气药	424	14.93%	甘草
4	化湿药	201	7.08%	厚朴
5	化痰止咳平喘药	191	6.73%	桔梗
6	理气药	157	5.53%	枳实
7	补血药	128	4.51%	白芍
8	补阴药	122	4.30%	麦冬
9	利水渗湿药	121	4.26%	滑石
10	温里药	104	3.66%	干姜
11	泻下药	92	3.24%	大黄
12	开窍药	56	1.97%	麝香
13	活血化瘀药	50	1.76%	川芎

续表

序号	类别	次数	占总体比例	第一位药
14	止血药	48	1.69%	灶心土
15	安神药	48	1.69%	朱砂
16	祛风湿药	38	1.34%	独活
17	平肝息风药	31	1.09%	僵蚕
18	驱虫药	22	0.77%	槟榔
19	收涩药	18	0.63%	乌梅
20	消食药	13	0.46%	神曲
21	补阳药	9	0.32%	破故纸
22	涌吐药	3	0.11%	瓜蒂

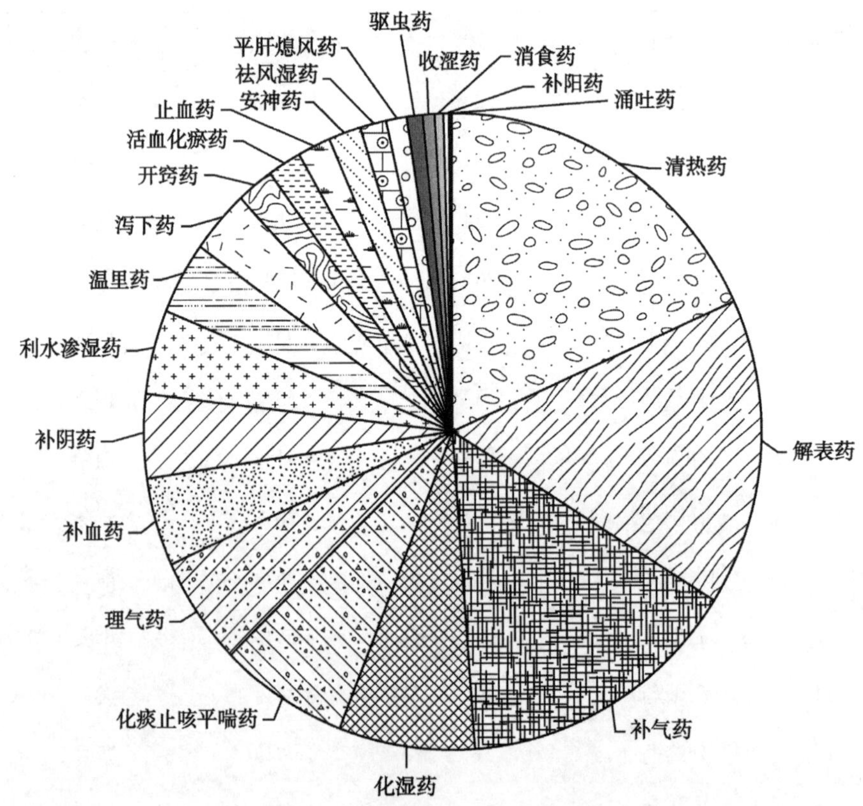

图 33　不同功效药物使用情况比较

3. **结果分析** 四部著作中选方数量、用药味数、用药频率方面虽略有差异，但是在医学思想及治则用药方面均具有共同特点：一是立足祛邪，二是重视扶正。

一是立足祛邪。

清热解毒，祛除疫邪。清热剂占方剂总数的23.18%，所占比例位居第一。清热药占总用药频率的18.32%，清热药中，使用率占比最高排在第一位的是黄芩，黄芩占清热药用药次数的14.54%，石膏占清热药用药次数的11.51%，生地占清热药用药次数的11.06%，连翘占10.60%。黄芩，《本草纲目》中记载："凉心，治肺中湿热，泻肺火上逆。"黄芩，其功效还有燥湿、凉血、解毒。《神农本草经》云，黄芩"主诸热黄疸，肠澼，泄痢，逐水，下血闭。恶疮，疽蚀，火疡。"石膏，为辛甘大寒之品，为清气分热药，《医学衷中参西录》云："石膏，凉而能散，有透表解肌之力。外感有实热者，放胆用之，直胜金丹。"《用药心法》云："胃经大寒药，润肺除热，发散阴邪，缓脾益气。"疫邪入于营分时，治当清营解毒，凉血益阴。但是，入营的邪热多由气分传来，连翘属辛凉透热之品以促其透热转气。李杲称连翘"散诸经血结气聚，消肿"，《药性论》云连翘"主通利五淋，小便不通，除心家客热"，《日华子本草》云连翘"通小肠，排脓，治疮疖，止痛，通月经"。《温热论》指出："温邪上受，首先犯肺，逆传心包。肺主气属卫，心主血主营。"发热为温疫的主证，故该四部著作选用清热药占比较高。

祛湿清热，通利气机。祛湿剂占方剂总数的16.44%，所占比例位居第二。化湿药占总用药频率的6.95%、利水渗湿药占4.18%、祛风湿药占0.13%，三者所占比例之和为11.26%。化湿药、利水渗湿药、祛风湿药用药次数和为360次，其中，苦温燥湿的厚朴为使用次数最多的药物，位居第一，占总用药频率的1.97%；燥湿散寒的苍术为第二位药，占总用药频率的1.49%；清热利湿的滑石、清暑化湿的佩兰为第三位药，均占总用药频率的1.28%；清热利湿的滑石为第四位药，占总用药频率1.07%。

解表散热，透肌逐邪。解表剂占方剂总数的11.32%，仅次于清热剂和祛湿剂。解表药占总用药次数的15.33%，位居第二。其中，散寒解表的生姜为第一位药，占总用药频率的3.53%。《药性类明》云："生姜去湿，只是温中益脾胃，脾胃之气温和健运，则湿气自去矣。其消痰者，取其味辛辣，有开豁冲散之功也。”《本草拾遗》云生姜“汁解毒药，破血调中，去冷除痰，开胃”，《名医别录》云生姜“主伤寒头痛鼻塞，咳逆上气，止呕吐”。感受温疫初期，及时使用解表剂，使邪从外解。

二是重视扶正。

温里助阳，以救危重。温里剂占方剂总数的8.89%，位居第三，温里药占总用药次数的3.60%，第一位药是辛热温里散寒之干姜。《珍珠囊》云：“干姜其用有四也，通心助阳一也，去脏腑沉寒痼冷二也，发诸经之寒气三也，治感寒腹痛四也。”“干姜干久，体质收束，气则走泄，味则含蓄，比生姜辛热过之，所以止而不行，专散里寒。”（《药品化义》）温疫症状表现变化多端，可在短时间内变为急危重症，出现阳气衰微之象，加之寒凉药物也易损伤阳气，故医家注重温里以助阳药物的使用。

益气养血，滋阴补阳。补益剂占方剂总数的7.28%，但补虚药占方剂总数的23.64%，其中补气药占14.68%，补血药占4.43%，补阴药占4.22%，补阳药占0.31%。大量补虚药物的使用起到了祛邪不伤正的作用。四部著作中补气药用药频率最高的为甘草，补血药用药频率最高的为白芍，温疫伤人迅速，对正气损伤严重，故选用扶助正气之药，以利祛邪。另补气、补阴、补阳、补血等补虚药总和高于任何一类药物，说明四位医家在防治温疫时祛邪重视固护正气。

以上对清代雷丰的《时病论》、陈耕道的《疫痧草》、熊立品的《治疫全书》、王士雄的《霍乱论》四部著作防治温疫方药使用频率的统计分析，发现四位医家防治温疫具有共同的思路，即立足祛邪、重视扶正、扶正祛邪并重，基本上反映了明清时期防治温疫的医学思想、用药规律及特点。

第六章
基于五运六气的地域气候与疾病相关性研究

五运六气理论体系阐释的六十甲子周期气候变化规律对于防治疾病具有普遍指导意义。东南中西北五方地域方位不同，地势高低不同，气候变化规律存在差异，这些差异也是影响人体健康、体质特征及地域易发疾病的重要环境因素，属于中医学外感病因范畴。《素问·五运行大论》云："燥以干之，暑以蒸之，风以动之，湿以润之、寒以坚之，火以温之。"燥盛之地万物因之干燥，暑盛之地万物因之温热，风盛之地万物因之摇动，湿盛之地万物因之滋润，寒盛之地万物因之坚固，火盛之地万物因之温煦。五方地域气候及土壤水质等自然环境的差异，以及饮食生活起居习惯的不同，形成了不同地域体质特征及疾病特点，包括气候在内的自然环境因素影响着该地域人体生命活动及疾病发生发展，不同地域气候条件下的同一疾病，其发病季节及易发时段也均有一定差异，尤其，部分外感流行性疾病的发病有明显的地域特征。正如《素问·五常政大论》云："一州之气，生化寿夭不同，其故何也？岐伯曰高下之理，地势使然也……帝曰：其有寿夭乎？岐伯曰：高者其气寿，下者其气夭。"金代医家成无己也说："医之治病，当审其地土所宜。"

为了探索吉林省地域气候环境下的疾病发病规律，以利于地域防病治病，基于五运六气理论体系的三因制宜医学思想，结合吉林省地域气候特点，进行了大样本流行病学调查研究，研究发现部分温疫类疾病及五脏类疾病与五运六气变化规律相关，后续研究仍在进行中。

研究工作依托吉林省中医药管理局重点研究室五运六气研究室，依托的项目主要有国家自然科学基金课题——基于五运六气理论对吉林省区域性气候与温疫类疾病发病规律相关性研究，吉林省中医药管理局课题委托项目——五运六气与疾病防治规律的研究、基于五运六气理论对吉林省地区气候-疾病-养生保健体系的研究、基于五运六气理论对吉林省地区五脏病发病规律的研究、《黄帝内经》脏腑节律理论及东北三省五脏病发病、死亡节律的流行病学调查研究等，由于研究时间跨度较长、工作人员也经常发生变化，以及研究的具体内容不同，其手段也随之不同等，所以本章各节的研究方法也不尽一致。

本章内容是五运六气理论与实际地域气候疾病相结合的探索，是对《黄帝内经》外感病因学研究的尝试，为地域气候的温疫类疾病和五脏类疾病的外感病因学研究、疾病发病节律研究提供思路与方法，为临床防病治病尤其重大流行性疾病的防治提供有价值的资料。

一、长春地区部分外感流行性疾病发病与五运六气异常气候相关性研究

本研究以1949—2007年长春地区气象资料与长春地区1949—2006年的部分外感流行性疾病资料为依据，对五运六气异常气候年与长春地区气候及部分外感流行性疾病的发病规律进行一探索性研究。

（1）**五运六气理论中异常气候年的气候特点**：《素问·六微旨大论》云："天符为执法，岁位为行令，太一天符为贵人……中执法者，其病速而危；中行令者，其病徐而持；中贵人者，其病暴而死。"中执法之邪发病急，较危险；中行令之邪病势缓，病程较长；中贵人之邪发病急暴预后不良，指出了天符之年和太乙天符之年为异常气候年，气候变化比较剧烈，容易发生疾病。

根据五运六气理论，1949年、1978年、1979年、2005年为太乙天符之年，1968年、1975年、1976年、1977年、1998年、2006年、2007年为天符年。各岁年干支、岁运、司天在泉、运气同化及气候特点归纳。见表20。

表 20　运气同化及气候特点

年份	运气同化	干支	岁运	司天	在泉	气候特点	
1949 年	太乙天符	己丑	土运不及	太阴湿土	太阳寒水	岁土不及风乃大行	全年风气偏胜,上半年偏湿,下半年偏寒
1968 年	天符	戊申	火运太过	少阳相火	厥阴风木	岁火太过炎暑流行	全年热之气偏盛,上半年偏热,下半年风气偏盛
1975 年	天符	乙卯	金运不及	阳明燥金	少阴君火	岁金不及炎火乃行	全年热之气偏胜,上半年偏燥,下半年偏暖
1976 年	天符	丙辰	水运太过	太阳寒水	太阴湿土	岁水太过寒气流行	全年寒气偏胜,上半年偏寒冷,下半年偏湿
1977 年	天符	丁巳	木运不及	厥阴风木	少阳相火	岁木不及燥乃大行	全年燥气偏胜,上半年风气偏盛,下半年偏热
1978 年	太乙天符	戊午	火运太过	少阴君火	阳明燥金	岁火太过炎暑流行	全年热气偏盛,上半年气候偏暖,下半年偏燥
1979 年	太乙天符	己未	土运不及	太阴湿土	太阳寒水	岁土不及风乃大行	全年风气偏盛,上半年偏湿,下半年偏寒冷
1998 年	天符	戊寅	火运太过	少阳相火	厥阴风木	岁火太过炎暑流行	全年热气偏盛,上半年偏热,下半年风气偏盛
2005 年	太乙天符	乙酉	金运不及	阳明燥金	少阴君火	岁金不及炎火乃行	全年热气偏盛,上半年偏燥,下半年偏暖
2006 年	天符	丙戌	水运太过	太阳寒水	太阴湿土	岁水太过寒气流行	全年寒气偏盛,上半年偏寒冷,下半年偏湿
2007 年	天符	丁亥	木运不及	厥阴风木	少阳相火	岁木不及燥乃大行	全年燥气偏盛,上半年风气偏盛,下半年偏暖

由表 20 可知，天符年、太乙天符年的气候变化均比较异常。岁运太过之年气候特点为本气流行，同时还会克制所胜之运，表现出所胜之运气候的特殊变化。如火运太过之年，在气候变化上以热为主，同时火能胜金，则该年除了热气偏盛外，还应考虑燥气的影响。岁运不及之年，全年气候表现为本气不及、所不胜之气偏胜的特征，还可能会出现制约胜气的复气的气候特征。如土运不及之年，所不胜之气风气偏胜，复气为燥金之气。

（2）长春地区实际气候与五运六气理论推论的异常气候年的比较研

究：《素问·六微旨大论》云："所谓岁会，气之平也。"所谓平气之年，即气候比较平和之年份。根据运气学理论，将长春地区异常气候年与平气之年进行比较，探索实际气候与运气学的相关性。在收集到的资料中，岁会和同岁会年份有1953年、1961年、1963年、1971年、1983年、1987年、1991年、1993年、1996年，异常气候年（太乙天符年、天符年）有1949年、1978年、1979年、2005年，1968年、1975年、1976年、1977年、1998年、2006年、2007年。现将平气年与异常气候年的长春地区实际气候变化情况比较，见图34。

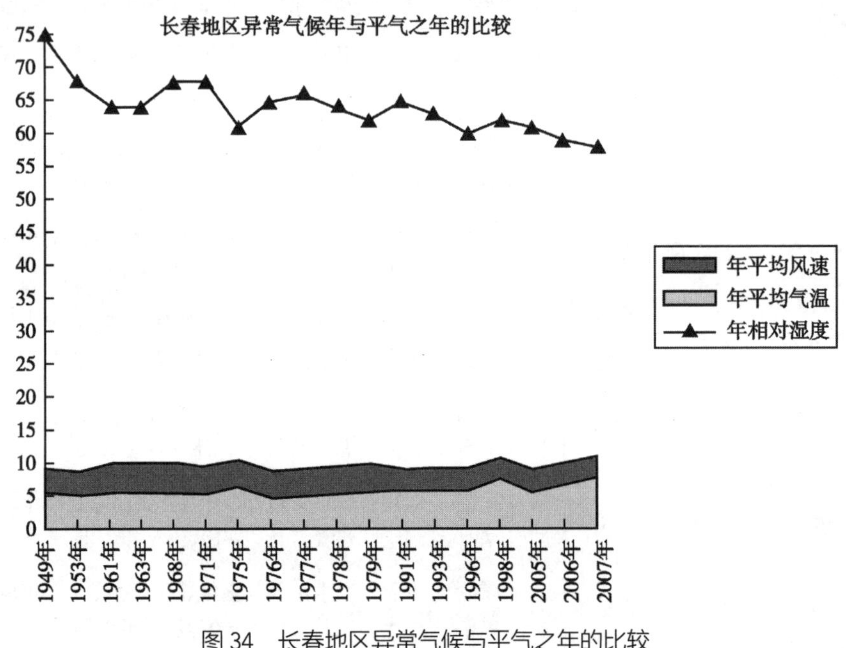

图34　长春地区异常气候与平气之年的比较

上图可见，长春地区实际气候变化与运气学理论推论出的异常气候年变化情况基本相符。

（3）长春地区部分外感流行病性疾病发病率与异常气候年的相关性：《素问·至真要大论》云："天地之大纪，人神之通应也。"自然变化直接影响人体功能活动，气候的剧烈变化也是导致疾病发生的一个原因。为探索外感流行性疾病与气候变化的相关性，根据长春市疾控中心疾病相关资料对异常气候年份与平气之年作以比较分析，选取异常年1949年、1968

年、1975 年、1976 年、1977 年、1978 年、1979 年、1998 年、2005 年、2006 年十年，同时选取平气之年 1953 年、1961 年、1963 年、1971 年、1983 年、1987 年、1991 年、1993 年、1996 年九年，以及任意选择一年 2001 年。将两组年份的 12 种外感流行性疾病（肝炎、猩红热、白喉、麻疹、流行性脑脊髓膜炎、流感、痢疾、伤寒、百日咳、疟疾、脊髓灰质炎、斑疹伤寒）发病率运用统计学方法进行比较分析，见图 35。

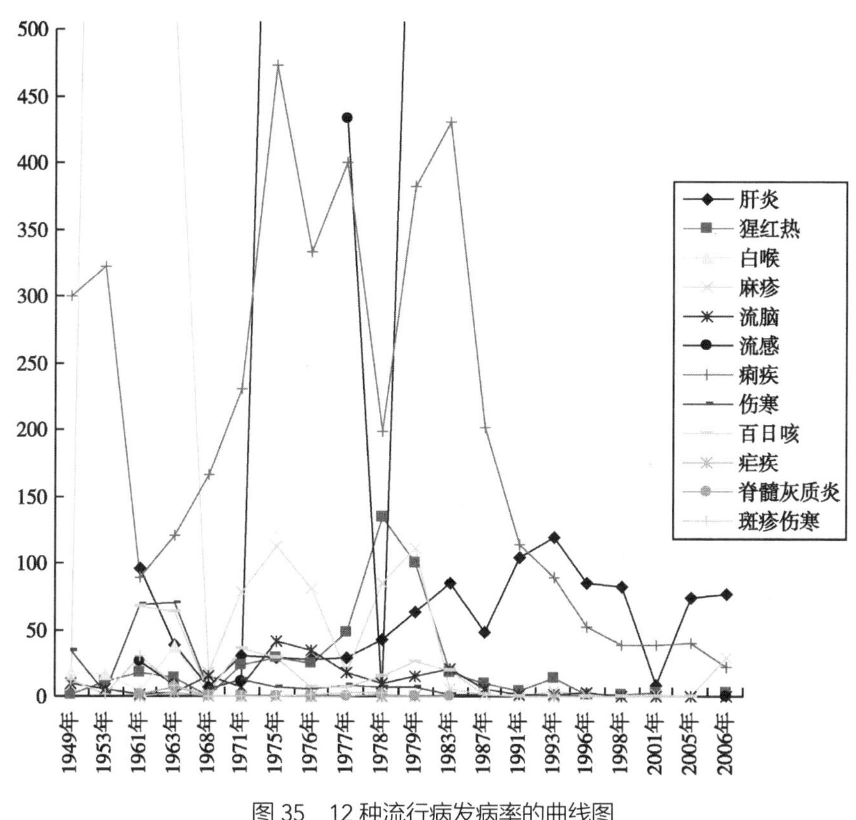

图 35　12 种流行病发病率的曲线图

统计结果：	肝炎 $P=0.7298$	痢疾 $P=0.0222$	流感 $P=0.1492$
	流行性脑脊髓膜炎 $P=0.1174$	麻疹 $P=0.0001$	百日咳 $P=0.3035$
	伤寒 $P=0.0311$	白喉 $P=0.0275$	疟疾 $P=0.4438$
	猩红热 $P=0.0001$	脊髓灰质炎 $P=0.1967$	斑疹伤寒 $P=0.0910$

注：$P<0.05$ 有统计学意义

统计结果显示，痢疾、麻疹、伤寒、白喉、猩红热 5 种流行病在异常气候年份比平气之年变化剧烈，这五种流行病实际发病与运气理论异常年份具有相关性；而流行性脑脊髓膜炎、百日咳等 7 种流行病统计结果显示没有统计学意义，分析其原因与是否应用疫苗有关，有待进一步探讨。

二、前郭尔罗斯地区痢疾发病与气象因素相关性研究

前郭尔罗斯地区处于吉林省西北部，位于北温带大陆性季风气候区，属于半干旱半湿润地带，主要气候特点是四季分明，冬夏季节温差大；春季干旱，少雨，多风，季节温差较大；夏季高热，湿润，雨水集中；秋季昼夜温差较大，多晴，雨水较少；冬季漫长，寒冷干燥。

本研究以吉林省前郭尔罗斯地区 2005—2014 年的细菌性痢疾发病资料与同期气象资料为基础，基于五运六气理论，运用统计学方法，分析气象因素变化与细菌性痢疾高发的相关性，探求应用中医五运六气理论防治细菌性痢疾的思路与方法，深刻挖掘五运六气理论的科学内涵，以期为前郭尔罗斯地区细菌性痢疾的防治工作提供可操作方案。

（1）**资料**

气象资料：采取中国气象数据网（http://data.cma.cn）中的中国地面国际交换站气候资料日值数据集（V3.0）前郭尔罗斯基站所记录的数据，包括 2005—2014 年逐日平均最低气温、平均最高气温、最大风速、极大风速、最低气压、最低气温、最高气压、最高气温、平均气压、平均风速、平均气温、相对湿度。

疾病资料：从 2004 年开始，我国法律规定管理传染病开始全面实行网络直报。为了保证数据的完整与规范，本研究选取了前郭尔罗斯地区 2005—2014 年的细菌性痢疾逐月发病数据。疾病数据资料源于前郭尔罗斯县的疾病预防与控制中心。

（2）**研究方法：**单因素相关性分析，选取 2005—2014 年这十年的痢疾月发病率，并与同期的气象因素进行单因素相关性分析，相关系数为 *P*，根据两个变量变化的密切程度，将相关关系分为完全相关、高度相

关、中度相关、低度相关、零相关。完全相关：｜r｜=1；高度相关或强相关：0.6 ≤｜r｜< 1；中度相关：0.4 ≤｜r｜< 0.6；低度相关或弱相关：｜r｜< 0.4；零相关：r=0。提取异常气候与细菌性痢疾高发时间：根据世界气象组织 International Meteorological Vocabulary（WMO-No.182）的定义，气象指标异常采用两种定量判别方法：一是气象要素的距平值达到标准差（又称均方差）2 倍以上（不管近年是否出现过）；其二是在最近完整的 30 年气象资料中未出现过的情况（不一定距平值超过标准差的 2 倍），或称为 30 年以上一遇的罕见天气现象。其中距平是气象上常用的量，即是通常所说的异常，即对平均值的正常情况的偏差，资料中某一个数值与平均值之差就是距平，记为 Xd，标准差记为 σ，异常值积分为 D。

（3）**结果：**前郭尔罗斯地区细菌性痢疾发病率与气象因素单因素分析：通过单因素相关性分析发现，前郭尔罗斯地区细菌性痢疾发病率与平均最低气温、平均最高气温、极端最低气温、极端最高气温、平均气温呈中度正相关关系，与极端最高气压、平均气压呈中度负相关关系，与其他气象因素无显著相关关系。见表 21。

表 21　前郭痢疾发病率与气象因素的关系

气象因素	相关系数	P
平均最低气温	0.478**	0.000
平均最高气温	0.458**	0.000
最大风速	－ 0.050	0.705
极大风速	－ 0.036	0.784
极端最低气压	－ 0.280*	0.030
极端最低气温	0.495**	0.000
极端最高气压	－ 0.453**	0.000
极端最高气温	0.413**	0.001
平均气压	－ 0.438**	0.000

续表

气象因素	相关系数	P
平均风速	－0.104	0.429
平均气温	0.468**	0.000
平均相对湿度	0.121	0.356

注：* 在 0.05 水平（双侧）显著相关，** 在 0.01 水平（双侧）显著相关。

前郭尔罗斯地区细菌性痢疾发病率与气象因素异常值分析。见表 22。

表 22　前郭地区气象异常与发病率异常表

气象因素				发病率		
时间	气象因素	异常积分	异常值	疾病名称	异常积分	异常值
200603	平均本站气压	6.61	9 963.00			
200702	平均最低气温	1.55	－177.00			
	平均最高气温	3.95	14.00			
	平均气温	4.66	－53.00			
200707	极端最高气温	7.03	360.00	痢疾	0.11	1.438 1
200803	平均最低气温	5.96	－29.00	痢疾	0.02	0.488 5
	平均气温	4.45	30.00			
200809	平均风速	0.05	27.00			
200905	极大风速	1.34	213.00	痢疾	0.23	0.660 0
200906	平均最低气温	0.97	148.00			
	极端最低气压	7.61	9 699.00			
201009	极端最高气温	3.94	322.00			
201012	平均本站气压	2.69	9 996.00			
201104	极端最高气压	7.55	10 123.0			

上述统计发现前郭尔罗斯地区细菌性痢疾在2008年3月、2009年5月、2007年7月这3个月发病率异常偏高。伴随的异常气候变化是平均最低气温偏高、极大风速偏大、极端最高气温偏高。而其中的平均最低气温、极端最高气温均与前郭尔罗斯市痢疾发病率具有中度正相关性。

（4）**结论：**本研究结果发现，一是前郭尔罗斯地区细菌性痢疾发病率与平均最低气温、平均最高气温、极端最低气温、极端最高气温、平均气温呈中度正相关关系，与极端最高气压、平均气压呈中度负相关关系，与其他气象因素无显著相关关系。二是前郭尔罗斯地区细菌性痢疾在火运太过之岁和木运不及之岁的火气来复之时异常高发。前郭尔罗斯地区细菌性痢疾异常高发且伴有与其具有相关性的气象因素出现为2007年7月和2008年3月。

2007年为丁亥年，岁运为木运不及。岁运不及导致的气候异常，除被所不胜之气乘之外，还有子气来复的影响。《素问·气交变大论》云："复则炎暑流火，湿性燥，柔脆草木焦槁。"也就是说木运不及之年，由于金气乘之应"燥乃大行"，偏凉偏燥为特点，但如果气候太凉的话，就会发生气候的自调作用，使"火气来复"，反而出现炎热的异常情况，甚至矫枉过正而带来新的灾害，正如"柔脆草木焦槁"。

2008年为戊子年，戊癸化火，且戊为阳干，阳干为太过，所以2008年为火运太过之年。《素问·气交变大论》云："岁火太过，炎暑流行。"直接指出了火运太过之年，气候变化上以炎热为特点。因此，前郭尔罗斯地区对细菌性痢疾的防治上应在平时注意气温升高与气压降低时可引起细菌性痢疾发病率的升高。

提示，火运太过之岁与木运不及之岁要加强细菌性痢疾防控，预防细菌性痢疾的异常高发。

三、东北三省心系疾病与运气节律的相关性研究

基于五运六气理论，对吉林省、辽宁省、黑龙江省的三所中医院2006年心系疾病病例3 050例，运用统计学方法统计研究，研究心系疾病发病

与五运六气节律的相关性。

（1）**资料：** 所选心系疾病包括冠心病、原发性高血压、心肌炎、心肌梗死。病例时间：2006年1月1日至2007年1月19日。病例数目及来源：心系疾病病例总数3 050例，其中，长春中医药大学附属医院1 013例、辽宁中医药大学附属医院286例、黑龙江中医药大学附属医院1 751例。

（2）**研究方法：** 将所有病例资料按公历年月进行数据统计，应用DPS统计软件中圆形分布资料统计分析，进行心系疾病发病时间月节律的统计，见表23；将病例资料按五运六气时间段进行数据统计，应用柱状图进行五运六气节律的分析，见图36～图37。

表23　长春中医药大学附属医院（长中附）、辽宁中医药大学附属医院（辽中附）、黑龙江中医药大学附属医院（黑中附）心系疾病发病月份频数分布

单位/月份	1	2	3	4	5	6	7	8	9	10	11	12	平均	R.0.05	统计量 r
长中附	68	76	88	91	75	55	68	89	80	98	100	91	12月8日	0.055 4	0.070 773*
辽中附	10	22	19	29	17	20	24	21	25	28	32	30	10月12日	0.103 8	0.161 623*
黑中附	122	86	190	193	178	168	103	84	140	128	200	187	4月16日	0.041	0.131 900*

*$P < 0.05$

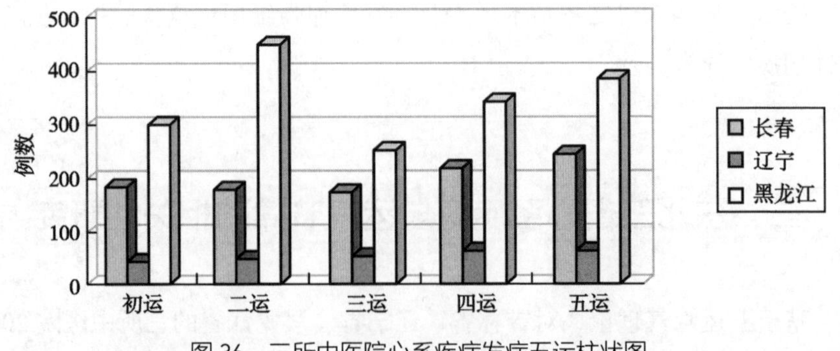

图36　三所中医院心系疾病发病五运柱状图

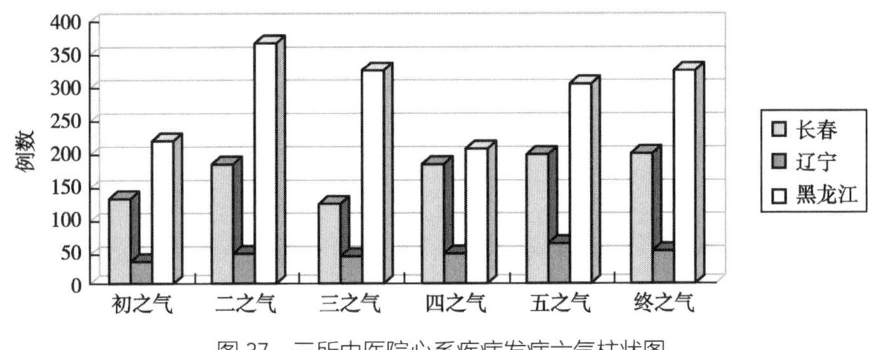

图 37 三所中医院心系疾病发病六气柱状图

根据《黄帝内经》运气理论，2006 年丙戌年岁运、主运、客运、司天之气、在泉之气情况应为

岁运：水运太过

主运五步：太角—少徵—太宫—少商—太羽

客运五步：太羽—太角—少徵—太宫—少商

司天之气：太阳寒水

在泉之气：太阴湿土

由于"岁水太过，寒气流行，邪害心火"(《素问·气交变大论》)，"太阳司天，寒气下临，心气上从"(《素问·五常政大论》)，"流衍之纪……其脏肾心"(《素问·五常政大论》)，故受当年水运太过及太阳寒水司天的共同影响，推求心系疾病可能多发，且可能有集中于上半年的趋势。由三所中医院心系疾病发病月份频数分布统计结果可以得知，三所中医院 2006 年心系疾病发病均有统计学意义：长春中医药大学附属医院心系疾病发病，有集中于 12 月 8 日的趋势；辽宁中医药大学附属医院心系疾病发病有集中于 10 月 12 日的趋势；黑龙江中医药大学心系疾病发病有集中于 4 月 16 日的趋势。

（3）结果

三所中医院心系疾病发病五运分布柱状图提示：长春中医药大学附属医院心系疾病在五之运时间段发病较多；辽宁中医药大学附属医院心系疾病发病在四之运相对较多，但不明显；黑龙江中医药大学附属医院二之运时间段心系疾病发病明显升高。结合前面心系疾病发病月节律的统计，长春中医药大学附属医院心系疾病发病时间为12月8日，处于五之运时间段内；辽宁中医药大学附属医院心系疾病发病时间为10月12日，位于四之运时间段内；黑龙江中医药大学附属医院心系疾病发病时间为4月16日，处于二之运时间段内。即本年三所中医院心系疾病发病节律与五运节律基本相符。

三所中医院心系疾病发病六气节律也较为明显。从三所中医院心系疾病发病六气分布柱状图可以得知：长春中医药大学附属医院、辽宁中医药大学附属医院心系疾病发病在五之气、终之气要稍高于其他四个时间段；黑龙江中医药大学附属医院则表现为二之气的发病明显高于其他五个时间段。而这三所中医院心系疾病发病月节律的时间分别为长春中医药大学附属医院心系疾病发病时间为12月8日，处于终之气时间段内；辽宁中医药大学附属医院心系疾病发病时间为10月12日，处于五之气时间段内；黑龙江中医药大学附属医院心系疾病发病时间为4月16日，处于二之气时间段，即本年三所中医院心系疾病发病节律与六气节律基本相符。

（4）**结论**：三所中医院2006年心系疾病发病具有五运六气节律，且实际发病节律与五运六气节律基本相符。虽然本年三所中医院心系疾病发病只有黑龙江中医药大学附属医院有集中于上半年的趋势，而另外二所中医院心系疾病发病有集中于下半年的趋势，与“岁半之前，天气主之”（《素问·六元正纪大论》），即本年上半年心系疾病可能多发所述不符，但由于司天之气也可通过影响在泉之气而影响全年气候变化，且全年气候的变化还与客气的不迁正不退位、客主加临以及岁运的胜复之气等诸多因素的影响，故心系疾病发病也受诸多因素影响。统计结果还提示：长春中医药大学附属医院、辽宁中医药大学附属医院2006年心系疾病发病节律相似，都有集中于下半年的趋势；而黑龙江中医药大学附属医院本年心系疾病的发病有集中于上半年的趋势。

四、四平市胃病高发岁运年份及其与气象因素的相关性研究

基于五运六气理论，以吉林省四平市 2003—2013 年胃病逐日入院病例资料与同期逐日气象资料为基础，运用统计学方法，分析胃病发病及其与气象因素的相关性，寻找其内在规律，深刻挖掘五运六气理论的科学内涵，以期为吉林省四平市胃系疾病的临床治疗和预防提供新思路。

（1）**资料**

疾病资料来源：吉林省四平市第一人民医院 2003 年 1 月 20 日—2013 年 1 月 19 日 10 年共 286 例胃病患者逐日入院病例。病例首页患者信息包括：姓名，入院日期，临床诊断，性别，年龄。

纳入标准：经过整理，10 年间胃病入院患者共 286 例，胃病病种包括：急慢性胃溃疡及慢性胃炎、胆汁反流性胃炎、慢性糜烂性胃炎、萎缩性胃炎等各种胃炎。排除标准：不符合上述胃病的诊断标准，患者入院信息及临床诊断内容不全的病例。

气象资料：四平市 2003 年 1 月 20 日—2013 年 1 月 19 日 10 年气象因素逐日数据，包括平均气温、最低气温、最高气温、降水量、平均风速、最高气压、最低气压、相对湿度、最小相对湿度 9 种气象因素。

（2）**研究方法：**采用卡方检验和主成分分析。首先用卡方检验检验胃病在不同岁运年份发病数是否有统计学差异；其次用主成分分析法提取主要气象因子得到成分矩阵，进行旋转分析，使得提取的主成分可以得到合理的解释，并分析胃病与气象因素之间的相关性。

（3）**结果：**胃病发病数按岁运太过不及年份变化由多到少分布依次为木运太过 > 水运太过 > 金运太过 > 平均值 > 火运太过 > 火运不及 = 水运不及 > 土运不及 > 土运太过 > 金运不及 > 木运不及。经卡方检验：$\chi^2 = 50.676$，$P = 0.000 < 0.05$，故胃病在岁运太过年份发病差异有统计学意义。见图 38。

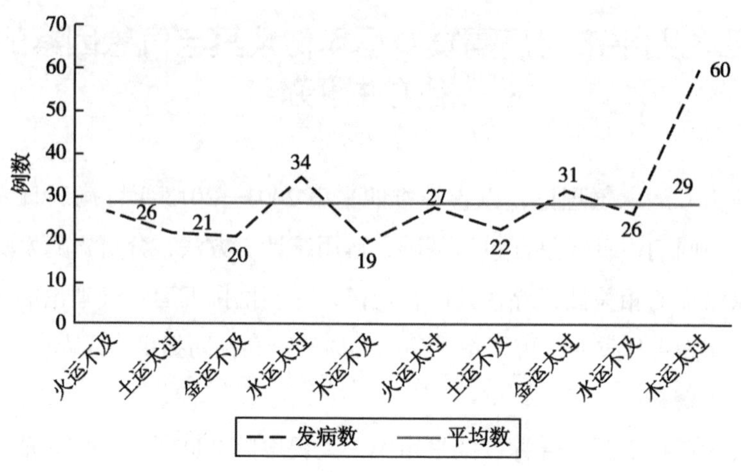

图 38 胃病在岁运太过不及年份发病情况图

选取罹患胃病最高的木运太过之年（2012 年）继续做主成分分析，并给予合理的解释。经 KMO 检验、Bartlett 球形检验，$KMO = 0.658$，反映胃病在岁木年份发病数与 9 个气象因素间相关程度较大，适于做主成分分析；Bartlett 球形检验，$P = 0.000$，说明胃病在岁运年份发病数与 9 个气象因素之间各个指标不独立，存在相关性，可进行主成分分析。

综合考虑主成分累积贡献率和特征值大于 1 来确定主成分数目，可提取 3 个主成分，用提取的 3 个主成分概括原来的 9 个因素，可以概括 9 个因素的 88.662%。见表 24。

表 24 解释的总方差表

气象要素	初始特征值	
	总计	累积(%)
1	4.493	49.927
2	2.423	76.852
3	1.063	88.662
4	0.584	95.146
5	0.296	98.434

续表

气象要素	初始特征值	
	总计	累积(%)
6	0.065	99.159
7	0.044	99.649
8	0.029	99.975
9	0.002	100

注：提取方法为主成分分析

前 3 个成分的折线角度比较陡峭，后面的成分则相对较平坦，可以证明前 3 个成分可作为主成分解释胃病在岁木年份发病数与气象因素的关系。见图 39。

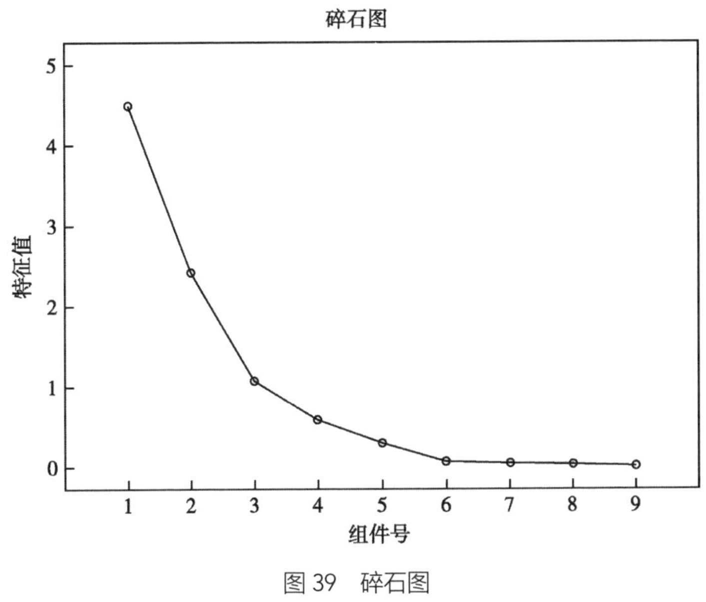

图 39　碎石图

对成分矩阵根据直接 Oblimin 方法进行因子旋转，主成分 1 主要概括的是平均气温、最低气温等与气温有关的信息，主成分 2 主要概括的是最小相对湿度等与湿度有关的信息，主成分 3 主要概括的是平均风速等与风速有关的信息。见表 25。

表 25 旋转成分矩阵表

气象要素	组件		
	1	2	3
平均气温	0.970	－ 0.077	0.009
最低	0.970	0.044	0.039
最高	0.958	－ 0.121	－ 0.011
降水量	0.290	0.715	0.085
平均风速	－ 0.020	－ 0.248	0.941
最高气压	－ 0.950	－ 0.244	－ 0.158
最低气压	－ 0.813	－ 0.308	－ 0.406
相对湿度	－ 0.044	0.868	－ 0.477
最小相对湿度	－ 0.206	0.897	－ 0.187

通过对 9 个气象因素进行因子旋转后的结构矩阵起到了因子分离作用，使得各主成分能集中在气温、湿度和风速等 3 个气象因素中。

可见，胃病在岁木太过之年（2012 年）发病数最高，与同期气象因素中气温、湿度和风速三种气象因素有较强的相关性，与降水量、气压两种气象因素相关性则不明显。

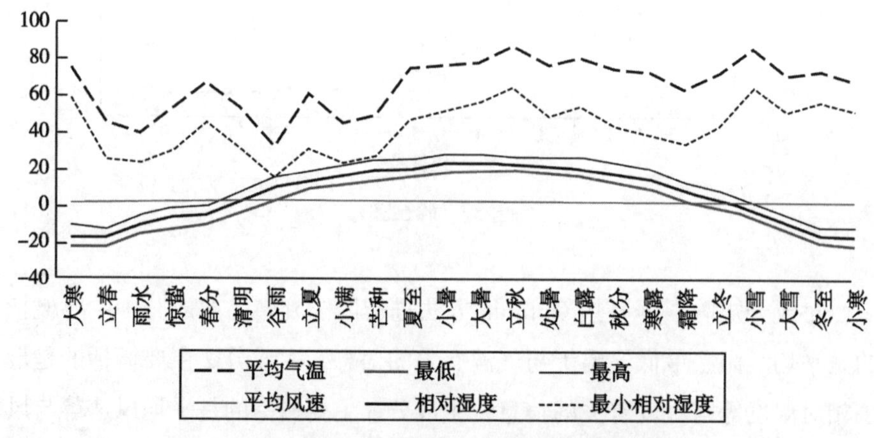

图 40 2012 年湿度、温度、风速气象因素变化图

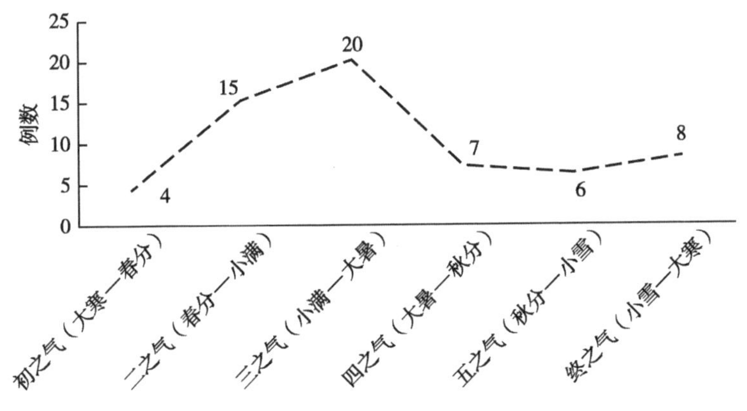

图 41　2012 年胃病六气时段发病数量图

通过分析可知，春分到秋分湿度变化比较明显，气温逐渐升高，此时胃病发病数波动较大，且出现高峰值。可见，湿热天气对胃病的发生影响较大。见图 40 ~ 图 41。

（4）**结论：**吉林省四平市胃病在岁木太过之年发病数最高，与同期气象因素中的气温、湿度和风速三种气象因素正相关。湿热之邪在一定程度上引发了吉林省四平市胃病在木运太过之年发病率的上升。因此，在临床预防和治疗过程中需要特别关注在岁木太过之年，春分到秋分之间，湿热天气对胃病的影响。

五、延边地区妇科病高发岁运年份及其与气象要素的相关性研究

基于五运六气理论，以延边地区 2004—2014 年妇科病逐日入院病例资料与同期逐日气象资料为基础，运用统计学方法，分析妇科病发病及其与气象要素的相关性，以期为妇科病的临床治疗和预防提供资料。

（1）**资料**

疾病资料来源：延边大学附属医院（延边医院）和延边中医院 2004 年 1 月 21 日—2014 年 1 月 19 日 10 年共 1 425 例妇科疾病患者逐日入院病例。病例首页患者信息包括：姓名，性别，年龄，入院日期，临床

诊断。

纳入排除标准：参考全国中医药行业高等教育“十二五”规划教材《中医妇科学》界定妇科病病种包括：月经病、前阴病、临产病、产后病及妇科杂病等。经过整理，10 年间妇科疾病入院患者共 1 425 例。排除标准：不符合上述妇科病的诊断标准，患者入院信息及临床诊断内容不全的病例。

气象数据资料：延边地区 2004 年 1 月 21 日—2014 年 1 月 19 日 10 年气象要素逐日数据，包括平均气温、最高气温、最低气温、降水量、平均风速、最低气压、最高气压、相对湿度、最小相对湿度 9 种气象要素。

（2）**研究方法：**采用卡方检验和主成分分析法。首先用卡方检验检验妇科病在不同岁运年份发病数是否有统计学差异；其次因子分析用主成分分析法提取主要气象要素得到成分矩阵，对成分矩阵根据 Kaiser 标准化斜交法，进而分析妇科疾病与气象要素之间的相关性。

（3）**结果：**按岁运年份变化由多到少妇科疾病发病数分布依次为火运不及 > 木运太过 > 金运太过 > 水运不及 > 土运不及 > 平均值 > 火运太过 > 木运不及 > 水运太过 > 金运不及 > 土运太过。经卡方检验：$\chi^2 = 637.384$，$P = 0.000 < 0.05$，即妇科疾病在岁运年份发病差异有统计学意义。见图 42。

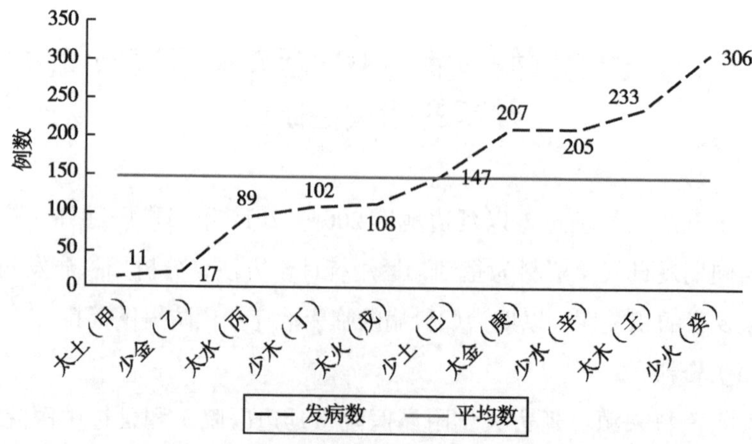

图 42　妇科疾病在岁运年份发病情况图

选取罹患妇科疾病发病最高的火运不及之年（2013 年）进一步做主成分分析，并给予合理的解释。首先用 KMO 检验和 Bartlett 球形检验进行可行性检验，经 KMO 检验，$KMO = 0.620 > 0.6$，适于做主成分分析，妇科病在岁火不及年份发病数与 9 个气象要素间相关程度较大；经 Bartlett 球形检验，$P = 0.000 < 0.0001$，说明妇科病在岁运年份发病数与 9 个气象要素之间各个指标不独立，存在相关性，适合做主成分分析。

主成分分析法中碎石图是一个二维坐标，横坐标为成分数，纵坐标为特征值，其大小表示重要程度。第一个因子处于巅峰，是最重要的因子，第二到第四个因子处于陡波上，也是较为重要的因子，后面的成分则相对平坦，其重要性须通过其他数据来判断。见图 43。

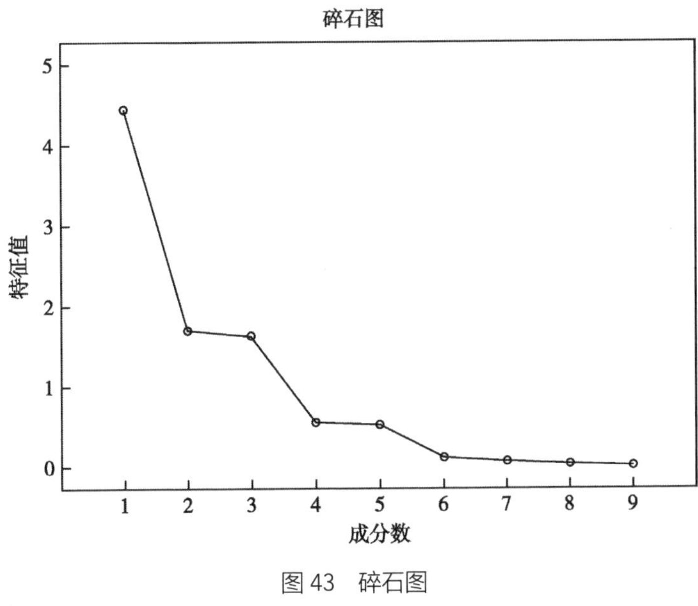

图 43　碎石图

采用主成分分析法提取公因子，综合考虑特征值大于 1 和主成分累积贡献率确定提取 3 个主成分，用提取的 3 个主成分概括原来的 9 个要素，可以概括 9 个要素的 86.263%。见表 26。

表 26　解释的总方差表

气象要素	初始特征值	
	总计	累积(%)
1	4.447	49.410
2	1.693	68.217
3	1.624	86.263
4	0.539	92.251
5	0.509	97.905
6	0.103	99.052
7	0.065	99.774
8	0.019	99.980
9	0.002	100.00

注：提取方法为主成分分析

对成分矩阵根据直接 Oblimin 方法进行因子旋转，主成分 1 主要概括的是平均气温、最低气温等与气温有关的信息，主成分 2 主要概括的是最小相对湿度等与湿度有关的信息，主成分 3 主要概括的是最高气压、最低气压等与气压有关的信息。见表 27。

表 27　旋转成分矩阵表

气象要素	成分		
	1	2	3
平均气温	0.980	0.290	－ 0.005
最低	0.972	0.377	－ 0.066
最高	0.965	0.214	0.055
降水量	0.203	0.644	－ 0.543
平均风速	－ 0.151	－ 0.157	－ 0.808
最高气压	－ 0.753	－ 0.311	0.550

续表

气象要素	成分		
	1	2	3
最低气压	－0.646	－0.375	0.736
相对湿度	－0.406	0.928	0.129
最小相对湿度	－0.208	0.929	－0.019

通过对9个气象要素进行因子旋转后的结构矩阵起到了因子分离作用，使得各主成分能集中在气温、湿度和气压等3个气象要素中。

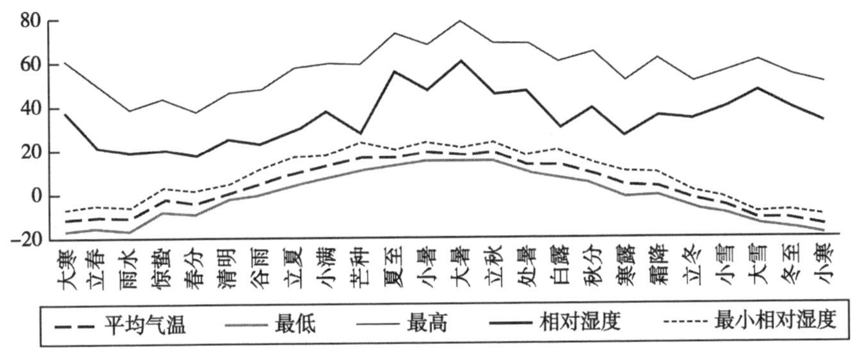

图44　2013年温度、湿度气象要素变化图

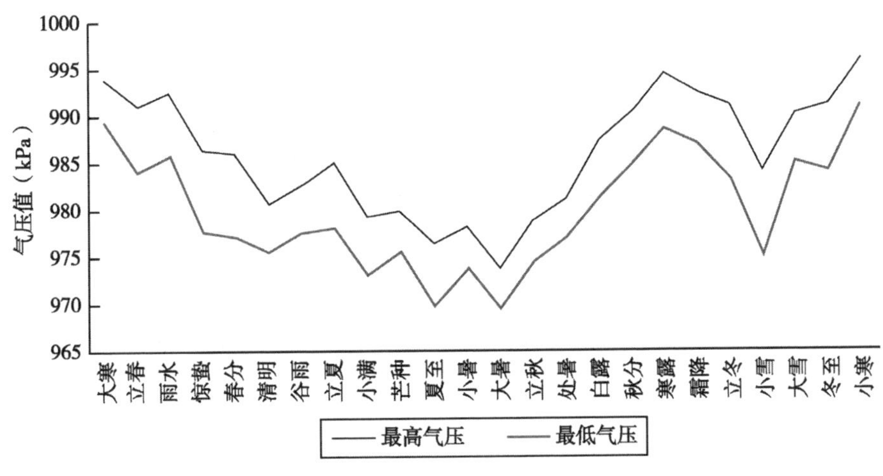

图45　2013年压强气象要素变化图

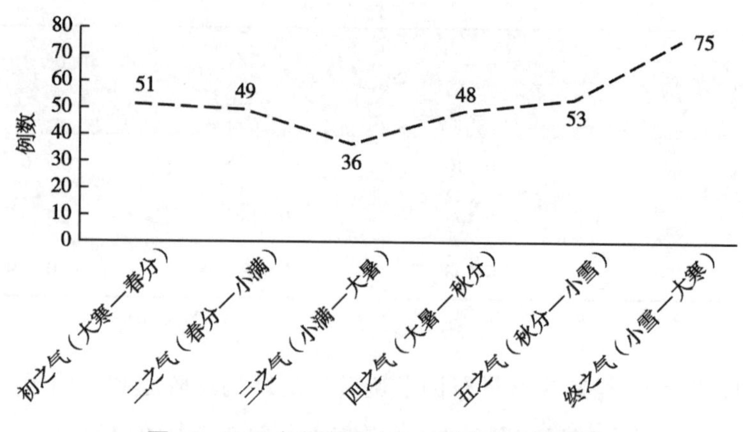

图 46　2013 年妇科疾病六气时段发病数量图

通过分析可知，大暑到大寒湿度波动明显，气温逐渐降低，气压波动幅度较大，此时妇科病发病数呈上升趋势，且出现最大值。因此寒湿之邪对妇科病有一定影响，与火运不及之年，“寒乃大行”使妇科病高发的理论一致。见图 44 ~ 图 46。

（4）**结论**：对延边地区妇科病高发岁运年份及其与气象要素相关性研究的统计学结果，发现延边地区妇科病在岁火不及之年发病数最高，且与同期气象要素中气温、湿度和压强三种气象要素正相关。寒湿之邪在一定程度上引发了吉林省延边地区妇科病在火运不及之年发病率的上升。因此，在临床预防和治疗过程中需要关注在岁火不及之岁的寒水乘之的寒湿气候，以及大暑至大寒时段中的寒湿天气对妇科病的影响。

六、长春市常见外感流行性疾病发病率与“三年化疫”的相关性分析

（1）**资料**：疾病资料为长春地区 1959—2012 年病毒性肝炎、伤寒副伤寒、猩红热、痢疾、流行性脑脊髓膜炎、麻疹、百日咳、出血热 8 种外感流行性疾病资料，包括每种疾病的逐月发病数，逐年发病数（其中 1990 年、1997 年各疾病数据均缺失，故在实际研究中 1990 年、1997 年发病情况不纳入分析）。

气象资料：中国气象数据网记录的1959—2012年共52年（1990年、1997年资料缺失不纳入研究）的日平均气温、日平均风速、日平均降水量、日平均相对湿度、日平均水汽压等5项基本气象因素的逐日数据。

人口资料：人口数据来源研究资料的人口数据源于长春市年鉴记录的1959—2012年逐年人口总数。

（2）**数据处理：**由于本研究六气时段划分以大寒为起始点，而疾病发病数据仅为逐月发病数，六气时段划分与疾病发病数据存在（10 ± 3）天的时间差异，因此本研究将每月发病数划分为三等份，进一步划分六气时段发病数，例如某疾病初之气发病数为1×（1月份发病数）/3 +（2月份发病数）+ 2×（3月份发病数）/3。见图47 ~ 图50。

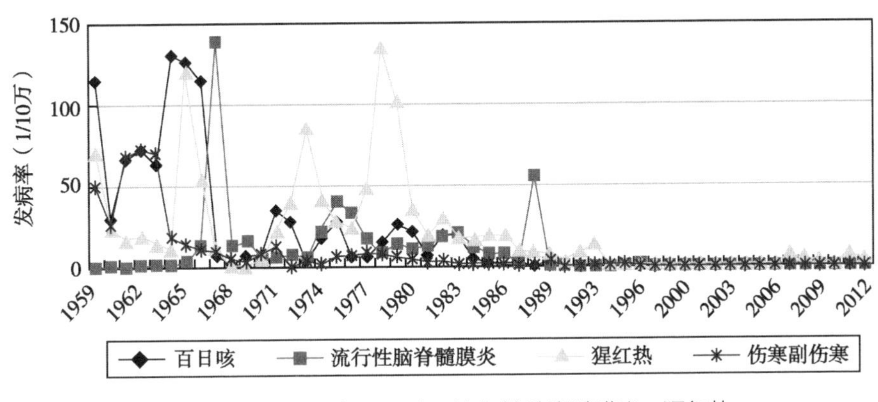

图47　1959—2012年百日咳、流行性脑脊髓膜炎、猩红热、伤寒副伤寒年发病率折线图

外感流行性疾病高发的统计标准。由1959—2012年8种外感流行性疾病年发病率的统计描述可知，自20世纪80年代后，除病毒性肝炎和流行性出血热外，各类疾病发病率明显减少，而流行性出血热明显增多，见图47至图50，因此以1990年作为各类疾病发病明显升高、降低的分界点，将54年疾病资料划分两组，即第一组从1959年至1989年，第二组从1991年至2012年，分别进行研究（1990年、1997年资料缺失不纳入研究）。其中第一组共31年，高于31年某时段平均值的年份认定为同期时段的高发年；第二组共21年，高于21年某时段平均值的年份认定为同

期时段的高发年。

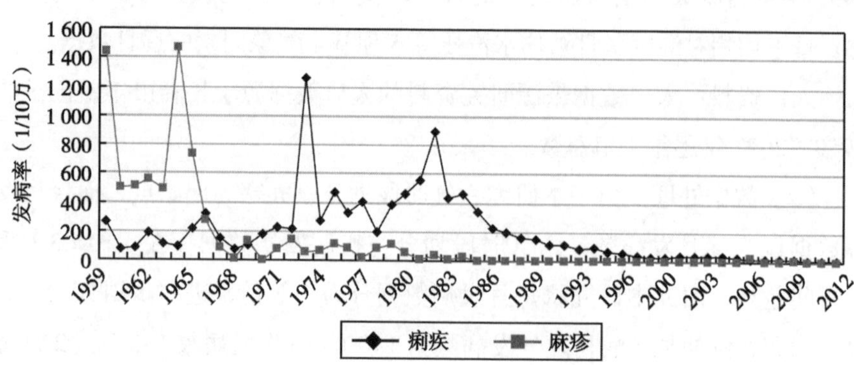

图 48　1959—2012 年痢疾、麻疹年发病率折线图

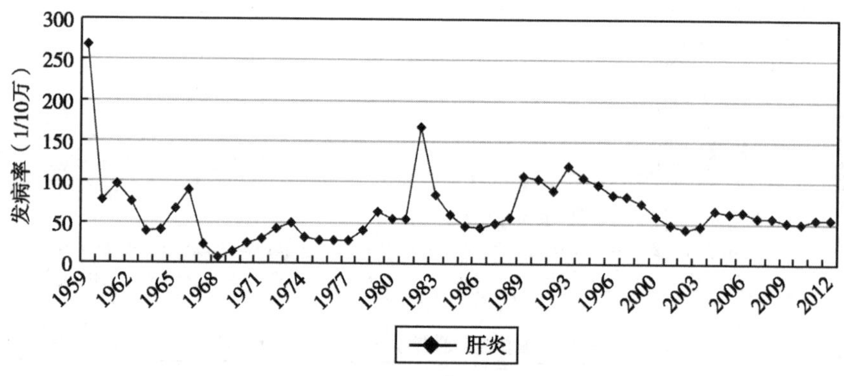

图 49　1959—2012 年病毒性肝炎年发病率折线图

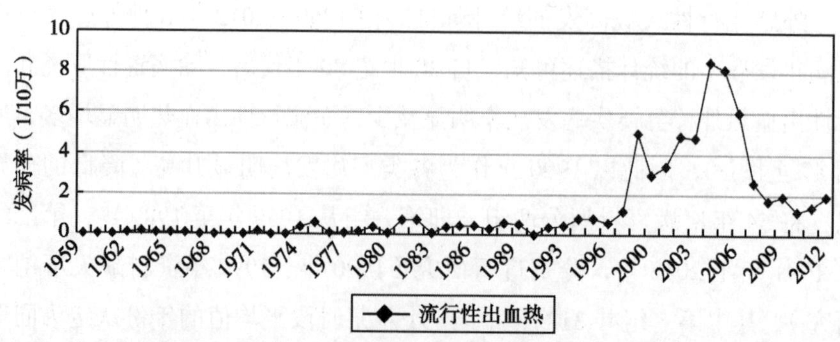

图 50　1959—2012 年流行性出血热年发病率折线图

（3）**研究内容与方法：**五运六气理论指出疫病发生存在“三年化疫”的规律，即疫病发生存在“早至”“晚至”的情况，即早则第二年，迟则第三年，疫病将发生。本研究通过运用 SPSS19.0 软件 Spearman 相关分析的统计学方法探索温疫类疾病高发年的发病率与所对应的前两年和前三年气象变化的关联，初步论证“三年化疫”在长春地区应用的合理性。选取 1959—2012 年各温疫类疾病高发年的六气时段发病率以及 1959—2012 年每年六气时段的平均气温，平均水汽压，平均相对湿度、平均降水量、平均风速作为研究对象，具体方法如下：① 1961—2012 年六气时段疾病高发年的发病率与其相对应的 2 年前（1959—2010 年）六气时段的气象各因素平均值进行相关分析；② 1962—2012 年六气时段疾病高发年的发病率与其相对应的 3 年前（1959—2009 年）六气时段的气象各因素平均值进行相关分析。（疾病资料 1990 年、1997 年因数据缺失不列入研究）

（4）**结果**

1）温疫类疾病高发年的发病率与 2 年前气象因素相关性研究结果

①病毒性肝炎：病毒性肝炎高发年的发病率与 2 年前气象因素的相关性分析：结果发现，与病毒性肝炎的发病相关性较高（$|r| \geq 0.5$）且有统计学意义（$P < 0.05$）的气象因素有初之气的降水量、三之气的气温、四之气的风速、五之气的水汽压，病毒性肝炎发病与 2 年前同期的气温、降水量、水汽压和风速关系密切。见表 28。

表 28　病毒性肝炎高发年的六气发病率与 2 年前同期六气各气象因素相关分析

病毒性肝炎		初之气	二之气	三之气	四之气	五之气	终之气
相对湿度	相关系数	− 0.056	− 0.108	0.081	− 0.110	0.412	0.038
	P	0.830	0.680	0.758	0.673	0.100	0.888
气温	相关系数	0.364	0.029	− 0.502	0.022	0.185	− 0.076
	P	0.151	0.911	0.040*	0.933	0.477	0.778
降水量	相关系数	0.529	0.246	− 0.191	0.042	0.405	− 0.162
	P	0.029*	0.342	0.462	0.874	0.107	0.549
水汽压	相关系数	0.278	− 0.316	− 0.343	0.000	0.616	− 0.138

续表

病毒性肝炎		初之气	二之气	三之气	四之气	五之气	终之气
	P	0.279	0.217	0.178	1.000	0.009*	0.610
风速	相关系数	－ 0.161	－ 0.240	－ 0.417	－ 0.593	－ 0.055	－ 0.185
	P	0.538	0.353	0.096	0.012*	0.833	0.492

注：*$P < 0.05$

②痢疾：痢疾高发年的发病率与 2 年前气象因素的相关性分析：结果发现，与痢疾的发病相关性较高（｜r｜≥ 0.5）且有统计学意义（$P < 0.05$）的气象因素有初之气、二之气、四之气、五之气和终之气的风速，痢疾发病与 2 年前同期的气温、风速关系密切。见表 29。

表 29　痢疾高发年的六气发病率与 2 年前同期六气各气象因素相关分析

痢疾		初之气	二之气	三之气	四之气	五之气	终之气
相对湿度	相关系数	0.387	0.340	0.164	－ 0.309	0.203	0.071
	P	0.112	0.168	0.515	0.213	0.418	0.779
气温	相关系数	－ 0.469	－ 0.443	0.158	－ 0.455	－ 0.370	－ 0.260
	P	0.050*	0.066	0.531	0.058	0.130	0.297
降水量	相关系数	0.085	0.133	－ 0.199	－ 0.296	0.193	－ 0.071
	P	0.738	0.298	0.428	0.233	0.443	0.779
水汽压	相关系数	－ 0.279	0.033	0.207	－ 0.393	－ 0.273	－ 0.260
	P	0.262	0.990	0.409	0.106	0.272	0.297
风速	相关系数	0.603	0.533	0.488	0.699	0.635	0.678
	P	0.008*	0.023*	0.040*	0.001*	0.005*	0.002*

注：*$P < 0.05$

③伤寒副伤寒：伤寒副伤寒高发年的发病率与 2 年前气象因素的相关性分析：结果发现，与伤寒副伤寒的发病相关性较高（｜r｜≥ 0.5）且有统计学意义（$P < 0.05$）的气象因素有四之气的平均相对湿度，初之气、

二之气和终之气的风速，伤寒副伤寒发病与 2 年前同期的平均相对湿度、风速关系密切。见表 30。

表 30　伤寒副伤寒高发年的六气发病率与 2 年前同期六气各气象因素相关分析

伤寒副伤寒		初之气	二之气	三之气	四之气	五之气	终之气
相对湿度	相关系数	0.043	0.333	0.103	0.709	0.152	0.188
	P	0.907	0.347	0.777	0.022*	0.676	0.602
气温	相关系数	− 0.492	− 0.564	0.164	0.430	− 0.079	− 0.620
	P	0.148	0.090	0.651	0.214	0.829	0.056
降水量	相关系数	0.231	− 0.067	0.188	0.370	0.079	0.043
	P	0.521	0.855	0.603	0.293	0.829	0.907
水汽压	相关系数	− 0.395	− 0.103	0.212	0.624	0.382	− 0.340
	P	0.258	0.777	0.556	0.054	0.276	0.336
风速	相关系数	0.729	0.815	0.567	0.564	0.564	0.669
	P	0.017*	0.004*	0.082	0.090	0.090	0.035*

注：*$P < 0.05$

④麻疹：麻疹高发年的发病率与 2 年前气象因素的相关性分析：结果发现，与麻疹的发病相关性较高（$|r| \geq 0.5$）且有统计学意义（$P < 0.05$）的气象因素有四之气的气温、初之气、二之气、三之气和终之气的风速，麻疹发病与 2 年前同期的气温和风速关系密切。见表 31。

表 31　麻疹高发年的六气发病率与 2 年前同期六气各气象因素相关分析

麻疹		初之气	二之气	三之气	四之气	五之气	终之气
相对湿度	相关系数	− 0.218	0.291	0.109	0.534	0.236	− 0.027
	P	0.519	0.385	0.750	0.090	0.484	0.936
气温	相关系数	− 0.318	− 0.527	− 0.055	− 0.804	− 0.455	− 0.401
	P	0.340	0.096	0.873	0.003*	0.160	0.222

续表

麻疹		初之气	二之气	三之气	四之气	五之气	终之气
降水量	相关系数	− 0.045	0.127	0.082	0.402	− 0.164	− 0.469
	P	0.894	0.709	0.811	0.221	0.631	0.145
水汽压	相关系数	− 0.482	− 0.136	0.309	− 0.023	− 0.164	− 0.223
	P	0.133	0.689	0.355	0.947	0.631	0.509
风速	相关系数	0.918	0.664	0.827	0.274	0.355	0.705
	P	< 0.001*	0.026*	0.002*	0.415	0.285	0.015*

注：*P < 0.05

⑤百日咳：百日咳高发年的发病率与 2 年前气象因素的相关性分析：结果发现，与百日咳的发病相关性较高（｜r｜≥ 0.5）且有统计学意义（P < 0.05）的气象因素有二之气、四之气的平均相对湿度和气温，初之气、二之气、三之气和终之气的风速，百日咳发病与 2 年前同期的气温、平均相对湿度和风速关系密切。见表 32。

表 32　百日咳高发年的六气发病率与 2 年前同期六气各气象因素相关分析

百日咳		初之气	二之气	三之气	四之气	五之气	终之气
相对湿度	相关系数	− 0.160	0.608	0.206	0.695	0.470	0.169
	P	0.544	0.012*	0.445	0.003*	0.066	0.531
气温	相关系数	− 0.246	− 0.502	− 0.333	− 0.772	− 0.369	− 0.348
	P	0.359	0.048*	0.208	< 0.001*	0.160	0.187
降水量	相关系数	− 0.169	− 0.229	0.121	0.363	− 0.027	− 0.270
	P	0.532	0.393	0.656	0.167	0.922	0.311
水汽压	相关系数	− 0.499	0.329	− 0.186	0.334	− 0.086	− 0.192
	P	0.049*	0.214	0.491	0.207	0.751	0.477
风速	相关系数	0.533	0.700	0.747	0.297	0.281	0.733
	P	0.034*	0.003*	0.001*	0.263	0.292	0.001*

注：*P < 0. 05

⑥流行性脑脊髓膜炎：流行性脑脊髓膜炎高发年的发病率与 2 年前气象因素的相关性分析：结果发现，与流行性脑脊髓膜炎的发病相关性较高（$|r| \geqslant 0.5$）且有统计学意义（$P < 0.05$）的气象因素有初之气的气温、四之气、五之气的风速，流行性脑脊髓膜炎发病与 2 年前同期的气温、风速关系密切。见表 33。

表 33　流行性脑脊髓膜炎高发年的六气发病率与 2 年前同期六气各气象因素相关分析

流行性脑脊髓膜炎		初之气	二之气	三之气	四之气	五之气	终之气
相对湿度	相关系数	0.307	－0.022	－0.139	0.091	0.232	－0.105
	P	0.201	0.929	0.571	0.712	0.340	0.668
气温	相关系数	－0.610	－0.443	0.237	－0.421	－0.409	－0.279
	P	0.006*	0.057	0.328	0.072	0.082	0.247
降水量	相关系数	－0.189	－0.021	－0.046	0.033	0.046	－0.382
	P	0.439	0.932	0.853	0.892	0.853	0.106
水汽压	相关系数	－0.069	－0.229	0.015	－0.183	－0.165	－0.298
	P	0.778	0.346	0.952	0.453	0.500	0.215
风速	相关系数	0.288	0.469	0.332	0.538	0.560	0.465
	P	0.232	0.043*	0.165	0.018*	0.013*	0.045*

注：$^*P < 0.05$

⑦猩红热：猩红热高发年的发病率与 2 年前气象因素的相关性分析：结果发现，与猩红热的发病相关性较高（$|r| \geqslant 0.5$）且有统计学意义（$P < 0.05$）的气象因素有四之气、五之气和终之气的平均相对湿度，四之气、五之气的气温，初之气、二之气、三之气、四之气、五之气和终之气的风速，猩红热发病与 2 年前同期的平均相对湿度、气温和风速关系密切。见表 34。

表 34　猩红热高发年的六气发病率与 2 年前同期六气各气象因素相关分析

猩红热		初之气	二之气	三之气	四之气	五之气	终之气
相对湿度	相关系数	0.465	0.028	0.271	0.676	0.603	0.864
	P	0.070	0.918	0.311	0.004*	0.013*	< 0.001*
气温	相关系数	－ 0.474	－ 0.313	－ 0.109	－ 0.721	－ 0.500	－ 0.418
	P	0.064	0.237	0.688	0.002*	0.049*	0.121
降水量	相关系数	－ 0.400	－ 0.293	－ 0.091	－ 0.332	0.256	－ 0.264
	P	0.125	0.271	0.737	0.208	0.339	0.341
水汽压	相关系数	－ 0.141	－ 0.115	0.162	0.026	0.038	－ 0.061
	P	0.602	0.672	0.549	0.922	0.888	0.830
风速	相关系数	0.765	0.766	0.518	0.597	0.759	0.595
	P	0.001*	0.001*	0.040*	0.015*	0.001*	0.019*

注：*$P < 0.05$

⑧流行性出血热：流行性出血热高发年的发病率与 2 年前气象因素的相关性分析：结果发现，与流行性出血热的发病相关性较高（$|r| \geq 0.5$）且有统计学意义（$P < 0.05$）的气象因素有二之气的气温、风速，三之气、四之气的气温，终之气的水汽压，流行性出血热发病与 2 年前同期的气温、水汽压和风速关系密切。见表 35。

表 35　流行性出血热高发年的六气发病率与 2 年前同期六气各气象因素相关分析

出血热		初之气	二之气	三之气	四之气	五之气	终之气
相对湿度	相关系数	－ 0.111	－ 0.371	－ 0.477	－ 0.465	－ 0.042	0.038
	P	0.651	0.118	0.039*	0.045*	0.864	0.880
气温	相关系数	0.408	0.523	0.595	0.612	－ 0.027	0.476
	P	0.083	0.022*	0.007*	0.005*	0.912	0.046*
降水量	相关系数	－ 0.175	0.049	－ 0.338	－ 0.053	－ 0.117	0.028
	P	0.473	0.841	0.157	0.830	0.634	0.912

续表

出血热		初之气	二之气	三之气	四之气	五之气	终之气
水汽压	相关系数	0.435	− 0.019	− 0.001	− 0.053	− 0.079	0.533
	P	0.063	0.939	0.997	0.830	0.748	0.023*
风速	相关系数	− 0.488	− 0.702	− 0.318	− 0.379	− 0.321	− 0.336
	P	0.034*	0.001*	0.185	0.110	0.181	0.173

注：*$P < 0.05$

2）温疫类疾病高发年的发病率与 3 年前气象因素相关性研究结果

①病毒性肝炎：病毒性肝炎高发年的发病率与 3 年前气象因素的相关性分析：结果发现，与病毒性肝炎的发病相关性较高（｜r｜≥ 0.5）且有统计学意义（$P < 0.05$）的气象因素有五之气的相对湿度和降水量，终之气的水汽压，病毒性肝炎发病与 3 年前同期的相对湿度、降水量、水汽压关系密切。见表 36。

表 36　病毒性肝炎高发年的六气发病率与 3 年前同期六气各气象因素相关分析

病毒性肝炎		初之气	二之气	三之气	四之气	五之气	终之气
相对湿度	相关系数	− 0.194	− 0.059	0.126	− 0.088	− 0.602	− 0.004
	P	0.471	0.828	0.641	0.745	0.014*	0.990
气温	相关系数	0.280	0.140	− 0.085	0.159	0.124	0.486
	P	0.294	0.605	0.753	0.557	0.648	0.066
降水量	相关系数	0.206	− 0.052	− 0.038	− 0.176	− 0.695	0.150
	P	0.444	0.850	0.888	0.513	0.003*	0.594
水汽压	相关系数	0.093	0.041	0.003	0.109	− 0.384	0.567
	P	0.733	0.879	0.991	0.688	0.142	0.028*
风速	相关系数	− 0.337	− 0.420	− 0.385	− 0.497	− 0.046	0.136
	P	0.202	0.105	0.141	0.050	0.867	0.630

注：*$P < 0.05$

②痢疾：痢疾高发年的发病率与3年前气象因素的相关性分析：结果发现，与痢疾的发病相关性较高（｜r｜≥0.5）且有统计学意义（$P < 0.05$）的气象因素有初之气、二之气、三之气、四之气、五之气、终之气的风速，痢疾发病与3年前同期的风速关系密切。见表37。

表37　痢疾高发年的六气发病率与3年前同期六气各气象因素相关分析

痢疾		初之气	二之气	三之气	四之气	五之气	终之气
相对湿度	相关系数	0.173	− 0.069	− 0.273	− 0.401	0.226	0.098
	P	0.494	0.785	0.272	0.099	0.367	0.699
气温	相关系数	− 0.344	− 0.209	0.329	− 0.350	− 0.222	− 0.203
	P	0.162	0.404	0.182	0.155	0.376	0.418
降水量	相关系数	− 0.113	− 0.125	0.028	− 0.304	0.102	0.118
	P	0.656	0.622	0.913	0.219	0.687	0.642
水汽压	相关系数	− 0.185	− 0.137	− 0.040	− 0.486	− 0.179	− 0.103
	P	0.463	0.587	0.874	0.041*	0.478	0.683
风速	相关系数	0.652	0.522	0.626	0.728	0.531	0.563
	P	0.003*	0.026*	0.005*	0.001*	0.023*	0.015*

注：$^*P < 0.05$

③伤寒副伤寒：伤寒副伤寒高发年的发病率与3年前气象因素的相关性分析：结果发现，与伤寒副伤寒的发病相关性较高（｜r｜≥0.5）且有统计学意义（$P < 0.05$）的气象因素有初之气、二之气、四之气、五之气的风速，终之气的气温、水汽压，伤寒副伤寒发病与3年前同期的气温、水汽压和风速关系密切。见表38。

表38　伤寒副伤寒高发年的六气发病率与3年前同期六气各气象因素相关分析

伤寒副伤寒		初之气	二之气	三之气	四之气	五之气	终之气
相对湿度	相关系数	0.268	− 0.067	0.217	0.583	0.150	− 0.569

续表

伤寒副伤寒		初之气	二之气	三之气	四之气	五之气	终之气
	P	0.486	0.865	0.576	0.099	0.700	0.110
气温	相关系数	0.159	− 0.450	− 0.167	0.217	0.183	− 0.862
	P	0.683	0.224	0.668	0.576	0.637	0.003*
降水量	相关系数	0.527	− 0.083	0.300	0.617	− 0.133	− 0.494
	P	0.145	0.831	0.433	0.077	0.732	0.177
水汽压	相关系数	0.527	− 0.500	− 0.083	0.450	0.417	− 0.912
	P	0.145	0.170	0.831	0.224	0.265	0.001*
风速	相关系数	0.728	0.912	0.633	0.817	0.850	0.469
	P	0.026*	0.001*	0.067	0.007*	0.004*	0.203

注：*$P < 0.05$

④麻疹：麻疹高发年的发病率与3年前气象因素的相关性分析：结果发现，与麻疹的发病相关性较高（｜r｜≥ 0.5）且有统计学意义（$P < 0.05$）的气象因素有终之气的气温、水汽压，初之气、二之气、三之气的风速，麻疹发病与3年前同期的气温、水汽压、风速关系密切。见表39。

表39　麻疹高发年的六气发病率与3年前同期六气各气象因素相关分析

麻疹		初之气	二之气	三之气	四之气	五之气	终之气
相对湿度	相关系数	0.139	0.176	0.03	0.579	0.176	− 0.261
	P	0.701	0.627	0.934	0.079	0.627	0.466
气温	相关系数	− 0.406	− 0.418	− 0.006	− 0.372	− 0.455	− 0.717
	P	0.244	0.229	0.987	0.29	0.187	0.020*
降水量	相关系数	− 0.055	− 0.297	0.503	0.384	− 0.358	− 0.201
	P	0.881	0.405	0.138	0.273	0.310	0.578
水汽压	相关系数	0.115	− 0.115	− 0.152	0.604	− 0.503	− 0.717

续表

麻疹		初之气	二之气	三之气	四之气	五之气	终之气
	P	0.751	0.751	0.676	0.065	0.138	0.020*
风速	相关系数	0.661	0.721	0.758	0.311	0.248	0.523
	P	0.038*	0.019*	0.011*	0.382	0.489	0.121

注：*$P < 0.05$

⑤百日咳：百日咳高发年的发病率与 3 年前气象因素相关性分析：结果发现，与百日咳的发病相关性较高（$|r| \geqslant 0.5$）且有统计学意义（$P < 0.05$）的气象因素有初之气、二之气、三之气、终之气的风速，四之气的相对湿度、气温和水汽压，五之气的降水量，百日咳发病与 3 年前同期的相对湿度、气温、降水量、水汽压、风速关系密切。见表 40。

表 40　百日咳高发年的六气发病率与 3 年前同期六气各气象因素相关分析

百日咳		初之气	二之气	三之气	四之气	五之气	终之气
相对湿度	相关系数	0.067	0.398	0.269	0.776	0.005	－0.123
	P	0.814	0.142	0.331	0.001*	0.987	0.662
气温	相关系数	－0.095	－0.364	－0.219	－0.649	－0.199	－0.309
	P	0.735	0.183	0.432	0.009*	0.477	0.262
降水量	相关系数	－0.058	－0.085	0.259	0.413	－0.612	－0.501
	P	0.838	0.764	0.351	0.126	0.015*	0.057
水汽压	相关系数	－0.148	0.043	－0.027	0.565	－0.214	－0.269
	P	0.599	0.878	0.924	0.028*	0.445	0.331
风速	相关系数	0.769	0.733	0.805	0.476	0.494	0.696
	P	0.001*	0.002*	< 0.001*	0.073	0.061	0.004*

注：*$P < 0.05$

⑥流行性脑脊髓膜炎：流行性脑脊髓膜炎高发年的发病率与 3 年前气象因素的相关性分析：结果发现，与流行性脑脊髓膜炎的发病相关性较高

（｜r｜≥ 0.5）且有统计学意义（$P<0.05$）的气象因素有初之气的气温，二之气的风速，四之气的气温、风速，五之气的降水量，流行性脑脊髓膜炎发病与 3 年前同期的气温和降水量、风速关系密切。见表 41。

表 41　流行性脑脊髓膜炎高发年的六气发病率与 3 年前同期六气各气象因素相关分析

流行性脑脊髓膜炎		初之气	二之气	三之气	四之气	五之气	终之气
相对湿度	相关系数	0.399	－ 0.018	0.209	0.224	0.490	0.219
	P	0.090	0.943	0.391	0.356	0.033*	0.369
气温	相关系数	－ 0.638	－ 0.095	－ 0.117	－ 0.527	－ 0.438	－ 0.253
	P	0.003*	0.700	0.634	0.020*	0.061	0.297
降水量	相关系数	－ 0.253	－ 0.348	－ 0.018	0.495	0.568	－ 0.209
	P	0.296	0.145	0.940	0.031*	0.011*	0.391
水汽压	相关系数	－ 0.342	－ 0.073	0.135	－ 0.062	0.002	－ 0.036
	P	0.151	0.767	0.581	0.799	0.994	0.884
风速	相关系数	0.496	0.540	0.303	0.684	0.359	0.342
	P	0.031*	0.017*	0.207	0.001*	0.132	0.152

注：*$P<0.05$

⑦猩红热：猩红热高发年的发病率与 3 年前气象因素的相关性分析：结果发现，与猩红热的发病相关性较高（｜r｜≥ 0.5）且有统计学意义（$P<0.05$）的气象因素有四之气的相对湿度、气温，五之气的气温，初之气、二之气、三之气、五之气的风速，猩红热发病与 3 年前同期的相对湿度、气温、风速关系密切。见表 42。

表 42　猩红热高发年的六气发病率与 3 年前同期六气各气象因素相关分析

猩红热		初之气	二之气	三之气	四之气	五之气	终之气
相对湿度	相关系数	0.335	0.4	0.253	0.538	0.386	0.211
	P	0.204	0.124	0.345	0.031*	0.14	0.451
气温	相关系数	－ 0.426	－ 0.253	－ 0.176	－ 0.650	－ 0.529	－ 0.421

续表

猩红热		初之气	二之气	三之气	四之气	五之气	终之气
	P	0.099	0.344	0.513	0.006*	0.035*	0.118
降水量	相关系数	－ 0.374	－ 0.184	0.238	－ 0.015	0.082	－ 0.368
	P	0.154	0.495	0.374	0.957	0.762	0.177
水汽压	相关系数	－ 0.238	0.337	0.15	0.076	－ 0.224	－ 0.461
	P	0.374	0.202	0.579	0.778	0.405	0.084
风速	相关系数	0.656	0.745	0.515	0.482	0.626	0.504
	P	0.006*	0.001*	0.041*	0.058	0.009*	0.056

注：*P < 0.05

⑧流行性出血热：流行性出血热高发年的发病率与3年前气象因素的相关性分析：结果发现，与流行性出血热的发病相关性较高（｜r｜≥0.5）且有统计学意义（P < 0.05）的气象因素有初之气、四之气、终之气的风速，四之气的相对湿度、气温，二之气的气温，流行性出血热发病与3年前同期的相对湿度、气温、风速关系密切。见表43。

表43　流行性出血热高发年的六气发病率与3年前同期六气各气象因素相关分析

出血热		初之气	二之气	三之气	四之气	五之气	终之气
相对湿度	相关系数	－ 0.22	－ 0.23	－ 0.433	－ 0.503	－ 0.422	－ 0.041
	P	0.366	0.344	0.064	0.028*	0.072	0.871
气温	相关系数	0.420	0.560	0.444	0.658	0.028	0.162
	P	0.073	0.013*	0.057	0.002*	0.909	0.520
降水量	相关系数	－ 0.245	0.208	－ 0.464	0.376	－ 0.462	0.268
	P	0.312	0.393	0.045*	0.112	0.046*	0.283
水汽压	相关系数	0.359	0.044	－ 0.014	0.070	－ 0.285	0.172
	P	0.131	0.858	0.954	0.777	0.238	0.496
风速	相关系数	－ 0.569	－ 0.496	－ 0.320	－ 0.644	－ 0.358	－ 0.523
	P	0.011*	0.031*	0.181	0.003*	0.132	0.026*

注：*P < 0.05

（5）结论

1）温疫类疾病高发年的发病率与2年前气象因素相关性研究：统计结果显示，8种温疫类疾病高发年的发病率与2年前的气象变化均存在一定的相关性，除痢疾、伤寒副伤寒的高发与气温不存在相关，其余6种温疫类疾病的高发均与气温密切相关，而风速则和8种疾病的高发均密切相关。平均相对湿度与伤寒副伤寒、百日咳、猩红热的高发密切相关，水汽压与病毒性肝炎和流行性出血热的高发密切相关。由此可以看出，2年前的气温和风速是主要影响因素，对温疫类疾病的高发具有重要影响，2年前的平均相对湿度和水汽压则对温疫类疾病高发具有一定影响。病毒性肝炎的高发主要受2年前初之气的降水量、三之气的气温、四之气的风速、五之气的水汽压影响。痢疾的高发主要受2年前初之气、二之气、四之气、五之气、终之气的风速影响；伤寒副伤寒的高发主要受2年前四之气的平均相对湿度，初之气、二之气和终之气的风速影响；麻疹的高发主要受2年前四之气的气温，初之气、二之气、三之气和终之气的风速影响；百日咳的高发主要受2年前二之气、四之气的平均相对湿度和气温，初之气的水汽压，初之气、二之气、三之气和终之气的风速影响；流行性脑脊髓膜炎的高发主要受2年前初之气的气温、四之气和五之气的风速影响；猩红热的高发主要受2年前四之气、五之气和终之气的平均相对湿度，四之气、五之气的气温，六气时段的风速影响；流行性出血热的高发主要受2年前二之气、三之气、四之气的气温，终之气的水汽压和二之气的风速影响。

2）温疫类疾病高发年的发病率与3年前气象因素相关性研究：统计结果显示，8种温疫类疾病年的发病率与3年前的气象变化均存在一定的相关性，除病毒性肝炎的高发与风速不存在相关，其余7种疾病的高发均与风速密切相关，除病毒性肝炎、痢疾的高发与气温不存在相关，其余6种疾病的高发均与气温存在相关，而平均相对湿度与病毒性肝炎、百日咳、猩红热、流行性出血热等4种疾病的高发均密切相关。降水量与病毒性肝炎、百日咳、流行性脑脊髓膜炎等3种疾病的高发密切相关，水汽压则与百日咳、麻疹、伤寒副伤寒和病毒性肝炎等4种疾病的高发密切相关。由此可以看出，3年前的气温和风速是主要气象影响因素，对温疫类疾病的高发具有重要影响，3 年前的平均相对湿度、水汽压与降水量则对温疫类疾病的高发具有一定影响。病毒性肝炎的高发主要受 3 年前五之气的平均相对湿度和日降水量，终之气的水汽压影响；痢疾的高发主要受 3 年前初之气、二之气、三之气、四之气、五之气、终之气的风速影响；伤寒副伤寒的高发主要受 3 年前初之气、二之气、四之气、五之气的风速，终之气的气温、水汽压影响；麻疹的高发主要受 3 年前终之气的气温、水汽压，初之气、二之气、三之气的风速影响；百日咳的高发主要受 3 年前初之气、二之气、三之气、终之气的风速，四之气的平均相对湿度、气温和水汽压，五之气的降水量影响；流行性脑脊髓膜炎的高发主要受 3 年前初之气、四之气的气温，二之气、四之气的风速，五之气的降水量影响；猩红热的高发主要受 3 年前四之气的平均相对湿度、气温，五之气的气温，初之气、二之气、三之气、五之气的风速影响；流行性出血热的高发主要受 3 年前初之气、四之气、终之气的风速，四之气的平均相对湿度，二之气、四之气的气温影响。

综上所述，温疫类疾病高发年的发病率与 2 年前、3 年前的气象变化存在一定的相关性，从一定程度上验证了“三年化疫”的客观性，同时进一步提示该理论适用于长春地区。

主要参考书目

1. 王冰 . 黄帝内经素问 [M]. 北京：人民卫生出版社 ,1987.
2. 任应秋 . 运气学说 [M]. 上海：上海科学技术出版社 ,1983.
3. 刘长林 . 内经的哲学和中医学的方法 [M]. 北京：科学出版社 ,1982.
4. 方药中，许家松 . 黄帝内经素问运气七篇讲解 [M]. 北京：人民卫生出版社 ,1984.
5. 王琦，王淑芬 . 运气学说的研究与考察 [M]. 北京：知识出版社 ,1989.
6. 雷顺群 .《内经》多学科研究 [M]. 南京：江苏科学技术出版社 ,1990.
7. 宋海正 . 中国古代自然灾异动态分析 [M]. 合肥：安徽教育出版社 ,2002.
8. 邱模炎 . 中医疫病学 [M]. 北京：中国中医药出版社 ,2004.
9. 王正荣 . 时间生物学 [M]. 北京：科学出版社 ,2006.
10. 苏颖 . 中医运气学 [M]. 北京：中国中医药出版社 ,2009.
11. 苏颖 . 明清医家论温疫 [M]. 北京：中国中医药出版社 ,2013.
12. 苏颖 . 五运六气探微 [M]. 北京：人民卫生出版社 ,2014.
13. 苏颖 . 五运六气概论 [M]. 北京：中国中医药出版社 ,2016.
14. 苏颖 . 五运六气医案评析 [M]. 北京：人民卫生出版社 ,2017.
15. 苏颖 .《黄帝内经素问》译注 [M]. 北京：中国中医药出版社 ,2022.
16. 苏颖 .《灵枢经》译注 [M]. 北京 : 中国中医药出版社 ,2021.
17. 苏颖 . 五运六气挈要 [M]. 北京 : 中国中医药出版社 ,2022.

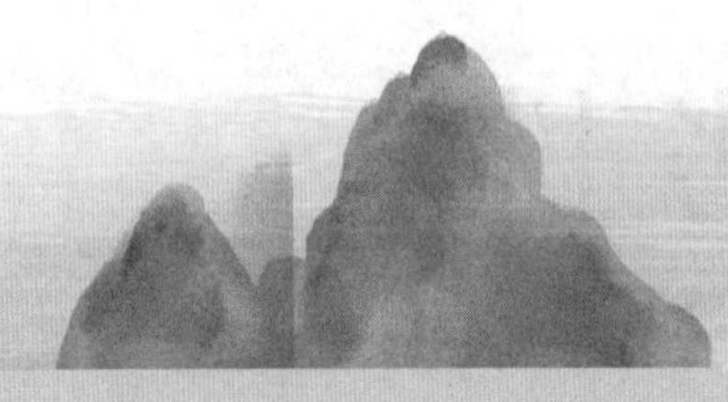

后记

五运六气理论是《黄帝内经》“人与天地相参”整体观的核心内容，是学习和研究《黄帝内经》的重点及难点。五运六气研究需要世代的不懈努力，需要多学科齐心协力合作攻关，需要正确的科研思路与方法。本书仅是继《五运六气探微》之后的学习心得及研究所得，还望同仁海涵并指导。

苏颖

2022 年 3 月 8 日于杏林苑